老公的體重我負責，跟幸福肥說再見。

搖滾吧!脂肪

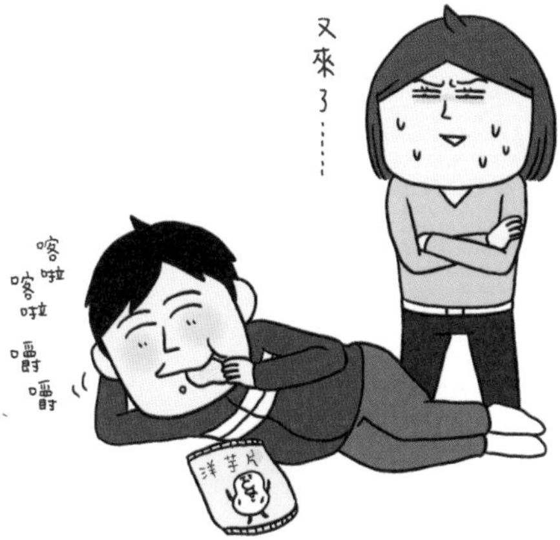

入江久繪◎著
陳怡君◎譯

前言

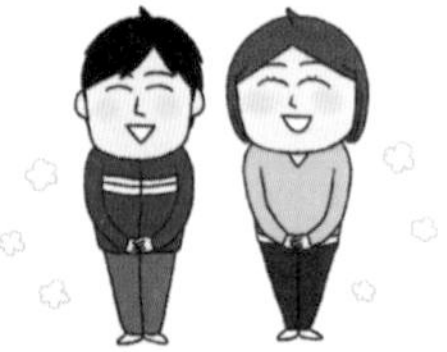

大家好，我是入江久繪，一個住在北海道鄉下地方的懶散家庭主婦。

結婚後，我那原本一副弱不禁風的老公也開始慢慢發胖。

一開始我們以為這是所謂「幸福肥」而沾沾自喜，只是之後老公的身形卻彷彿吹氣球般逐日膨脹，到了結婚的第五年，竟然已經胖了18公斤!!

傻笑♡

幸福肥♡(?)

結婚第二年♡

哈哈哈

呵呵呵

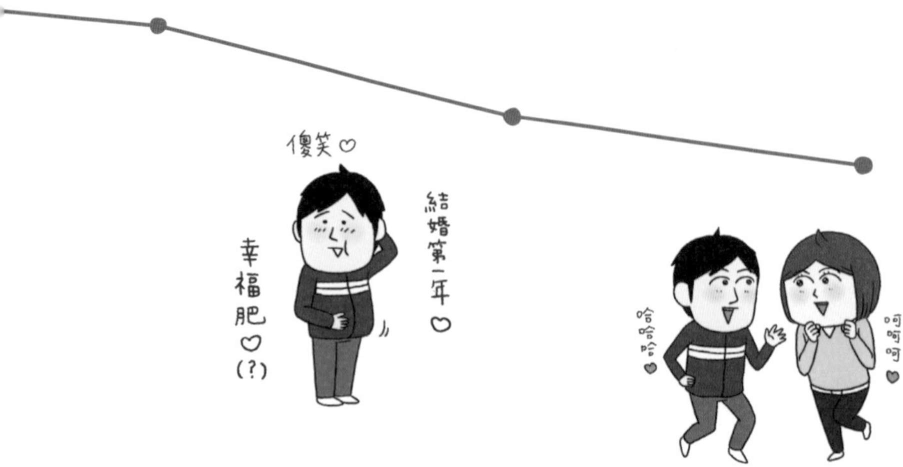

這……這已經超出幸福肥該有的體重啦。

但是我老公卻完全沒有減肥的打算，直到某個契機之下，才下定決心減重！他究竟能不能瘦身成功呢……?!

就請各位觀賞入江家的甩肉奮鬥記吧！

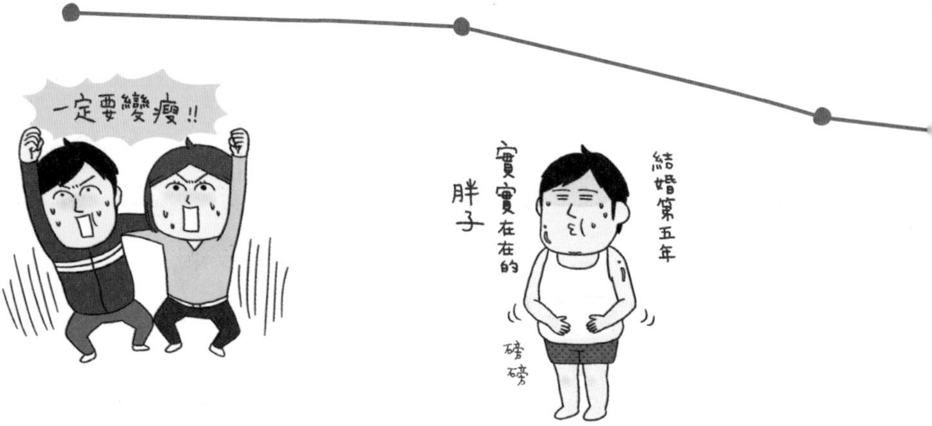

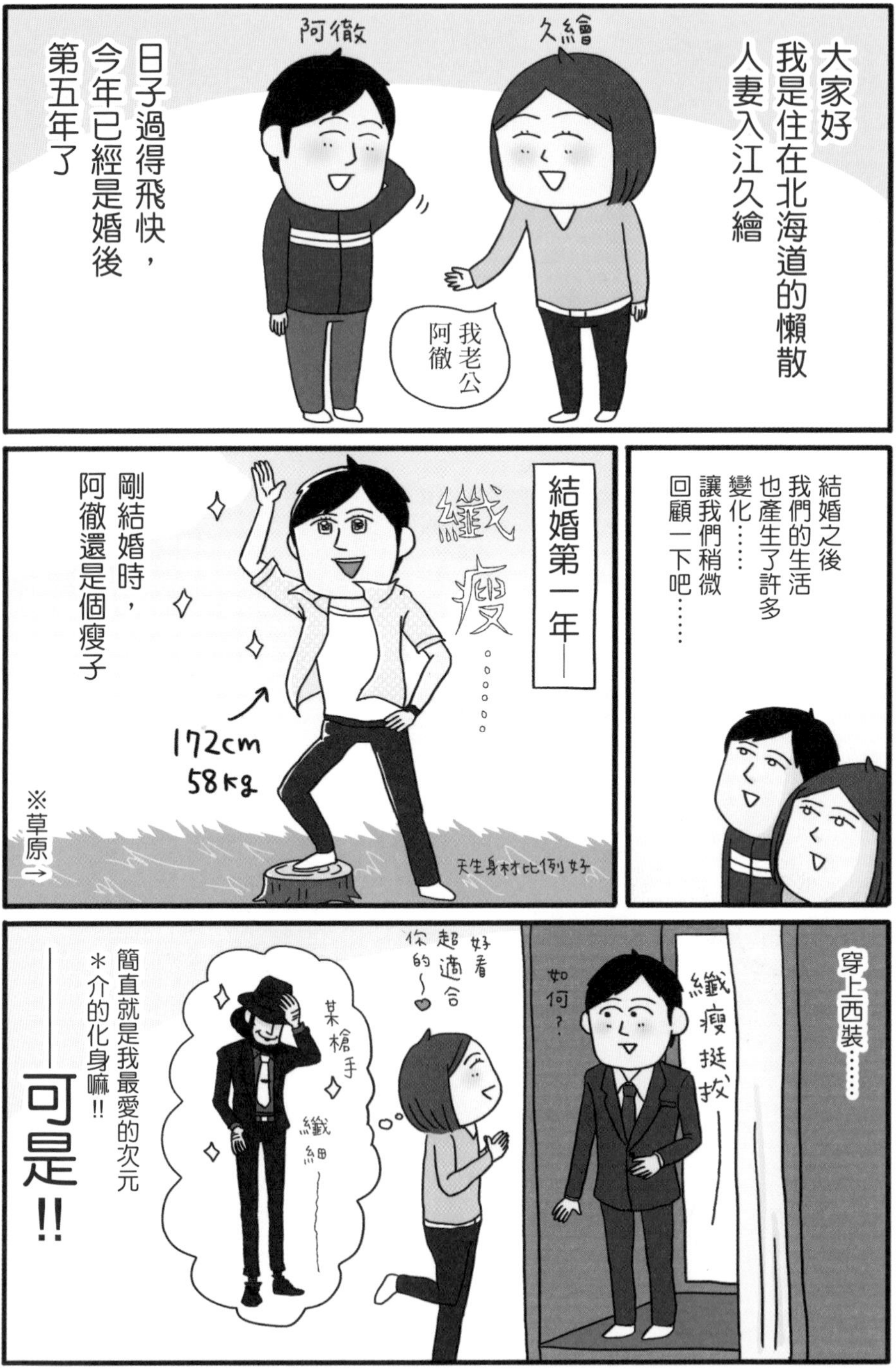

大家好
我是住在北海道的懶散
人妻入江久繪
久繪
阿徹
我老公
阿徹
日子過得飛快，
今年已經是婚後
第五年了
結婚之後
我們的生活
也產生了許多
變化……
讓我們稍微
回顧一下吧……
結婚第一年——
纖瘦……
剛結婚時，
阿徹還是個瘦子
172cm
58kg
天生身材比例好
※草原→
穿上西裝……
纖瘦挺拔——
如何？
好看
超適合
你的～♥
某槍手
纖細——
簡直就是我最愛的次元
＊介的化身嘛!!
——可是!!

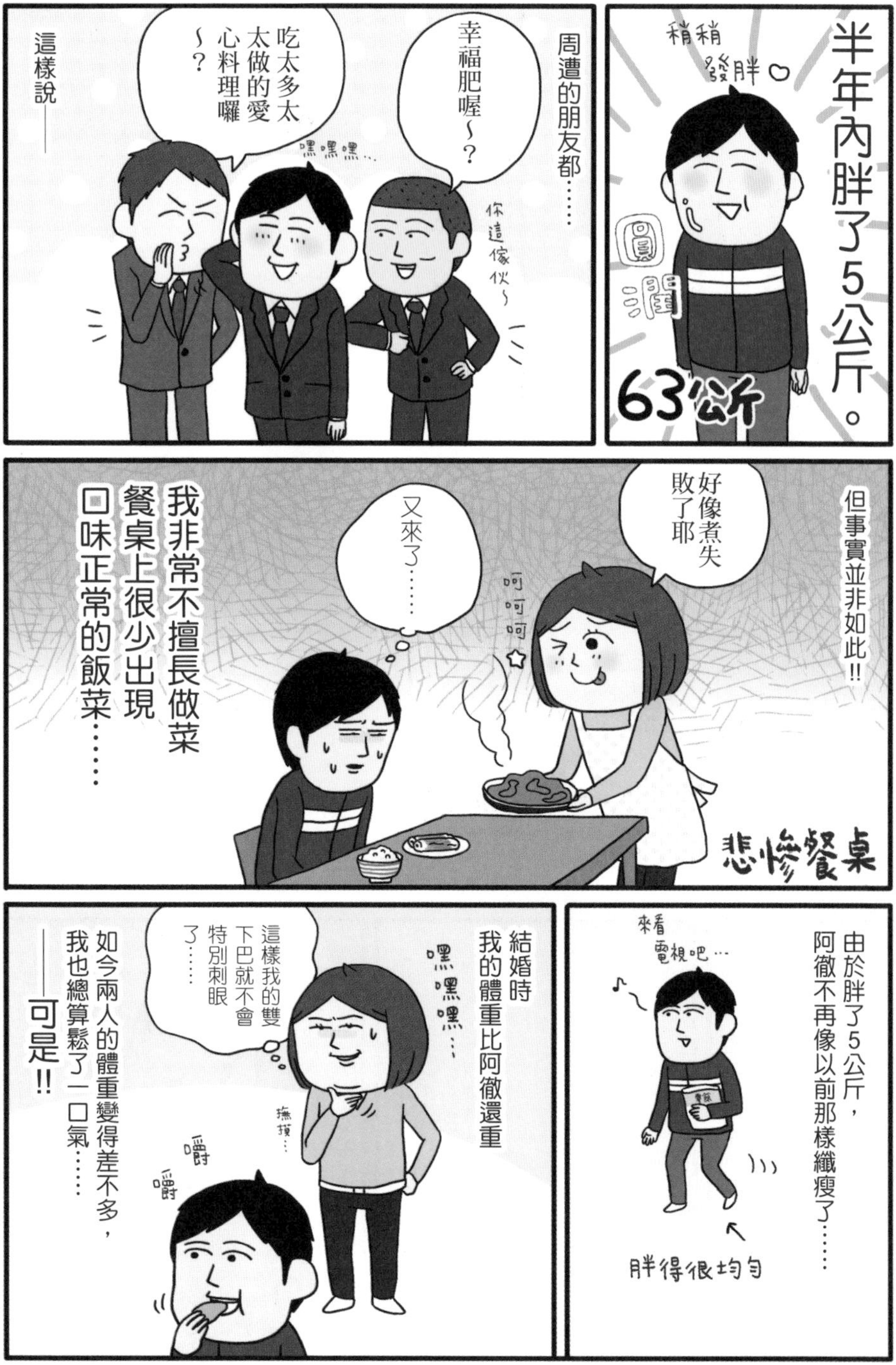
半年內胖了5公斤。
稍稍發胖♡
圓潤
63公斤
周遭的朋友都……
幸福肥喔~？
你這傢伙~
嘿嘿嘿…
吃太多太太做的愛心料理囉~？
這樣說——
但事實並非如此!!
好像煮失敗了耶
呵呵呵
又來了……
我非常不擅長做菜
餐桌上很少出現
口味正常的飯菜……
悲慘餐桌
由於胖了5公斤，
阿徹不再像以前那樣纖瘦了……
來看電視吧…
胖得很均勻
結婚時
我的體重比阿徹還重
嘿嘿嘿…
這樣我的雙下巴就不會特別刺眼了……
撫摸…
嚼嚼
如今兩人的體重變得差不多，
我也總算鬆了一口氣……
——可是!!

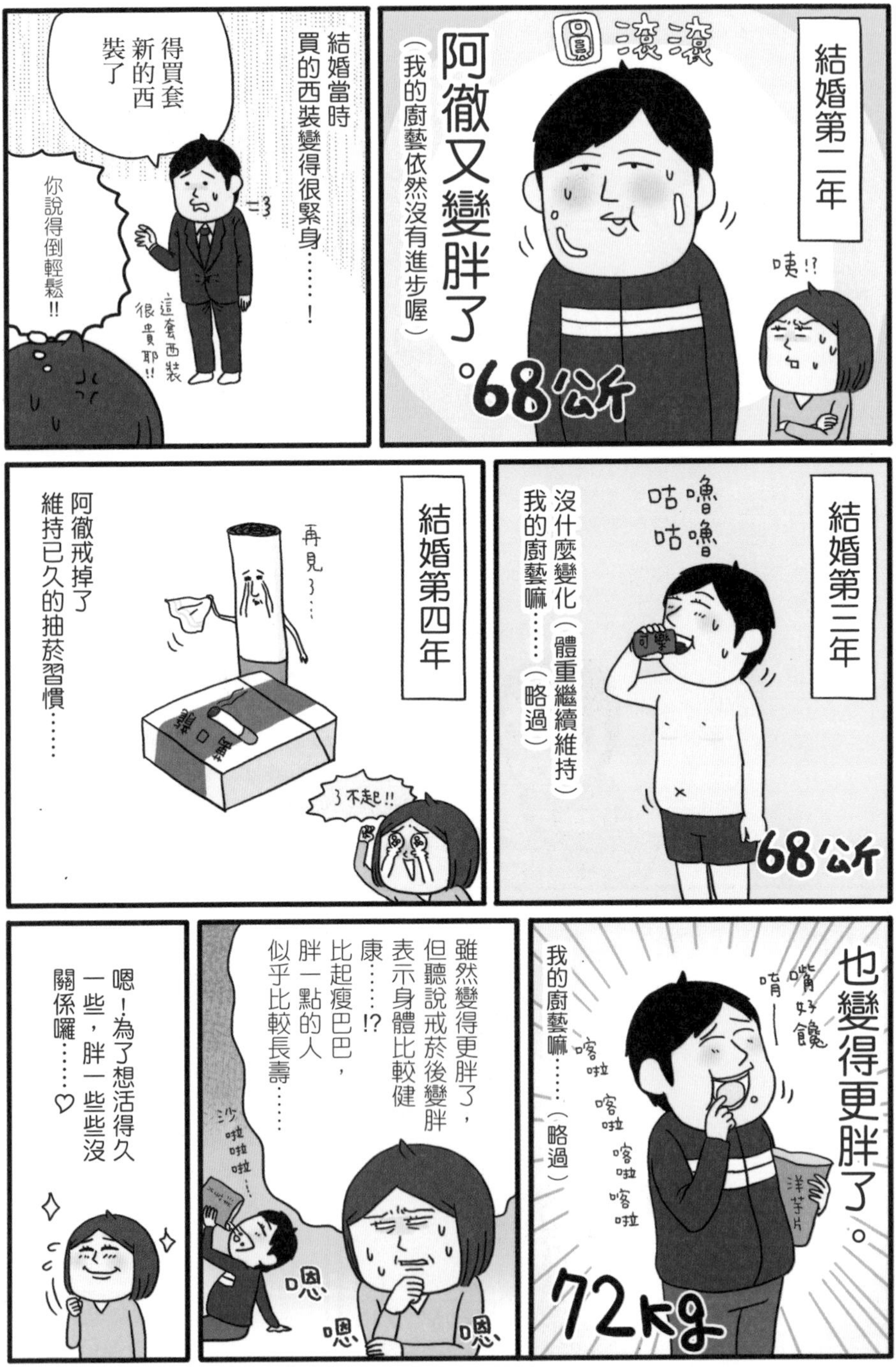
結婚第二年
滾滾
阿徹又變胖了
（我的廚藝依然沒有進步喔）
68公斤
咦!?
結婚當時買的西裝變得很緊身……！
得買套新的西裝了
這套西裝很貴耶!!
你說得倒輕鬆!!
結婚第三年
咕嚕咕嚕
沒什麼變化（體重繼續維持）
我的廚藝嘛……（略過）
可樂
68公斤
結婚第四年
再見了…
阿徹戒掉了維持已久的抽菸習慣……
了不起!!
也變得更胖了。
嘴好饞
唷—
我的廚藝嘛……（略過）
喀啦
喀啦
喀啦
喀啦
洋芋片
72kg
雖然變得更胖了，但聽說戒菸後變胖表示身體比較健康……!?
比起瘦巴巴，胖一點的人似乎比較長壽……
沙啦啦啦…
嗯
嗯
嗯
嗯！為了想活得久一些，胖一些些沒關係囉……♡

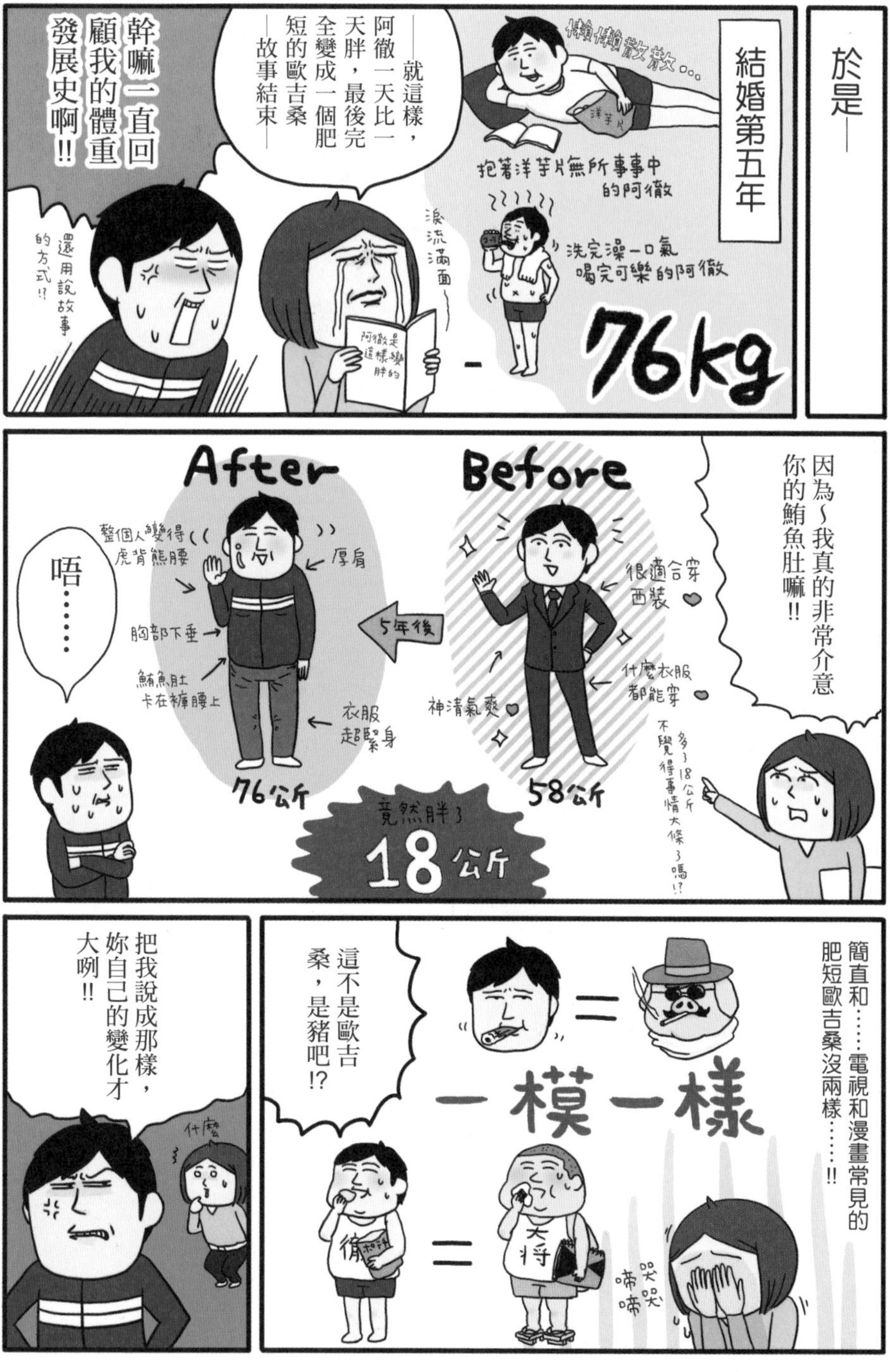
於是——
結婚第五年
懶懶散散…
洋芋片
抱著洋芋片無所事事中的阿徹
洗完澡一口氣喝完可樂的阿徹
76kg
淚流滿面～
阿徹是這樣變胖的
——就這樣，阿徹一天比一天胖，最後完全變成一個肥短的歐吉桑——故事結束——
幹嘛一直回顧我的體重發展史啊!!
還用說故事的方式!?
因為～我真的非常介意你的鮪魚肚嘛!!
Before
很適合穿西裝
什麼衣服都能穿
神清氣爽
58公斤
5年後
After
整個人變得虎背熊腰
厚肩
胸部下垂
鮪魚肚卡在褲腰上
衣服超緊身
76公斤
竟然胖了18公斤
多了18公斤不覺得事情大條了嗎!?
唔……
簡直和……電視和漫畫常見的肥短歐吉桑沒兩樣……!!
一模一樣
徹
大將
啼哭啼哭
這不是歐吉桑，是豬吧!?
把我說成那樣，妳自己的變化才大咧!!
什麼

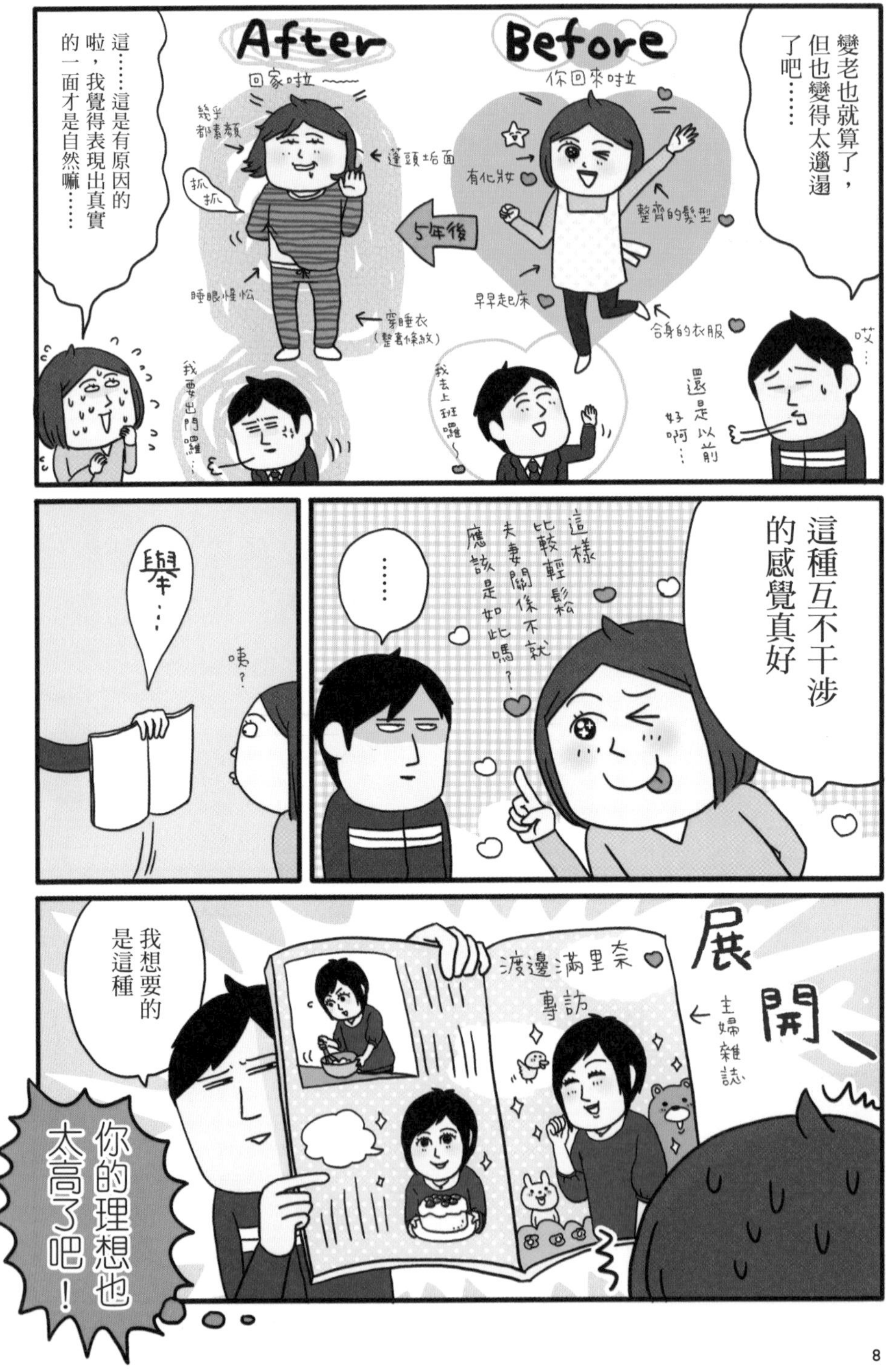
變老也就算了，但也變得太邋遢了吧……
Before
你回來啦
有化妝
整齊的髮型
早早起床
合身的衣服
我去上班囉～
5年後
After
回家啦～～
幾乎都素顏
蓬頭垢面
抓抓
睡眼惺忪
穿睡衣（整套條紋）
我要出門囉……
哎……
還是以前好啊……
這……這是有原因的啦，我覺得表現出真實的一面才是自然嘛……
這種互不干涉的感覺真好
這樣比較輕鬆夫妻關係不就應該是如此嗎？
……
舉…
咦？
展開
渡邊滿里奈
專訪
主婦雜誌
我想要的是這種
你的理想也太高了吧！

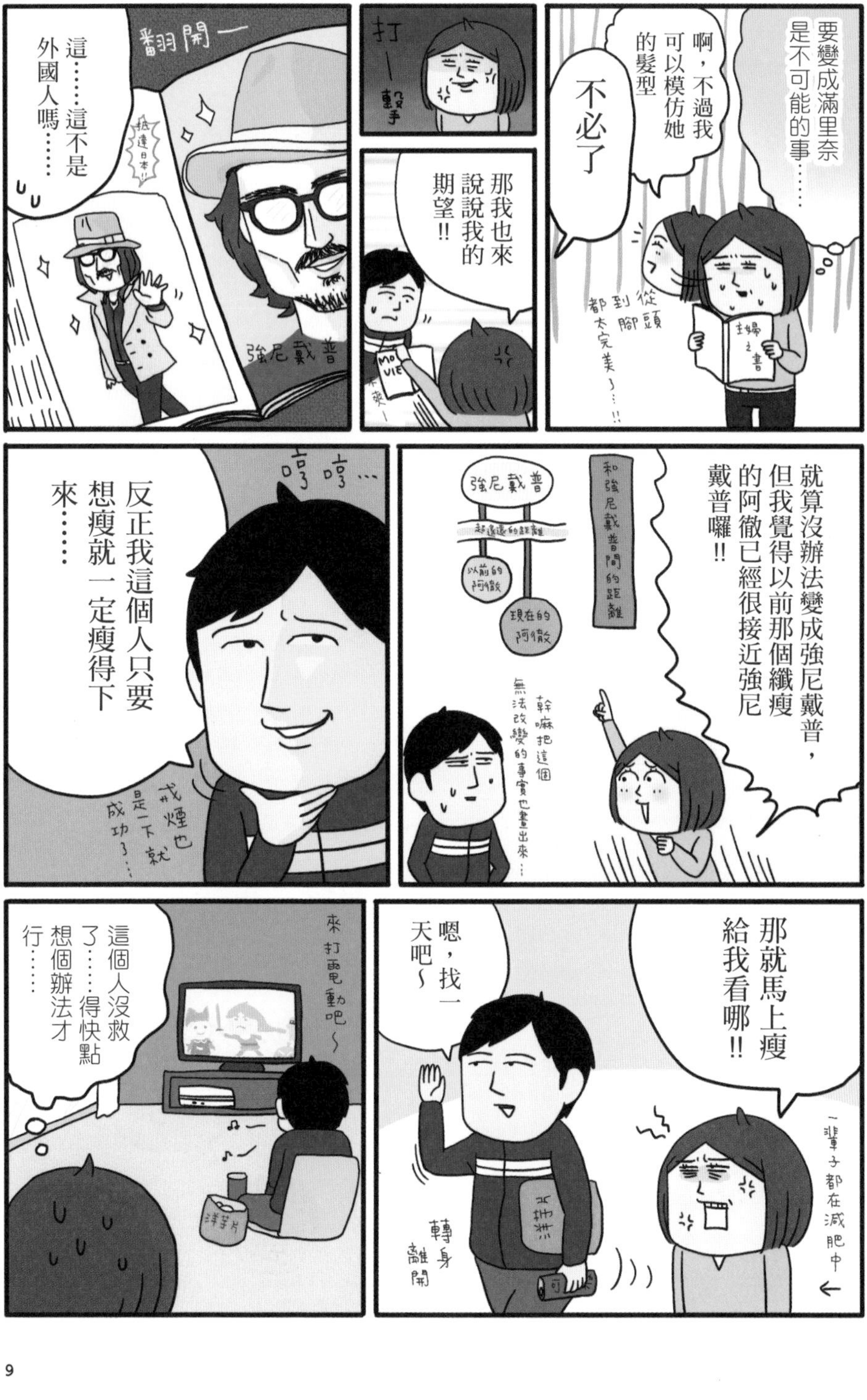
要變成滿里奈是不可能的事……
啊，不過我可以模仿她的髮型
不必了
從頭到腳都太完美了…!!
主婦之書
打—擊
那我也來說說我的期望!!
MOVIE
不爽—
翻開—
這……這不是外國人嗎……
抵達日本!!
強尼戴普
就算沒辦法變成強尼戴普，但我覺得以前那個纖瘦的阿徹已經很接近強尼戴普囉!!
和強尼戴普間的距離
強尼戴普
超遙遠的距離
以前的阿徹
現在的阿徹
幹嘛把這個無法改變的事實也畫出來…
哼哼…
反正我這個人只要想瘦就一定瘦得下來……
戒煙也是一下就成功了…
那就馬上瘦給我看哪!!
嗯，找一天吧～
轉身離開
一輩子都在減肥中
來打電動吧～
這個人沒救了……得快點想個辦法才行……
洋芋片

目次

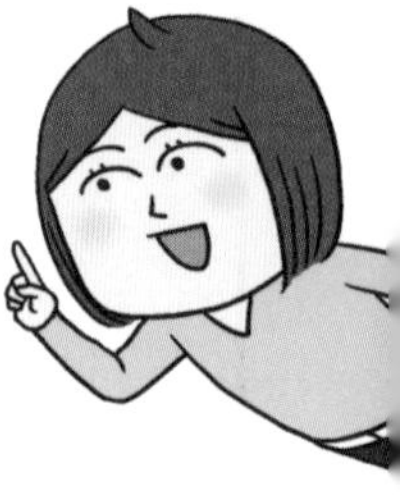

藍色的部分表示有實用資訊唷！

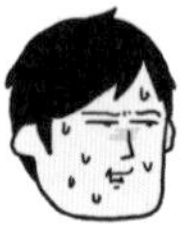

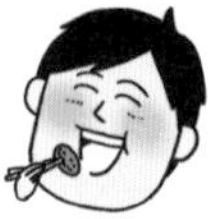

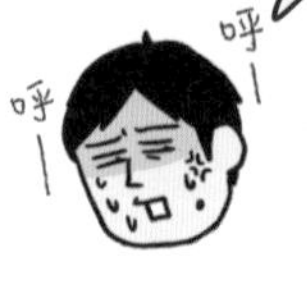

入江家的介紹

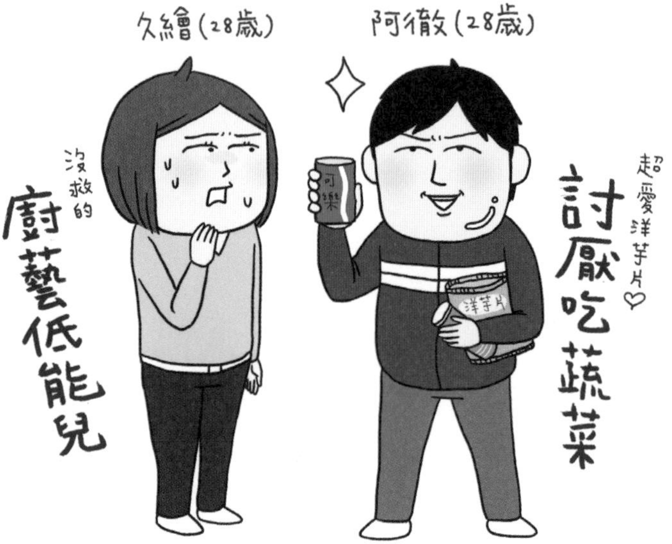
久繪(28歲)
阿徹(28歲)
沒救的
廚藝低能兒
超愛洋芋片♡
討厭吃蔬菜
可樂
洋芋片

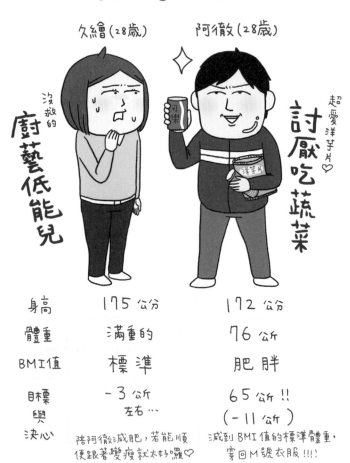

	久繪	阿徹
身高	175公分	172公分
體重	滿重的	76公斤
BMI值	標準	肥胖
目標與決心	-3公斤左右… 陪阿徹減肥，若能順便跟著變瘦就太好囉♡	65公斤!!(-11公斤) 減到BMI值的標準體重，穿回M號衣服!!!!

第1章

回到往日的體重

都已經胖了18公斤卻完全不打算

減肥的老公 — 阿徹……。

現在是結婚第五年，再這樣下去，

很快就會變成中廣身材的歐吉桑吧。

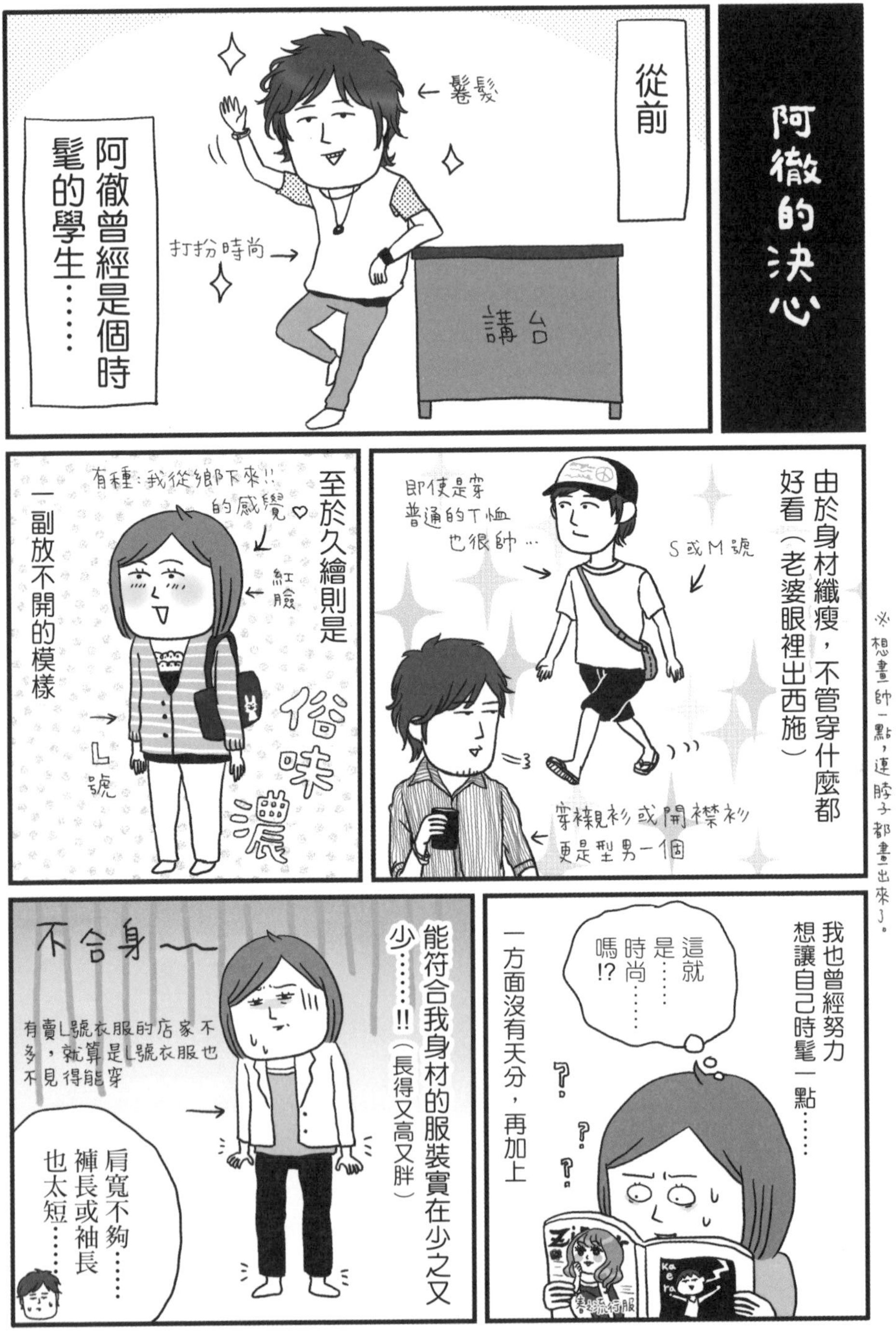

阿徹的決心
從前
阿徹曾經是個時髦的學生……
鬈髮
打扮時尚
講台
由於身材纖瘦，不管穿什麼都好看（老婆眼裡出西施）
即使是穿普通的T恤也很帥…
S或M號
穿襯衫或開襟衫更是型男一個
※想畫帥一點，連脖子都畫出來了。
至於久繪則是
一副放不開的模樣
有種：我從鄉下來!!的感覺♡
紅臉
L號
俗味濃
我也曾經努力想讓自己時髦一點……
這就是……時尚……嗎!?
一方面沒有天分，再加上
能符合我身材的服裝實在少之又少……!!（長得又高又胖）
不合身～～
有賣L號衣服的店家不多，就算是L號衣服也不見得能穿
肩寬不夠……褲長或袖長也太短……

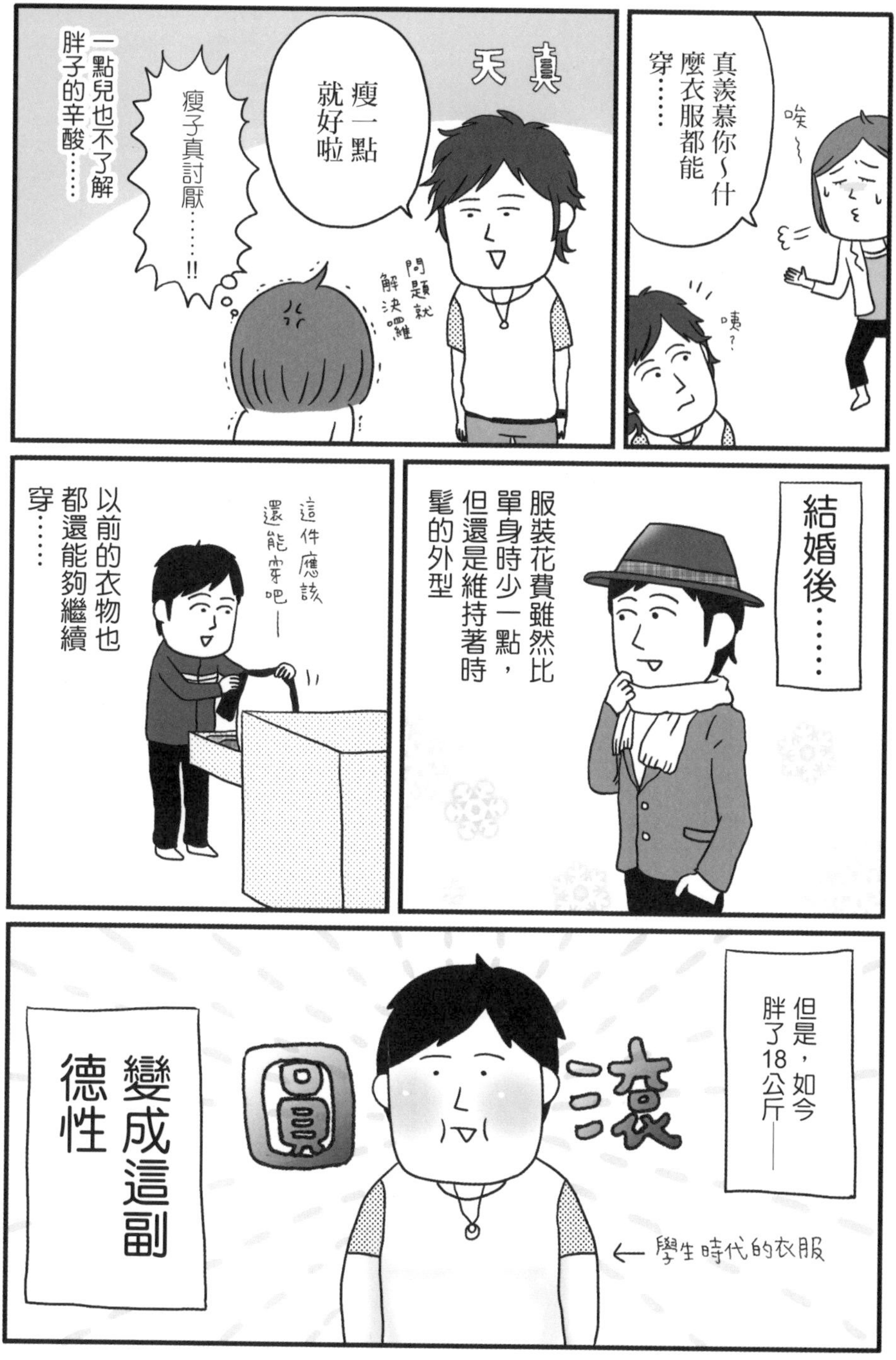
真羨慕你~什麼衣服都能穿……
唉~~
咦？
天真
瘦一點就好啦
問題就解決囉
瘦子真討厭……!!
一點兒也不了解胖子的辛酸……
結婚後……
服裝花費雖然比單身時少一點，但還是維持著時髦的外型
這件應該還能穿吧——
以前的衣物也都還能夠繼續穿……
但是，如今胖了18公斤——
圓
滾
變成這副德性
← 學生時代的衣服

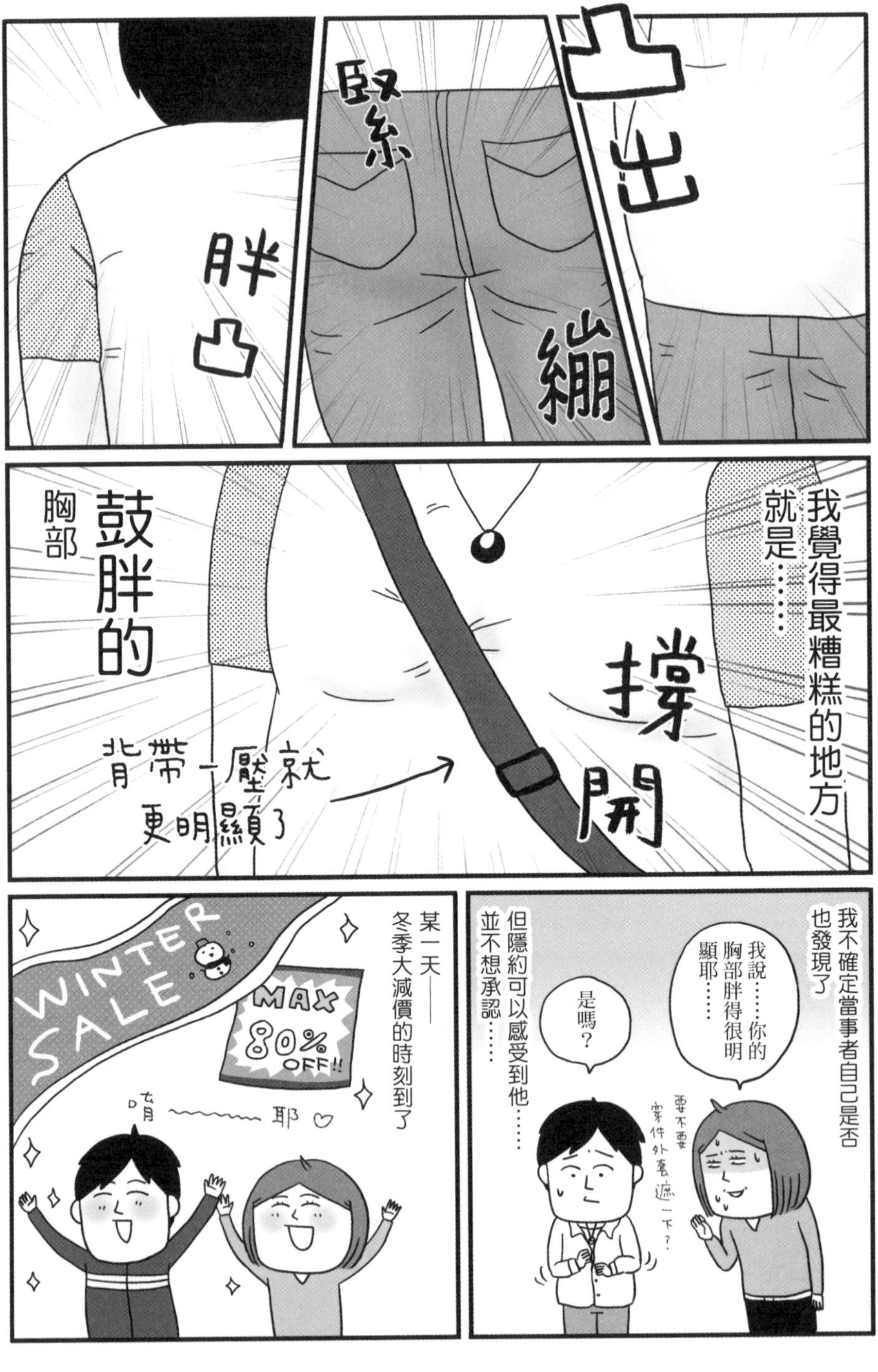
凸出
緊繃
胖凸
我覺得最糟糕的地方就是……
撐開
鼓胖的胸部
背帶一壓就更明顯了
我不確定當事者自己是否也發現了
我說……你的胸部胖得很明顯耶……
要不要穿件外套遮一下？
是嗎？
但隱約可以感受到他並不想承認……
某一天——冬季大減價的時刻到了
WINTER SALE
MAX 80% OFF!!
唷～～～耶♡

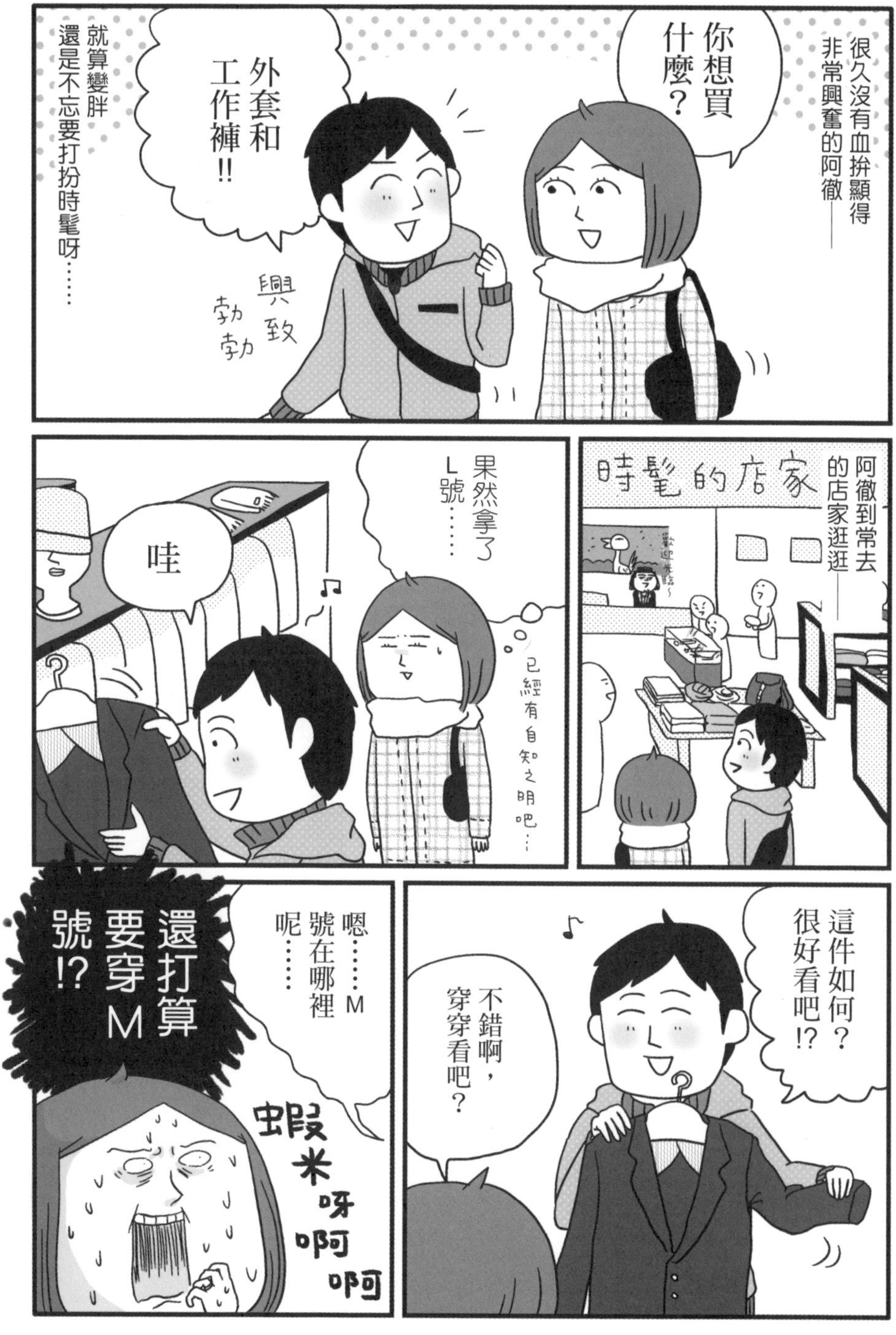
很久沒有血拚顯得非常興奮的阿徹——
你想買什麼？
外套和工作褲!!
興致勃勃
就算變胖還是不忘要打扮時髦呀……
阿徹到常去的店家逛逛——
時髦的店家
歡迎光臨~
哇
果然拿了L號……
已經有自知之明吧…
這件如何？很好看吧!?
不錯啊，穿穿看吧？
嗯……M號在哪裡呢……
還打算要穿M號!?
蝦米呀啊啊

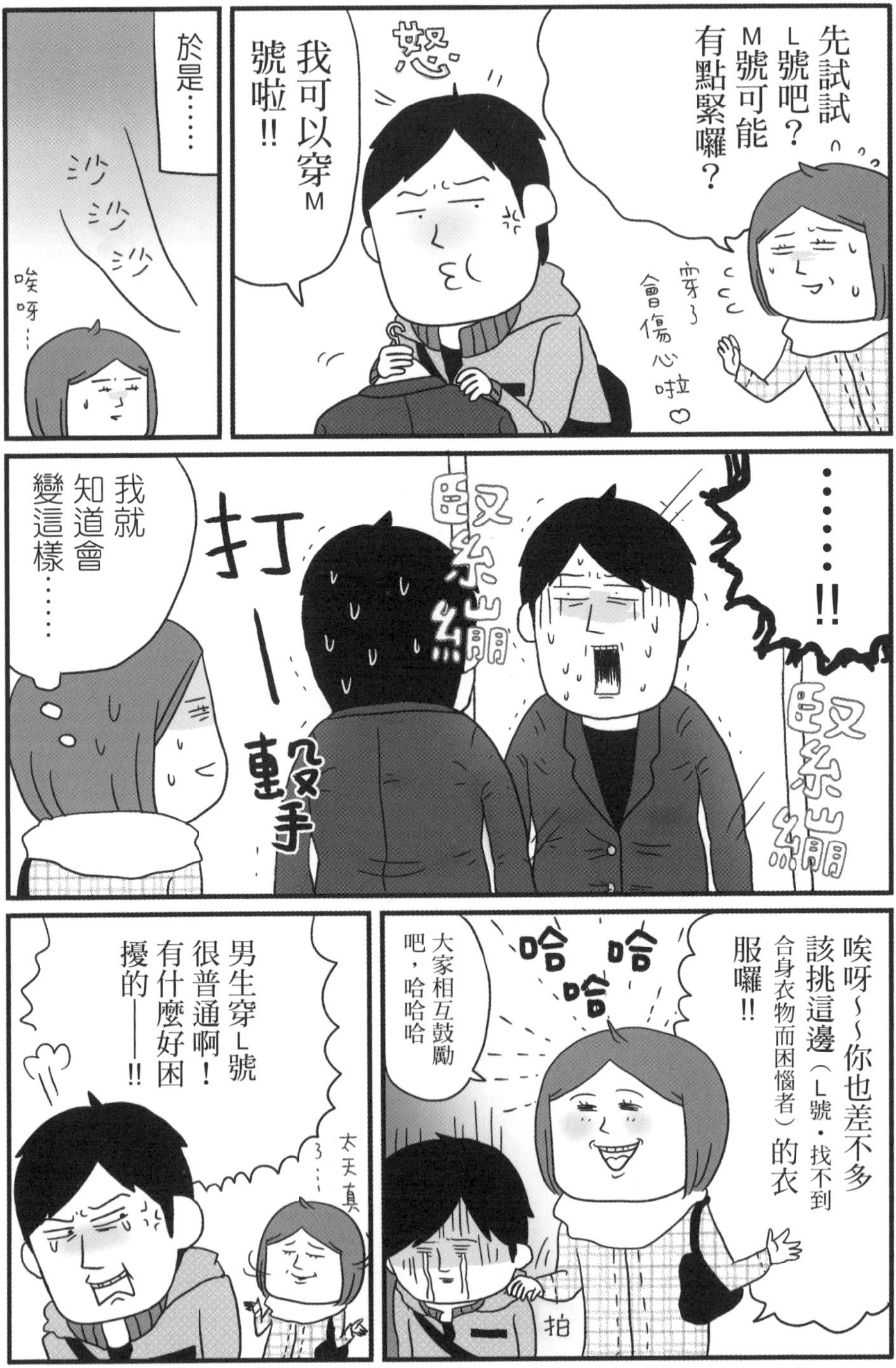
先試試L號吧？M號可能有點緊囉？
穿了會傷心啦♡
怒
我可以穿M號啦!!
於是……
沙沙沙
唉呀…
……!!
緊繃
緊繃
打―擊
我就知道會變這樣……
唉呀～～你也差不多該挑這邊（L號・找不到合身衣物而困惱者）的衣服囉!!
哈哈哈
大家相互鼓勵吧，哈哈哈
拍
男生穿L號很普通啊！有什麼好困擾的——!!
太天真了…

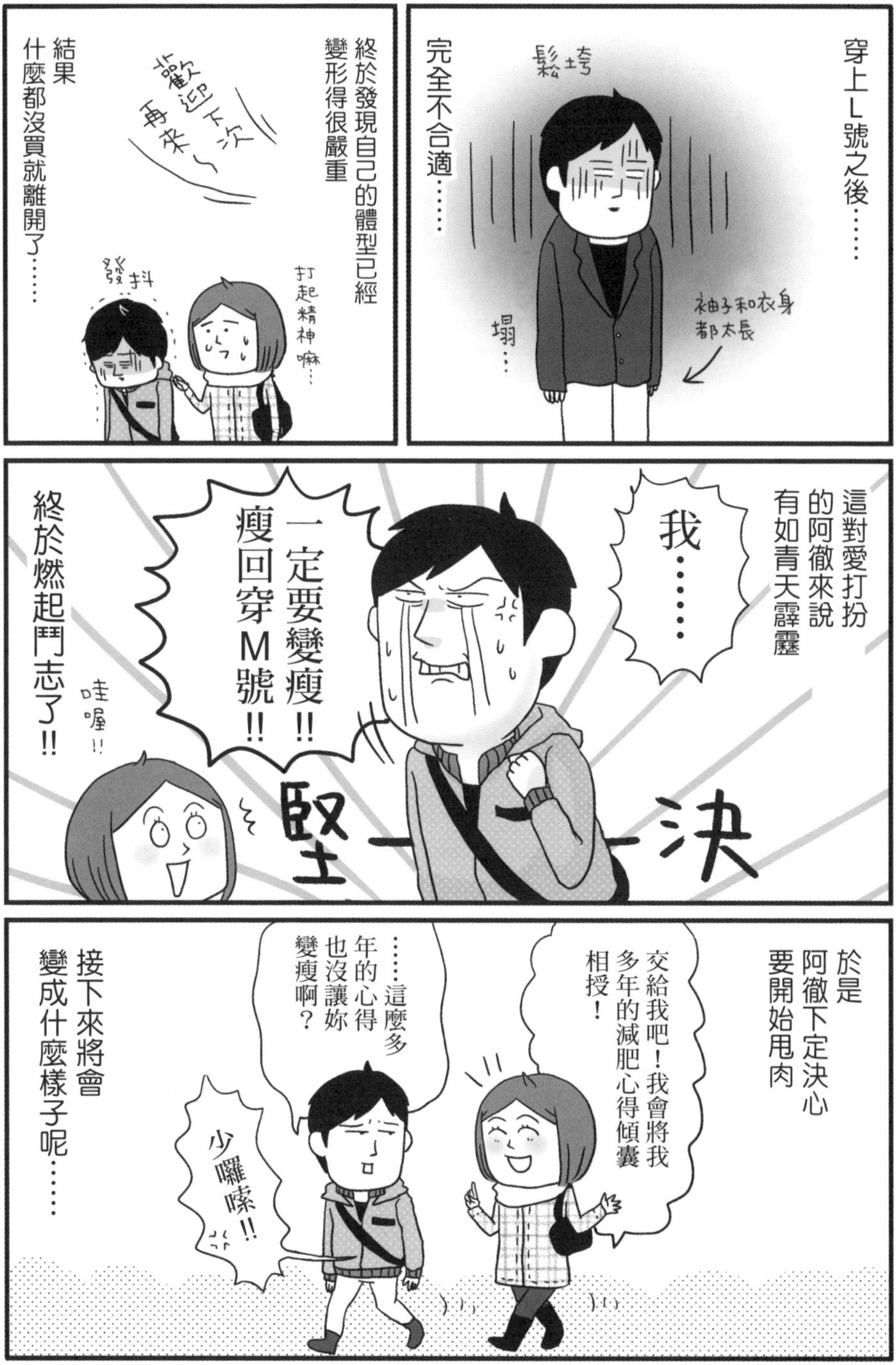
穿上L號之後……
鬆垮
完全不合適……
袖子和衣身都太長
塌…
終於發現自己的體型已經變形得很嚴重
歡迎下次再來～
打起精神嘛…
發抖
結果什麼都沒買就離開了……
這對愛打扮的阿徹來說有如青天霹靂
我……
一定要變瘦!!瘦回穿M號!!
堅決
哇喔!!
終於燃起鬥志了!!
於是阿徹下定決心要開始甩肉
交給我吧！我會將我多年的減肥心得傾囊相授！
……這麼多年的心得也沒讓妳變瘦啊？
少囉嗦!!
接下來將會變成什麼樣子呢……

太太的小筆記

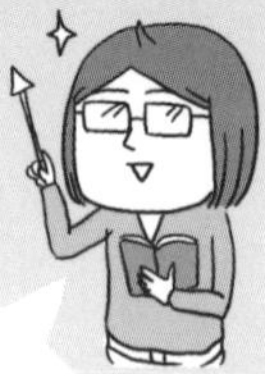

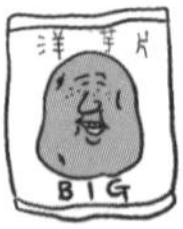

阿徹胖到最高點

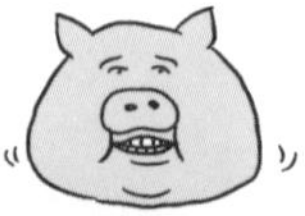

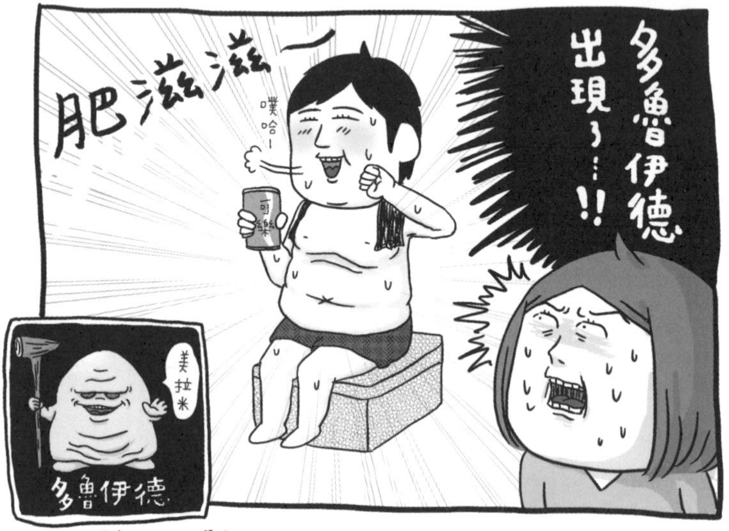

※勇者鬥惡龍裡的怪獸

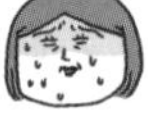

家裡竟然有怪獸!?

仔細一看，原來是剛洗完澡、只穿著一條

內褲正在休息的阿徹的肚皮。

那一瞬間，我下定決心：

……無論如何都要讓阿徹瘦下去……

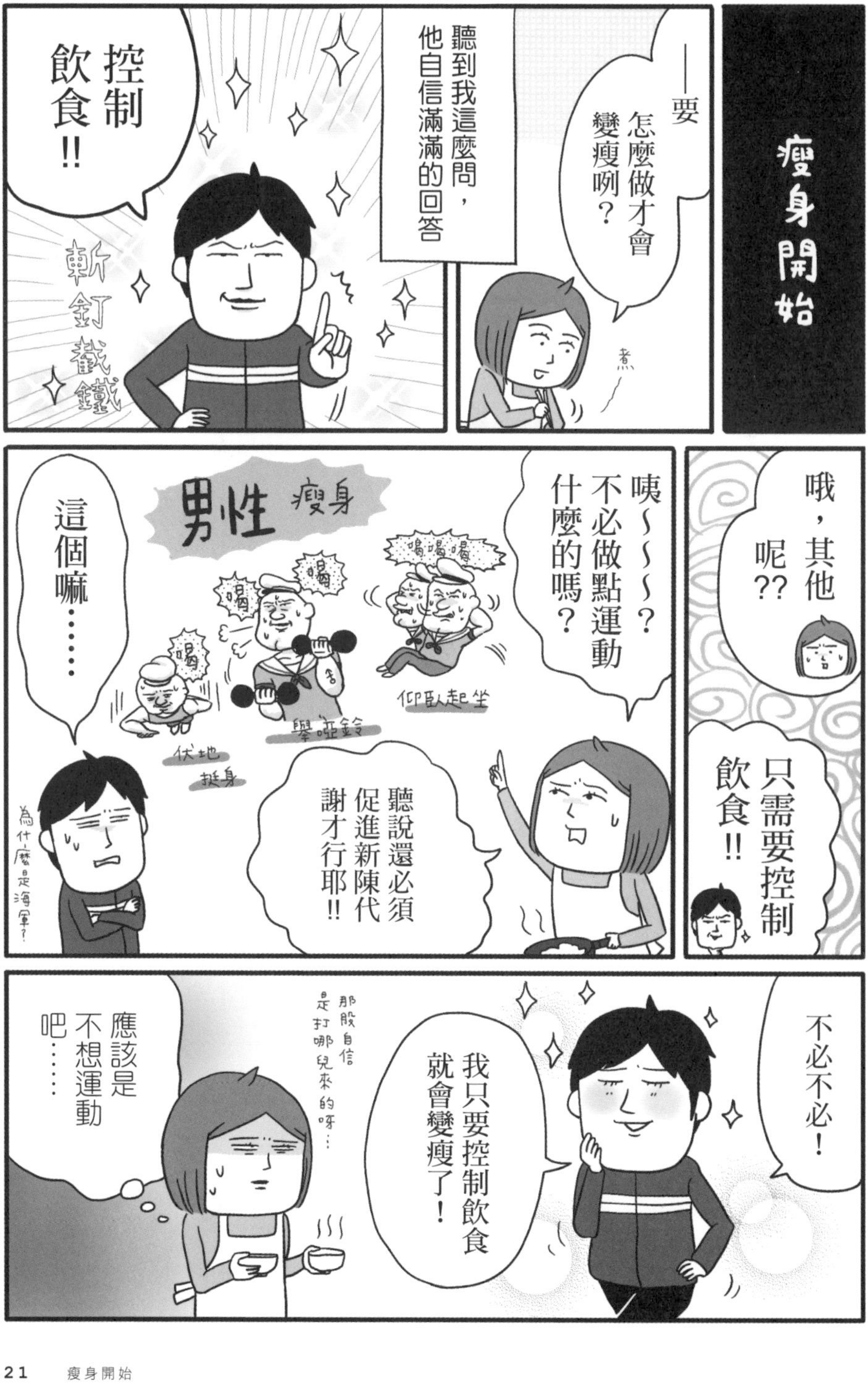
瘦身開始
──要
怎麼做才會變瘦咧？
煮
聽到我這麼問，他自信滿滿的回答
控制飲食!!
斬釘截鐵
哦，其他呢??
只需要控制飲食!!
咦~~~？不必做點運動什麼的嗎？
男性瘦身
喝喝喝
喝
喝
喝
仰臥起坐
舉啞鈴
伏地挺身
聽說還必須促進新陳代謝才行耶!!
這個嘛……
為什麼是海軍？
不必不必！
我只要控制飲食就會變瘦了！
那股自信是打哪兒來的呀…
應該是不想運動吧……

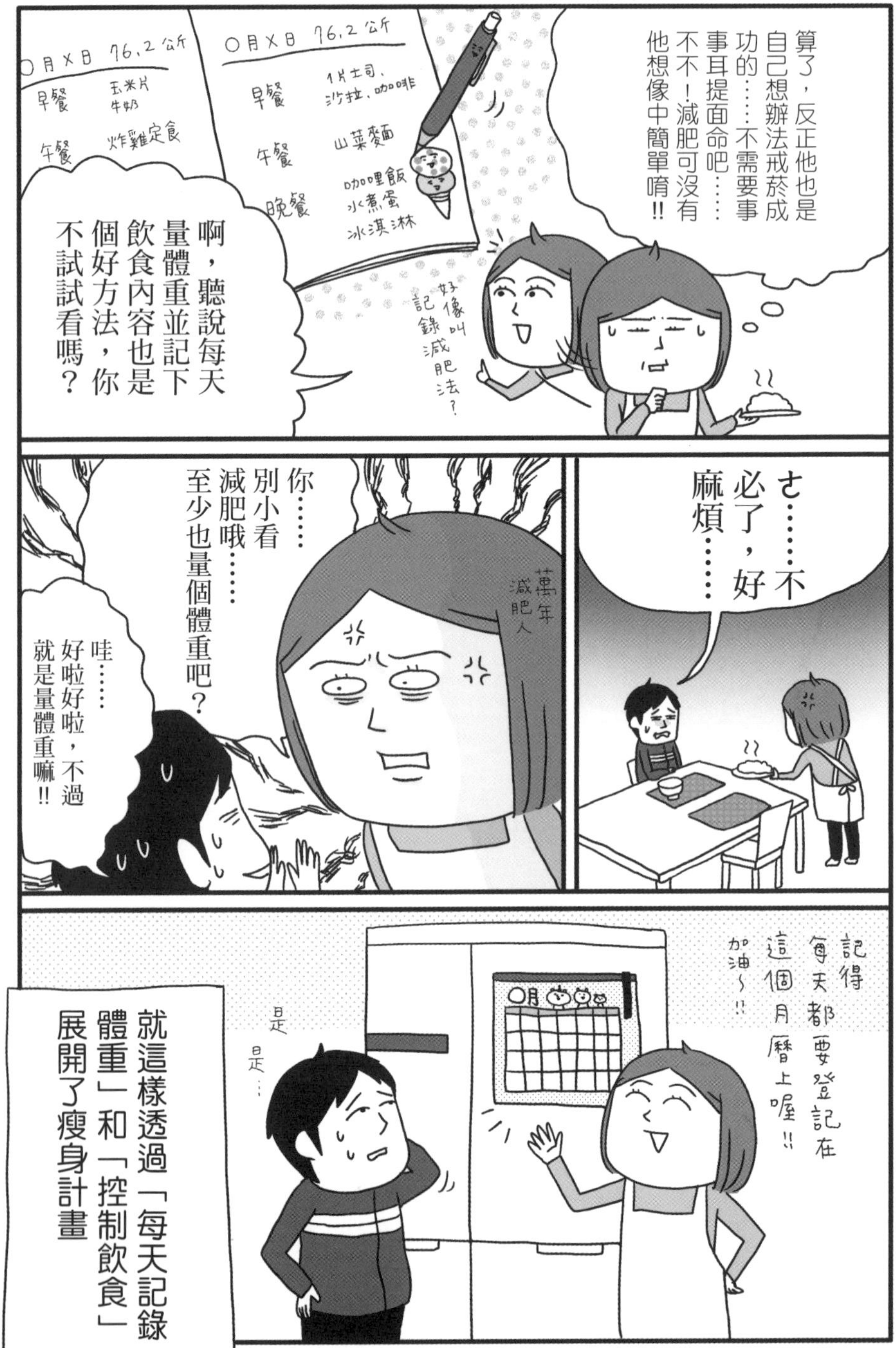

算了，反正他也是自己想辦法戒菸成功的……不需要事事耳提面命吧……不不！減肥可沒有他想像中簡單唷!!
○月×日 76.2公斤
早餐 1片土司、沙拉、咖啡
午餐 山菜麵
晚餐 咖哩飯 水煮蛋 冰淇淋
○月×日 76.2公斤
早餐 玉米片 牛奶
午餐 炸雞定食
好像叫記錄減肥法？
啊，聽說每天量體重並記下飲食內容也是個好方法，你不試試看嗎？
ㄜ……不必了，好麻煩……
你……別小看減肥哦……至少也量個體重吧？
萬年減肥人
哇……好啦好啦，不過就是量體重嘛!!
記得每天都要登記在這個月曆上喔!!
加油～!!
是是…
就這樣透過「每天記錄體重」和「控制飲食」展開了瘦身計畫

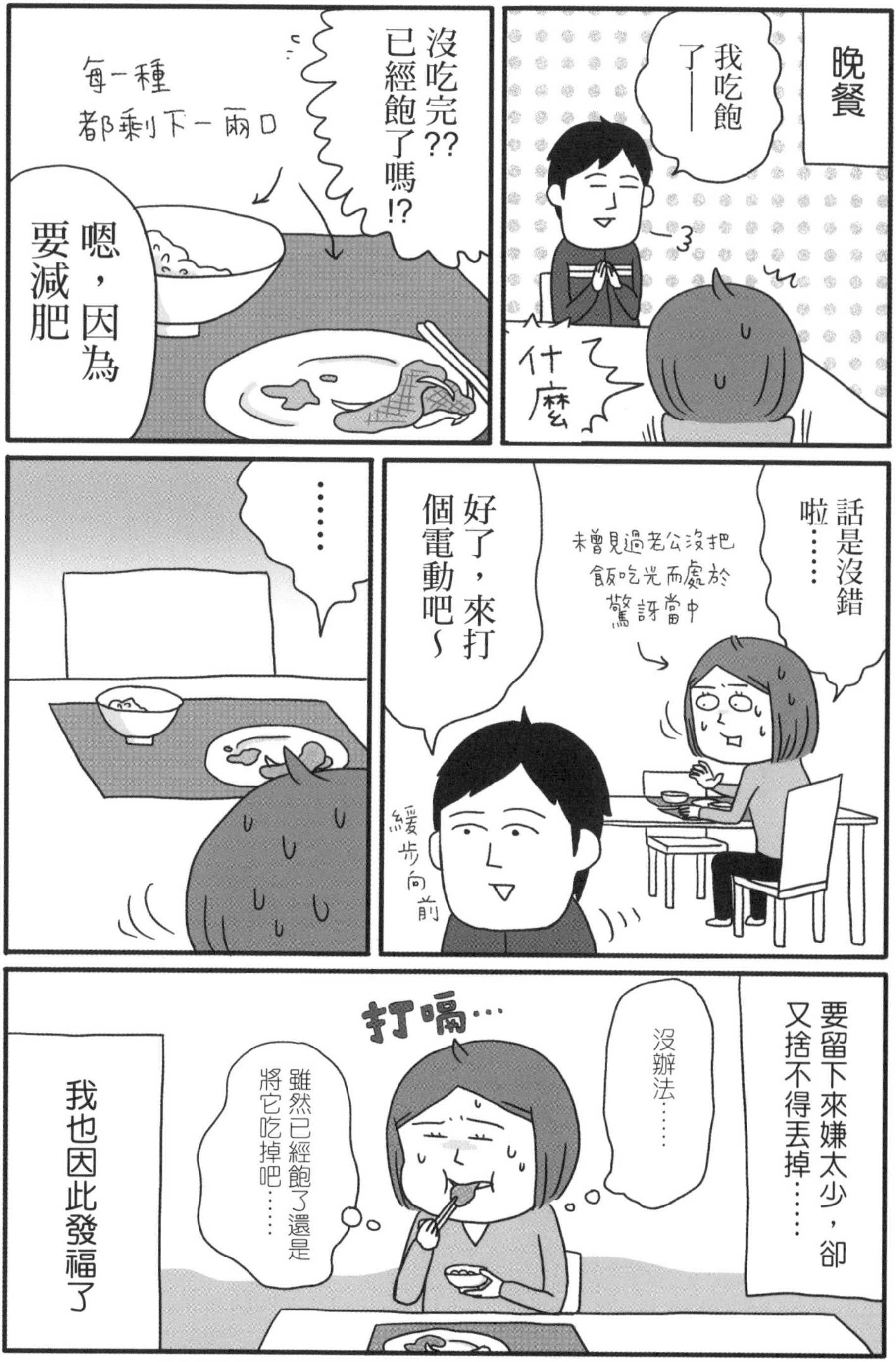
晚餐
我吃飽了——
什麼
沒吃完??已經飽了嗎!?
每一種都剩下一兩口
嗯，因為要減肥
話是沒錯啦……
未曾見過老公沒把飯吃光而處於驚訝當中
好了，來打個電動吧～
緩步向前
……
要留下來嫌太少，卻又捨不得丟掉……
沒辦法……
打嗝…
雖然已經飽了還是將它吃掉吧……
我也因此發福了

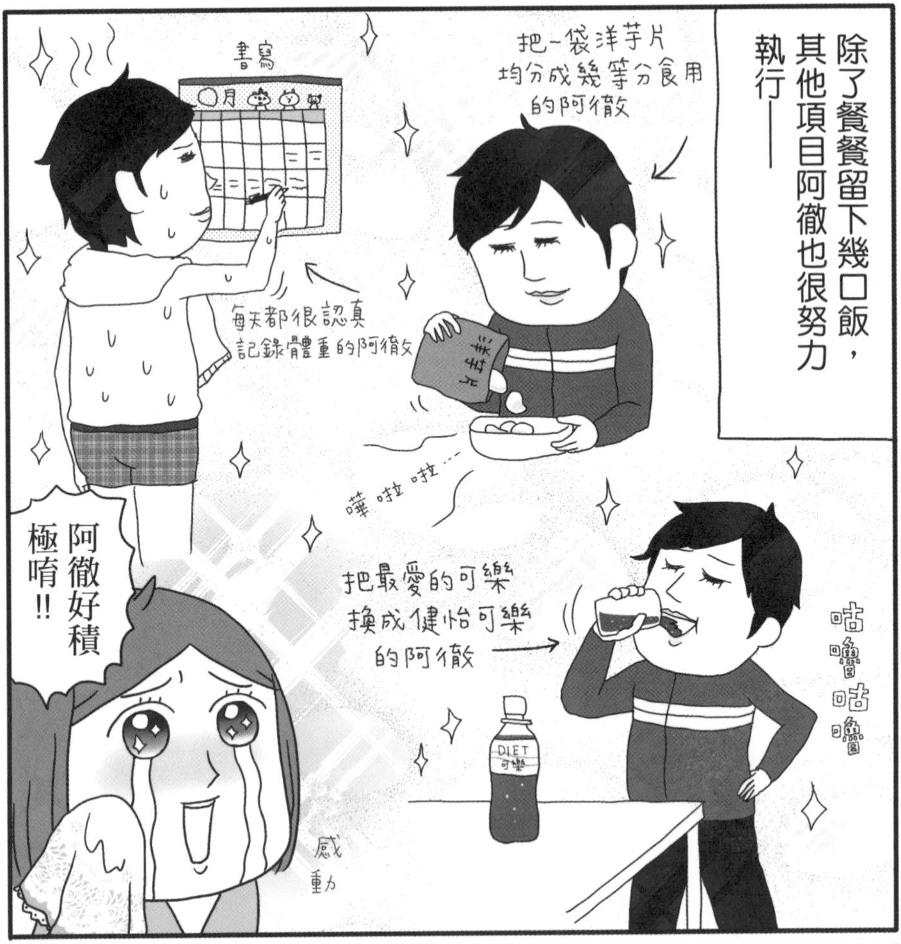
除了餐餐留下幾口飯，其他項目阿徹也很努力執行——
把一袋洋芋片均分成幾等分食用的阿徹
書寫
每天都很認真記錄體重的阿徹
嘩啦啦…
咕嚕咕嚕
把最愛的可樂換成健怡可樂的阿徹
DIET 可樂
阿徹好積極唷!!
感動

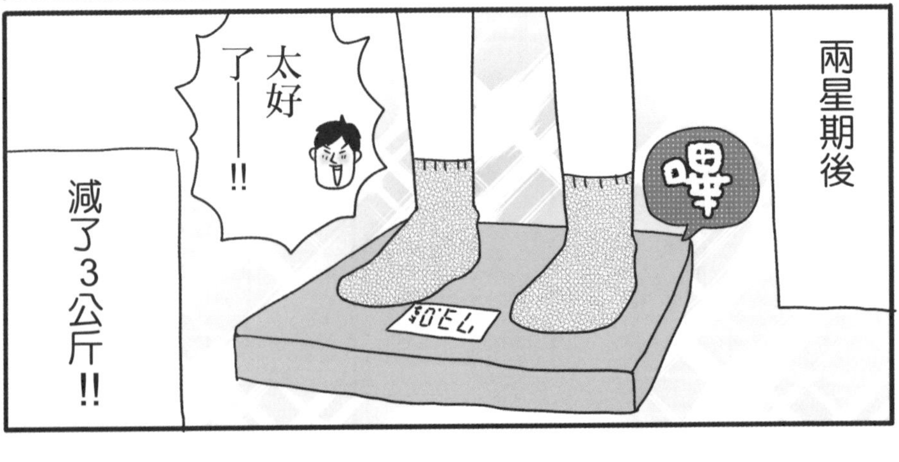
兩星期後
嗶
太好了——!!
減了3公斤!!

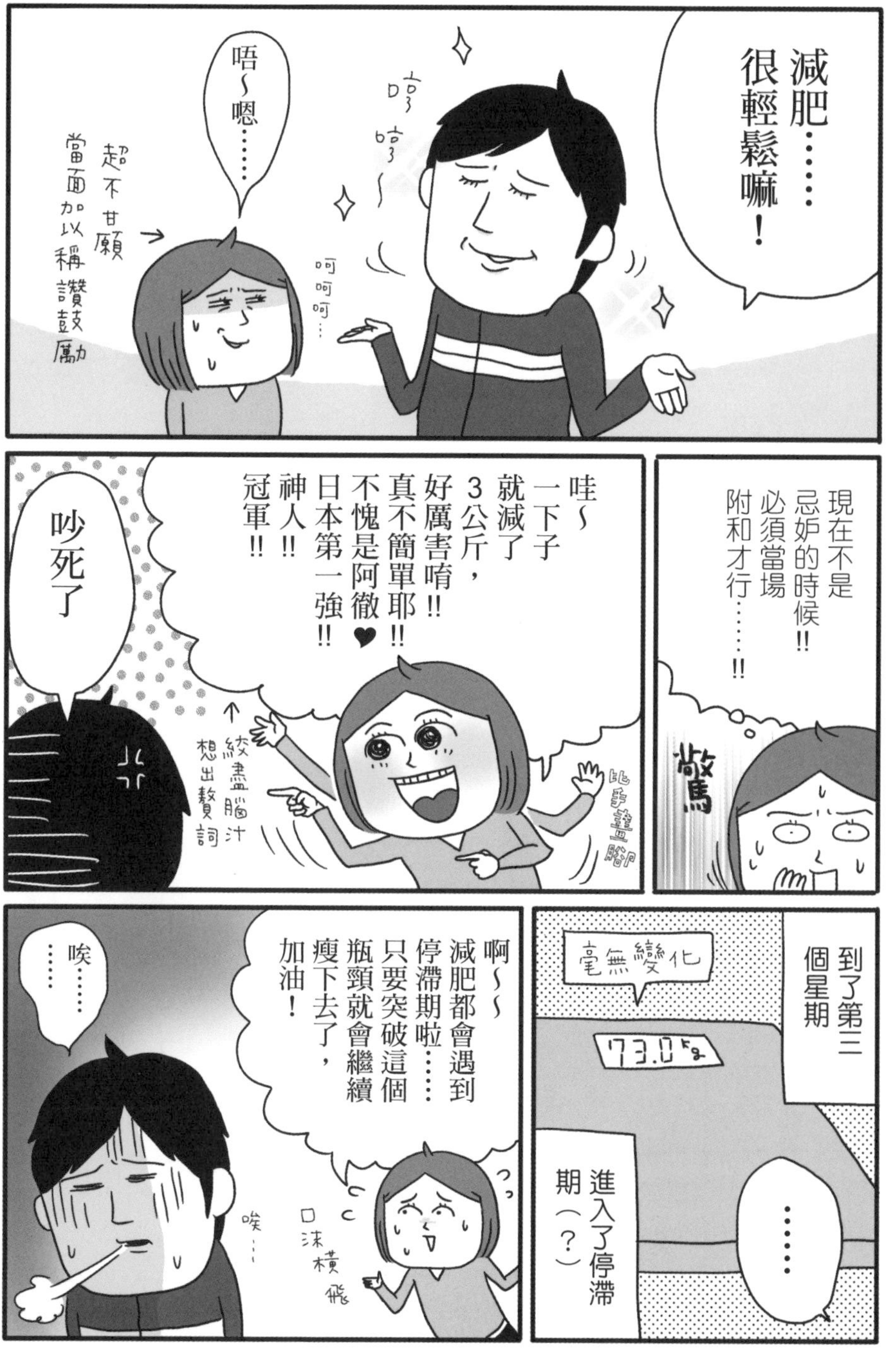
減肥……很輕鬆嘛！
哼哼~
呵呵呵…
唔~嗯……
超不甘願當面加以稱讚鼓勵
現在不是忌妒的時候!!必須當場附和才行……!!
驚
哇~一下子就減了3公斤，好厲害唷!!真不簡單耶!!不愧是阿徹日本第一強!!神人!!冠軍!!
比手畫腳
絞盡腦汁想出贅詞
吵死了
到了第三個星期
毫無變化
73.0kg
……
進入了停滯期（?）
啊~~減肥都會遇到停滯期啦……只要突破這個瓶頸就會繼續瘦下去了，加油！
口沫橫飛
唉…
唉……

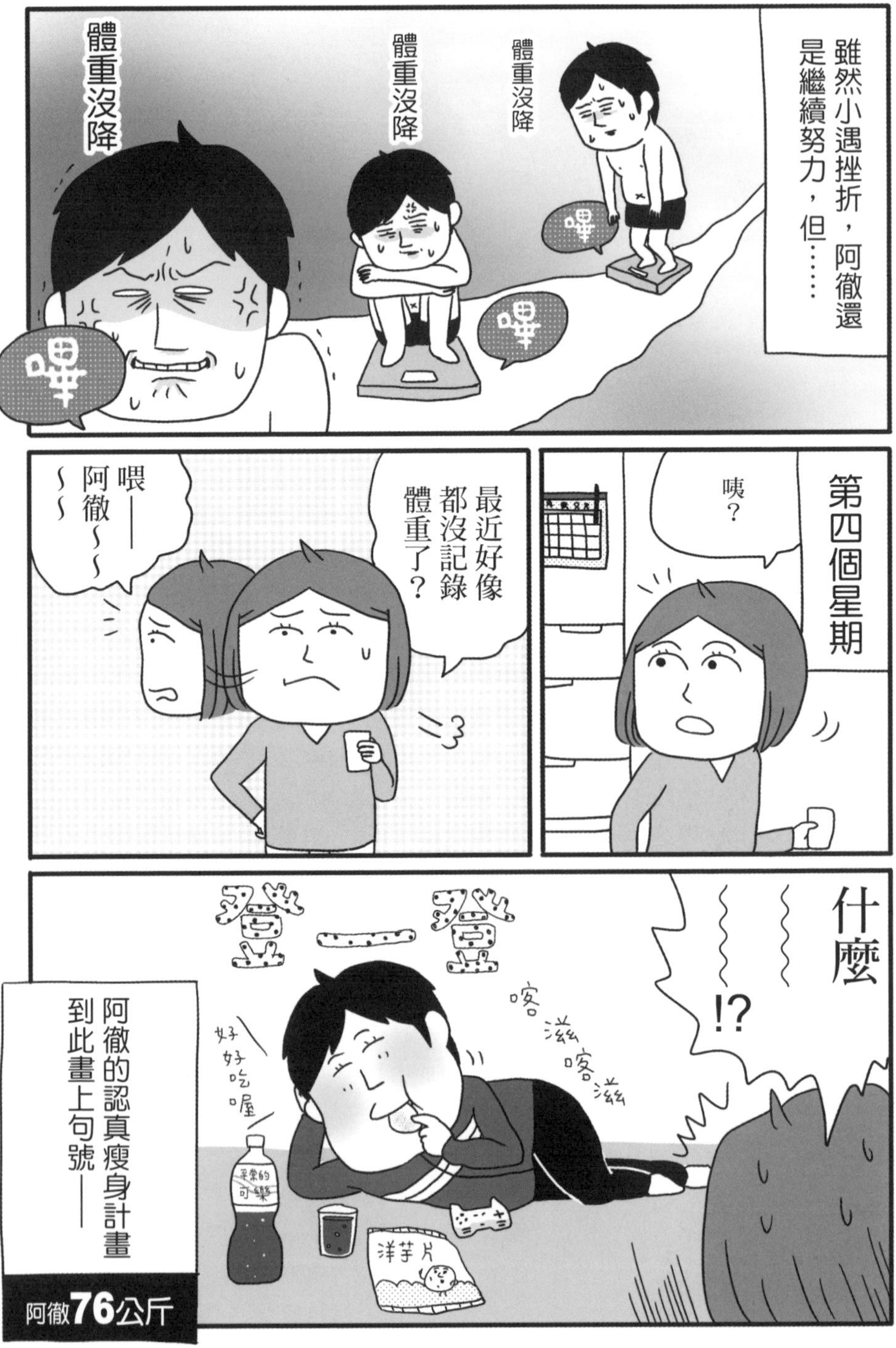
雖然小遇挫折，阿徹還是繼續努力，但……
嗶
體重沒降
嗶
體重沒降
嗶
體重沒降
第四個星期
咦？
最近好像都沒記錄體重了？
喂——阿徹～～～～
什麼～～～!?
登—登
喀滋喀滋
好好吃喔
洋芋片
阿徹的認真瘦身計畫到此畫上句號——
阿徹76公斤

太太的小筆記

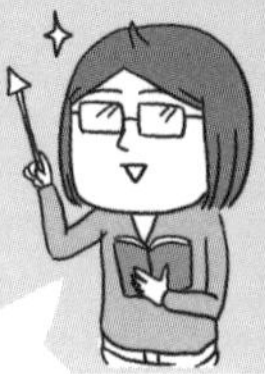

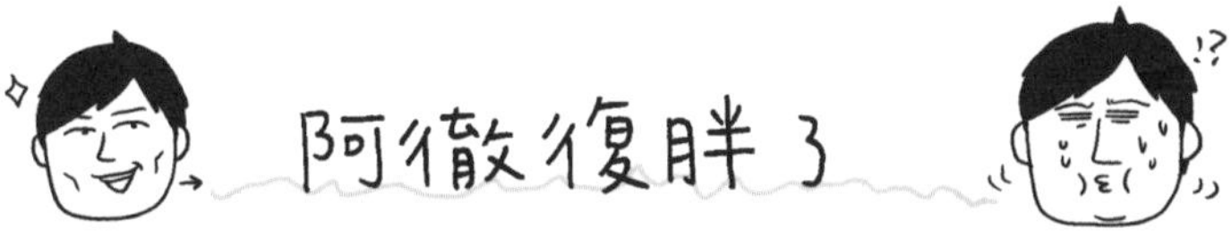
阿徹復胖了
!?

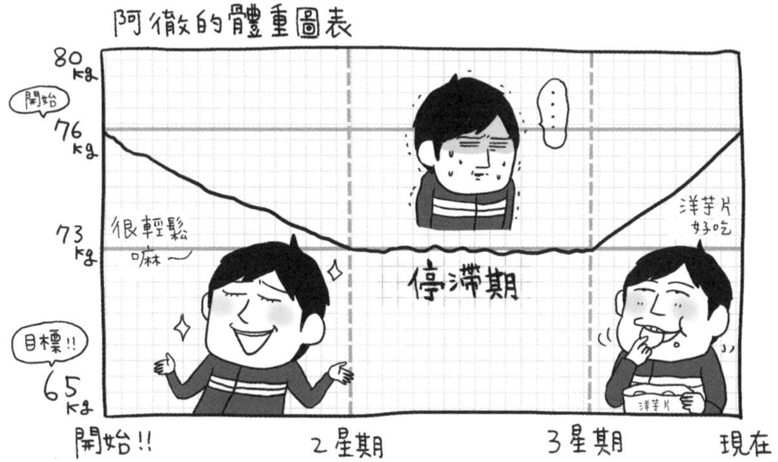
阿徹的體重圖表
80kg
開始
76kg
73kg
65kg
目標!!
很輕鬆嘛～
……
停滯期
洋芋片好吃
洋芋片
開始!!
2星期
3星期
現在

當阿徹很快就瘦了3公斤還驕傲地說：
「這麼容易就變瘦囉？」時，我這個萬年減肥人的心裡真的很不是滋味。眼見他進入了停滯期、遭受挫折時，內心響起了「我就知道會變成這樣～!?」的聲音，這才稍微鬆了一口氣。
（我知道這不該是鬆一口氣的時候啦……）

我再次確信，減肥不是一件簡單的事。
同時又開始擔心：
「阿徹真的能夠瘦下去嗎？」……
雖然我這個萬年減肥人
不太派得上用場，
但我一定會努力成為
阿徹最堅強的後盾!!

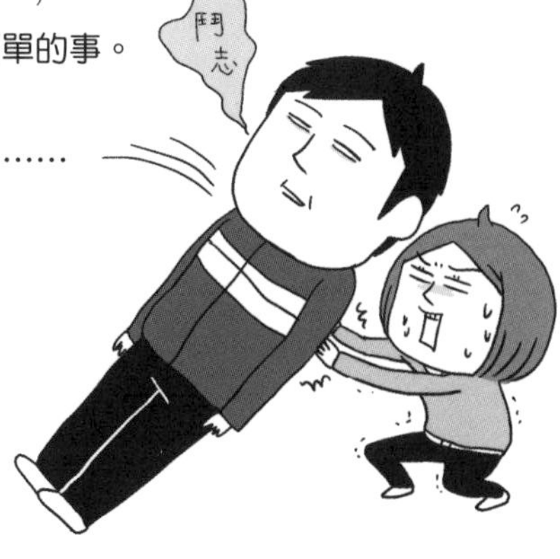
鬥志

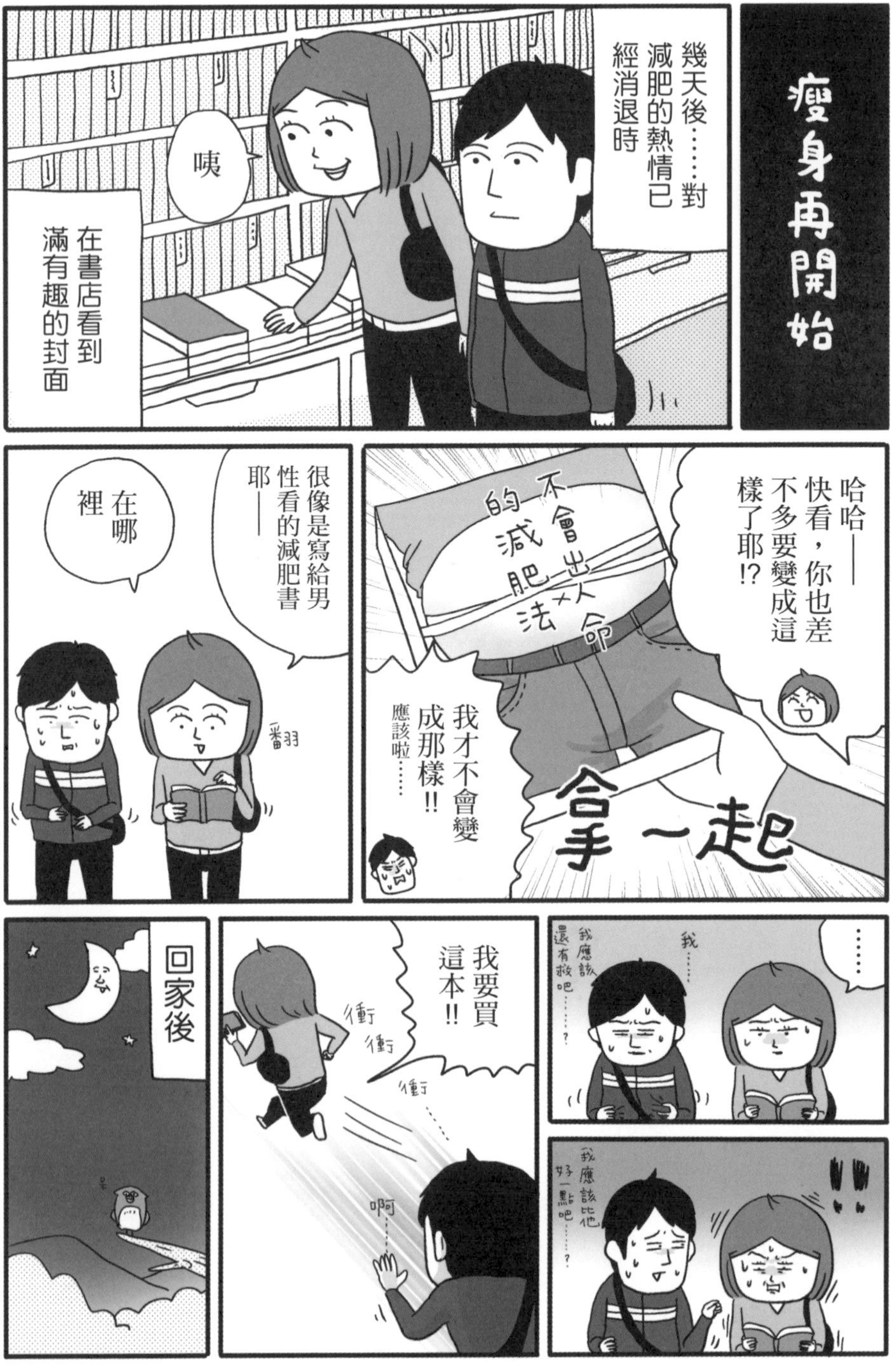
瘦身再開始
幾天後……對減肥的熱情已經消退時
咦
在書店看到滿有趣的封面
哈哈——快看，你也差不多要變成這樣了耶!?
不會出人命的減肥法
拿～起
我才不會變成那樣!!
應該啦……
很像是寫給男性看的減肥書耶——
在哪裡
翻
……
我……
我應該還有救吧……?
我應該比他好一點吧……?
!!
我要買這本!!
衝
衝
衝
啊……
回家後

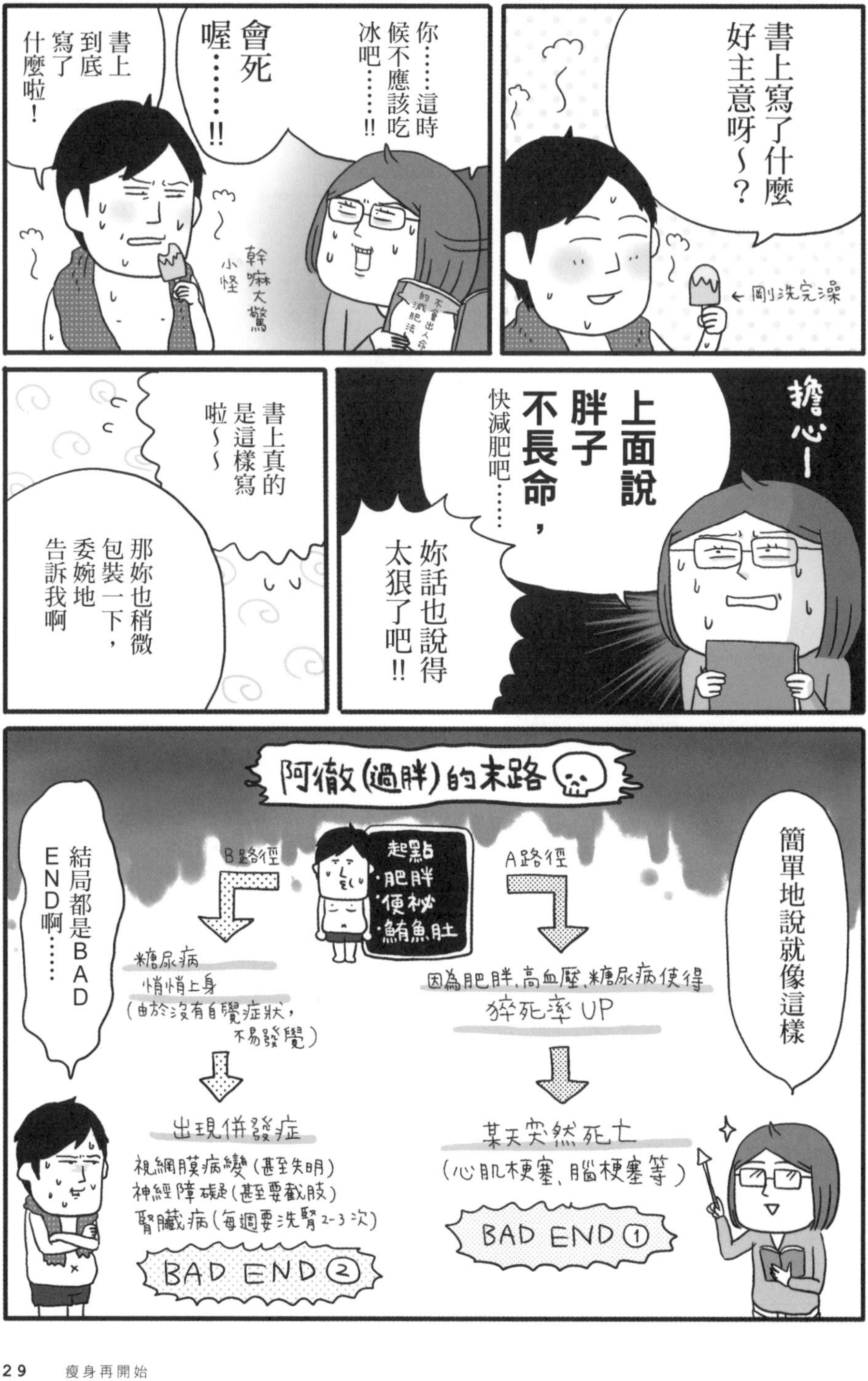
書上寫了什麼好主意呀～？
←剛洗完澡
你……這時候不應該吃冰吧……!!
會死喔……!!
不會出人命的減肥法
幹嘛大驚小怪
書上到底寫了什麼啦！
擔心—
上面說胖子不長命，快減肥吧……
妳話也說得太狠了吧!!
書上真的是這樣寫啦～～
那妳也稍微包裝一下，委婉地告訴我啊
阿徹(過胖)的末路
簡單地說就像這樣
起點
・肥胖
・便秘
・鮪魚肚
A路徑
因為肥胖、高血壓、糖尿病使得
猝死率UP
某天突然死亡
（心肌梗塞、腦梗塞等）
BAD END①
B路徑
糖尿病
悄悄上身
（由於沒有自覺症狀，
不易發覺）
出現併發症
視網膜病變（甚至失明）
神經障礙（甚至要截肢）
腎臟病（每週要洗腎2-3次）
BAD END②
結局都是BAD END啊……

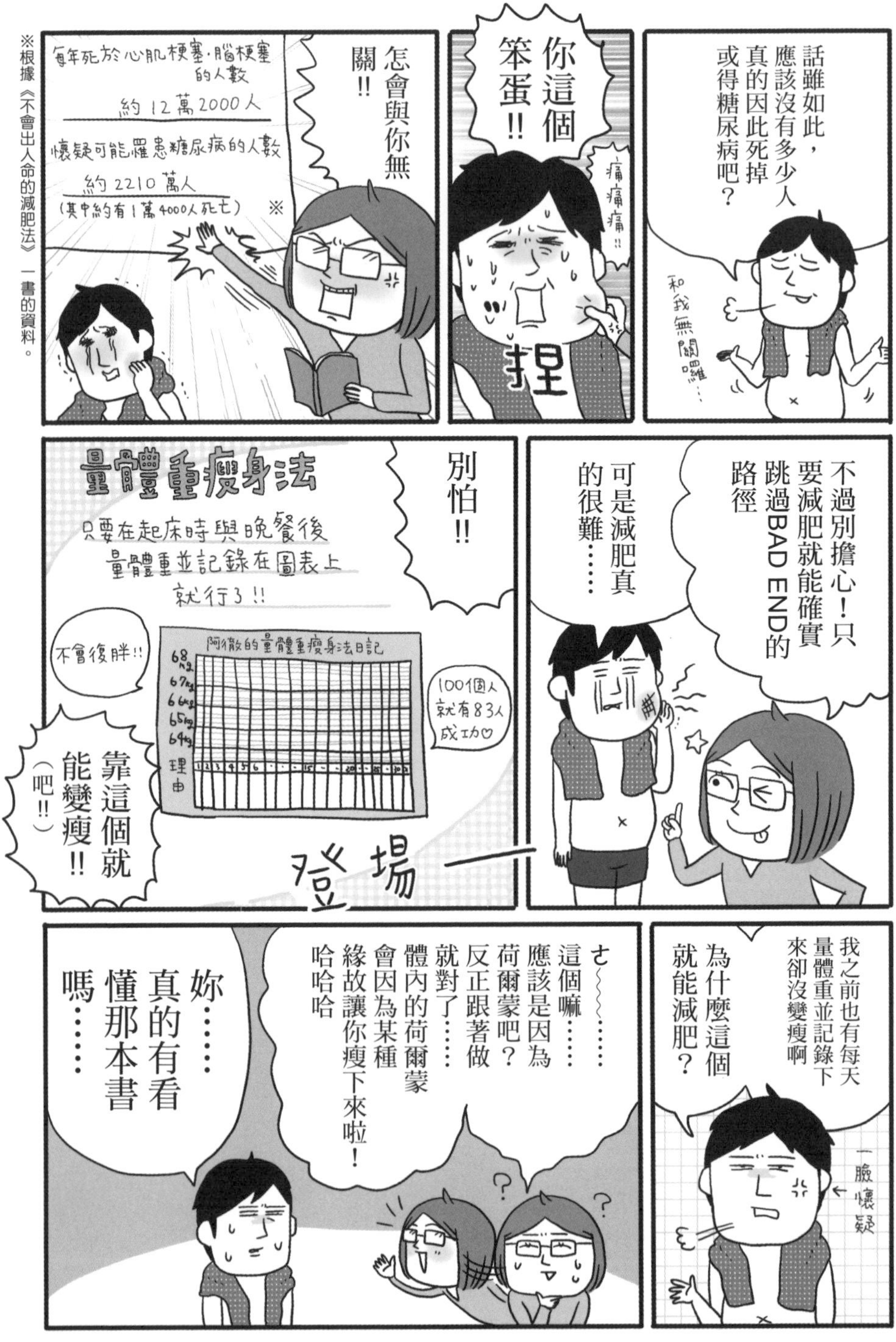

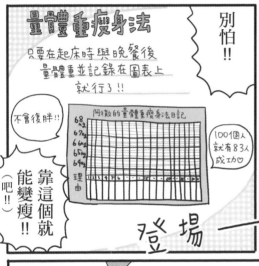

※根據《不會出人命的減肥法》一書的資料。

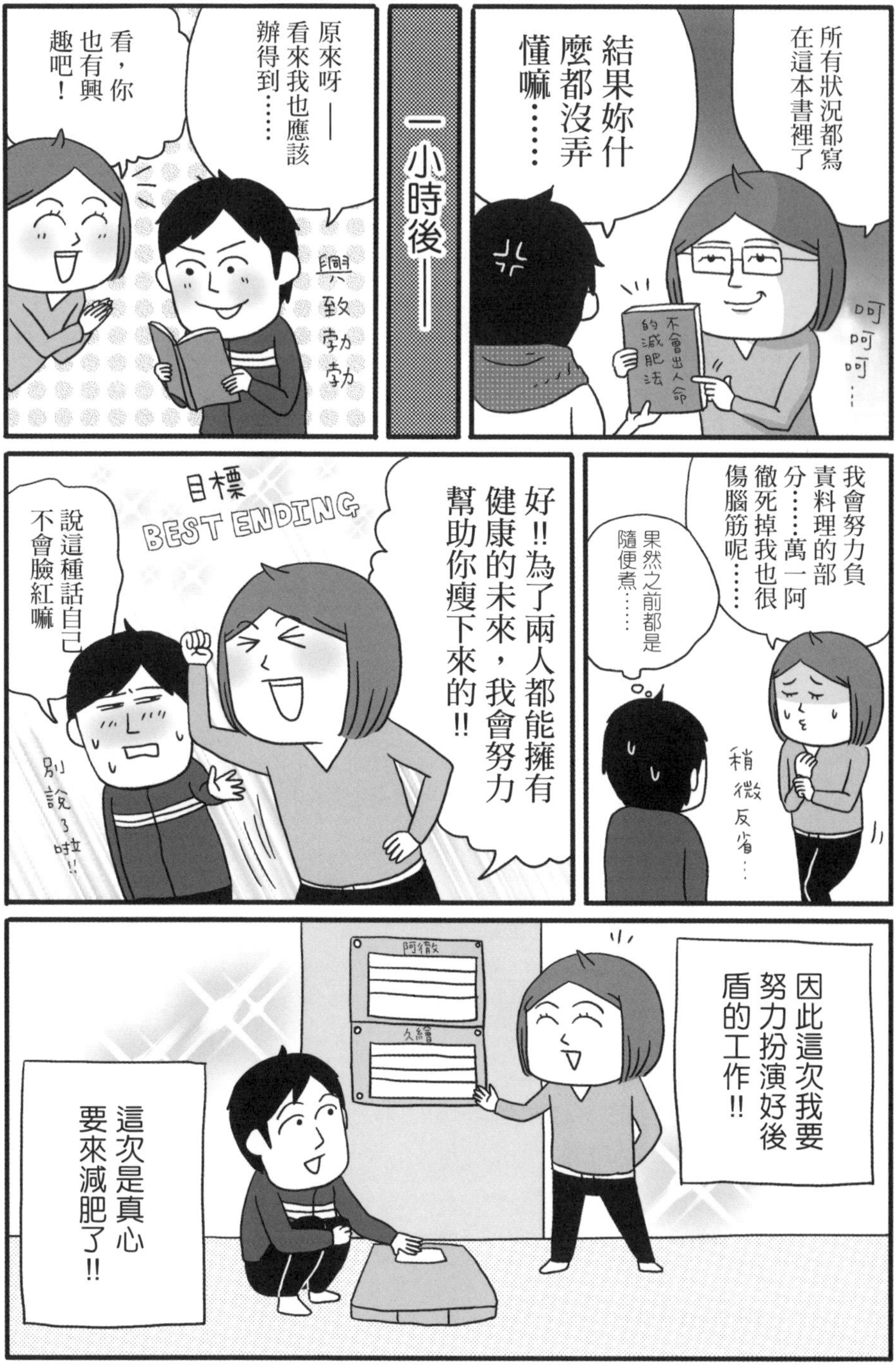
所有狀況都寫在這本書裡了
結果妳什麼都沒弄懂嘛……
不會出人命的減肥法
呵呵呵……
一小時後——
原來呀——看來我也應該辦得到……
看，你也有興趣吧！
興致勃勃
我會努力負責料理的部分……萬一阿徹死掉我也很傷腦筋呢……
果然之前都是隨便煮……
稍微反省…
好!!為了兩人都能擁有健康的未來，我會努力幫助你瘦下來的!!
目標
BEST ENDING
說這種話自己不會臉紅嘛
別說了啦!!
因此這次我要努力扮演好後盾的工作!!
阿徹
久繪
這次是真心要來減肥了!!

根據《不會出人命的減肥》一書

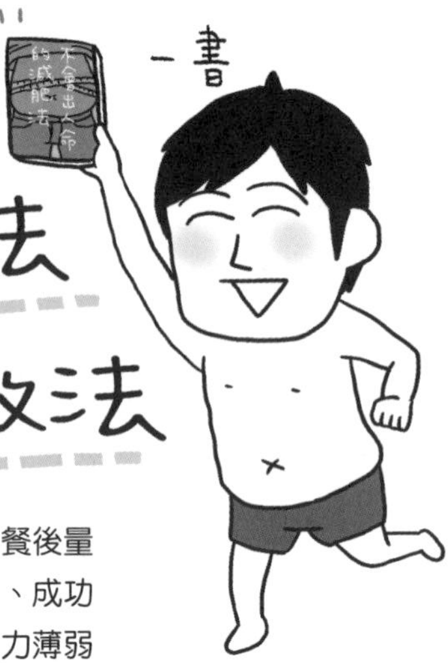

量體重瘦身法的做法

這次要挑戰的減肥法，就是只須在早上起床時及晚餐後量體重並記錄成圖表的「量體重瘦身法」。方法簡單、成功率卻很高，是屬於夢幻級的瘦身法唷。即便是意志力薄弱的阿徹也辦得到!!

要準備的物品

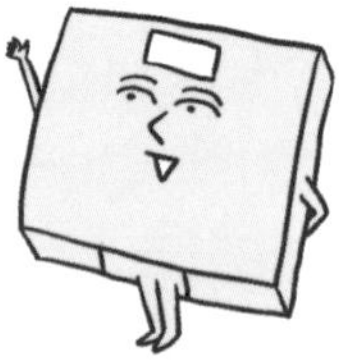

● **體重機**
電子式，刻度為50～100公克。

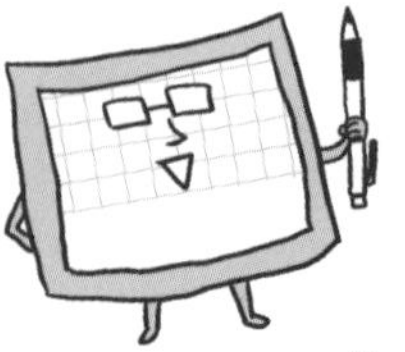

● **圖表**

就這兩樣！

這個瘦身法的好處

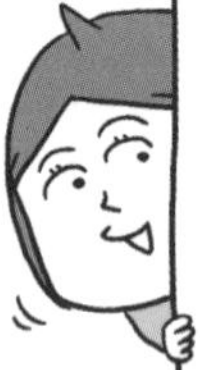

- 不會復胖!!
- 不易遭到挫折!!
- 幾乎不需要花錢!!

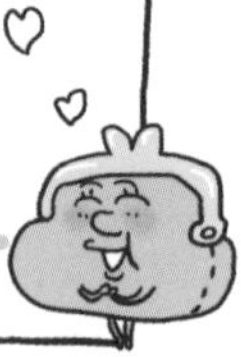

Step 1

吃早餐之前量體重

起床排便、解尿後量出「一天中最輕的體重」。

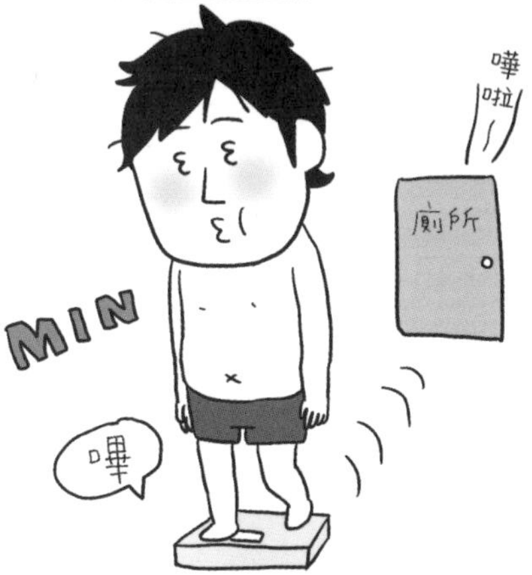

Step 2

將體重記錄在圖表上

量好體重後寫在書上附的圖表內。

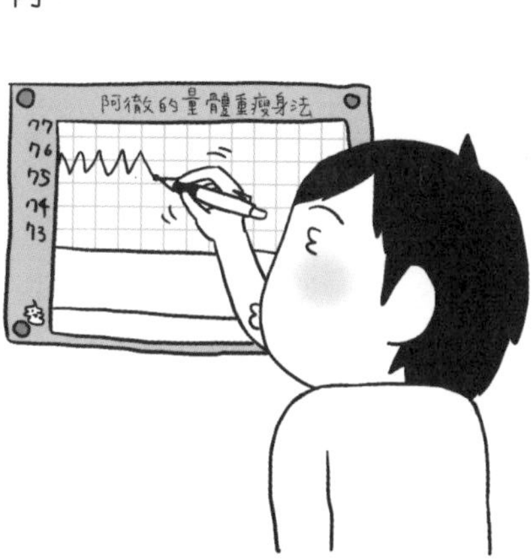

Step 3

晚餐之後量體重

吃過晚餐後量出「一天當中最重的體重」。如果因為工作或有事而無法在晚餐後馬上量體重，睡覺之前量也OK。

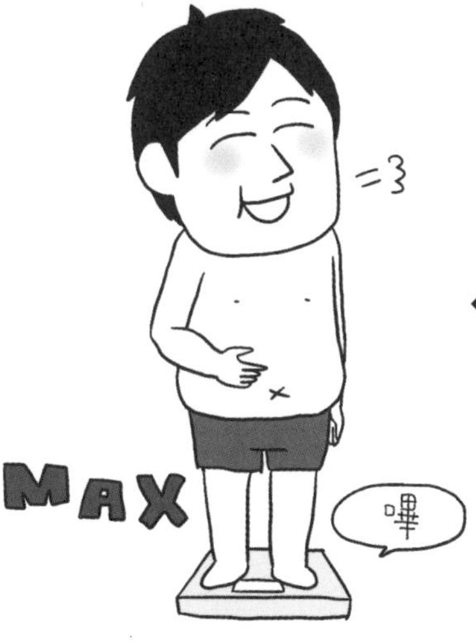

Step 4

將體重記錄在圖表上

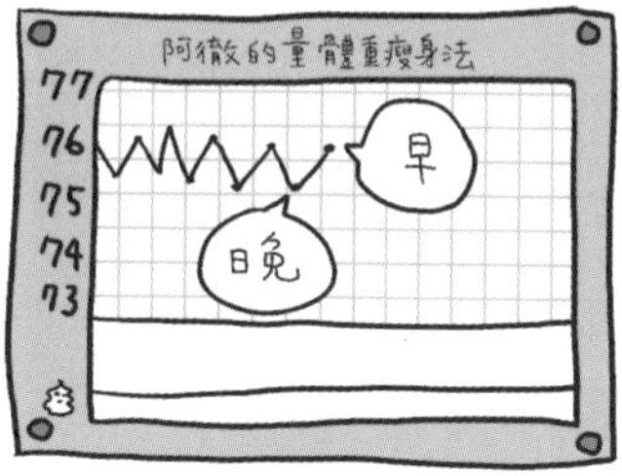

體重圖表的記錄方法

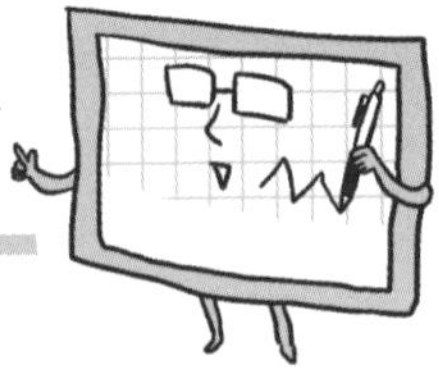

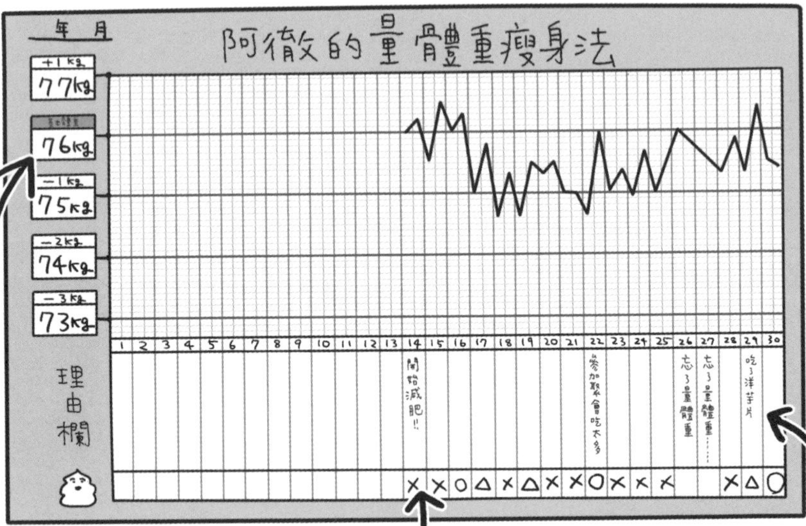

年 月
阿徹的量體重瘦身法
+1kg
77kg
76kg
−1kg
75kg
−2kg
74kg
−3kg
73kg
1 2 3 4 5 6 7 8 9 10 11 12 13 14 15 16 17 18 19 20 21 22 23 24 25 26 27 28 29 30
理由欄
開始減肥!!
參加聚會吃太多
忘了量體重
忘了量體重……
吃了洋芋片
× × ○ △ × △ × × ○ × × × × △ ○

基本體重

將開始瘦身當天的體重四捨五入後的數字填入「基本體重」欄內。接著各自填好基本體重加減一公斤之後的數字。數據線若緩緩朝右下方而去的話，就可以明顯看出減肥成功了！

排便

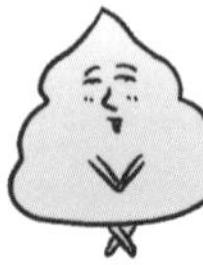

可自由記錄有無排便或一整天的步行數等資料。

理由欄

體重增加或忘記量體重等「理由」都可以寫在這裡。理由欄同時有避免受挫的效果，一定要老實寫哦！

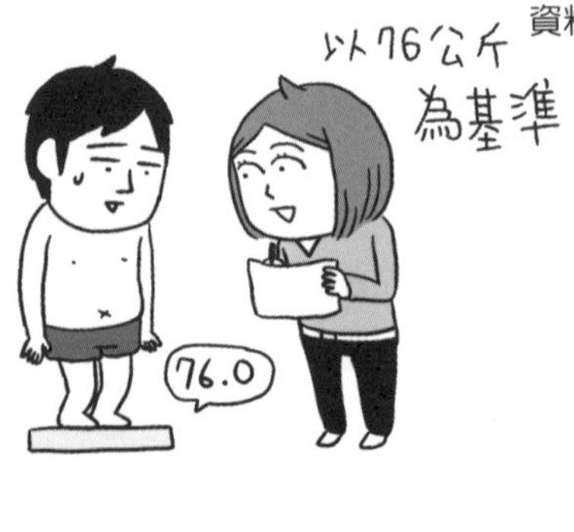

以76公斤為基準
76.0

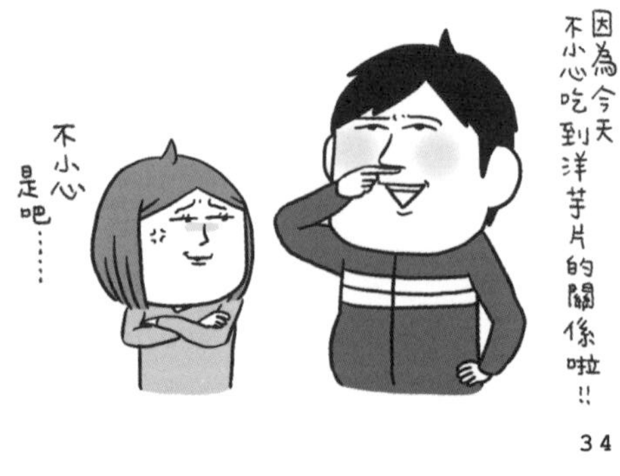

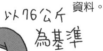

因為今天不小心吃到洋芋片的關係啦!!
不小心是吧……

成功瘦身的3大重點

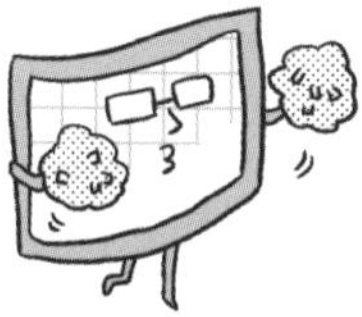

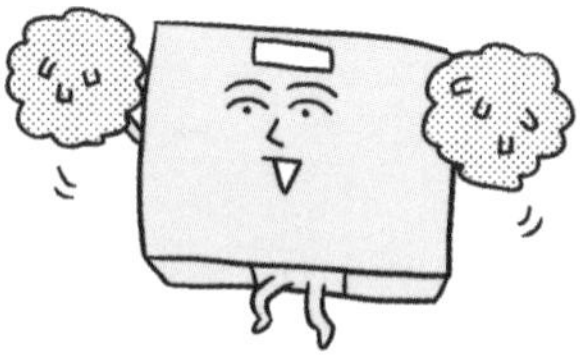

Point 1
量體重的時間

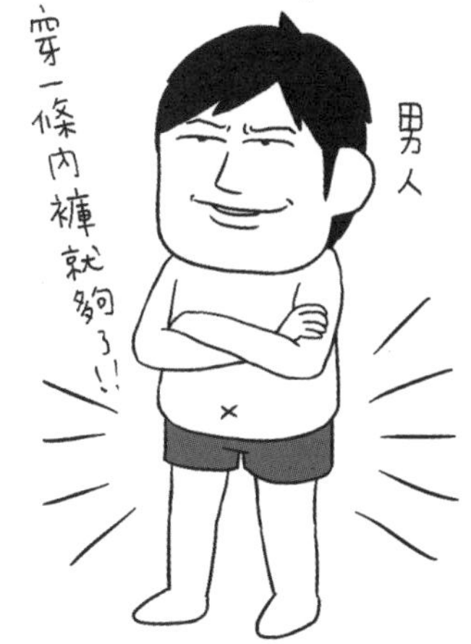
穿一條內褲就夠了!!
男人

早上排便、解尿完畢後及吃完晚餐後，一共2次。若是因為工作的關係晚餐後無法立即量體重，睡覺之前量也是可以。重點是每天都要在同一時間測量，服裝也要相同。不論是穿睡衣或內衣褲，只要事先決定好即可。

Point 2
即便忘記量體重！

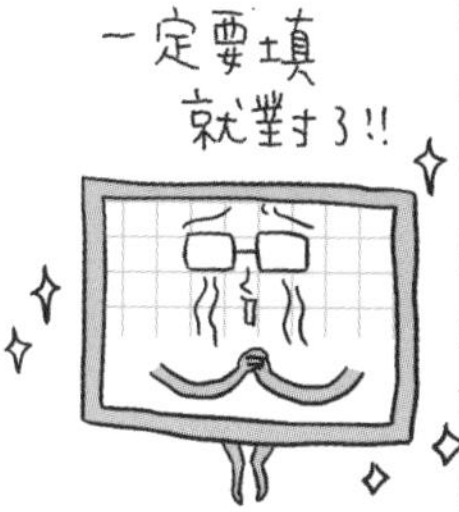
一定要填就對了!!

人總有忘記的時候。一發現忘了量體重，別管時間馬上站上體重機，然後把數字記錄下來，並且在理由欄寫下量體重的時間。千萬不要空著不寫，一旦成習慣，圖表就失去意義，減肥當然也不可能成功。反正，不管是什麼理由，絕不能讓理由欄空白。

Point 3
體重減輕的參考值

一天的減重量大約是50～100公克，大概等於一顆雞蛋的重量。以這個為基準持續下去，一個月減1.5～3公斤左右，是最理想的減肥方式。讓體重緩緩下降，就幾乎不需要煩惱復胖了。強力推薦這種減肥方法。

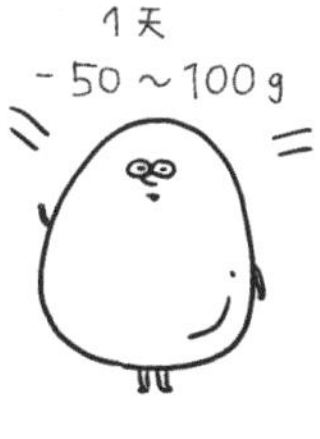
1天
-50～100g

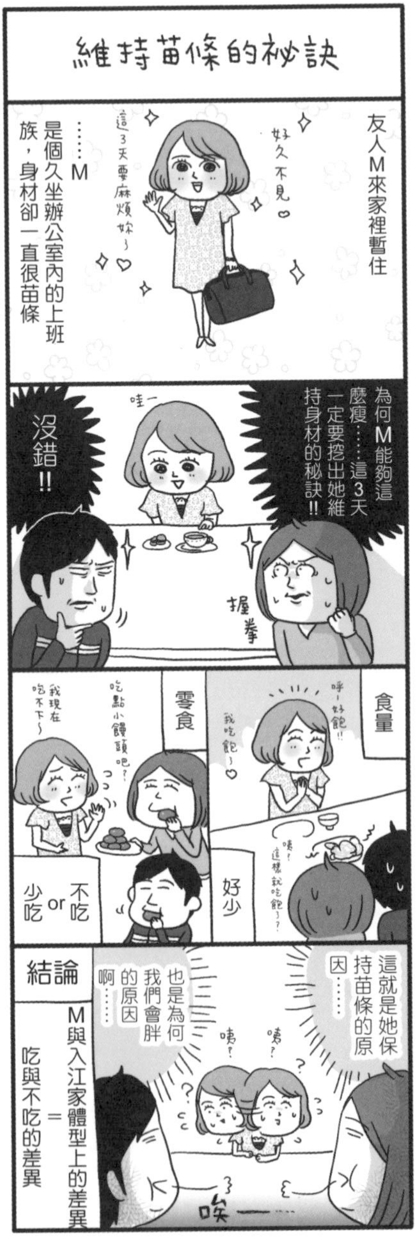

維持苗條的秘訣
友人M來家裡暫住
好久不見♡
這3天要麻煩妳~
……M是個久坐辦公室內的上班族，身材卻一直很苗條
為何M能夠這麼瘦……這3天一定要挖出她維持身材的秘訣!!
哇—
握拳
沒錯!!
食量
呼~好飽!!
我吃飽~♡
咦？這樣就吃飽了??
好少
零食
吃點小饅頭吧？
我現在吃不下~
不吃 or 少吃
結論
這就是她保持苗條的原因……
也是為何我們會胖的原因啊……
咦？
咦？
唉—…
M與入江家體型上的差異＝吃與不吃的差異

第2章

改變飲食瘦身法

偏食就算了，阿徹對口味也很講究。

而我的廚藝之糟也是有目共睹。

既不讓阿徹抱怨食物難吃，又要讓他吃得健康！

……這種無敵料理，

我做得出來嗎……。

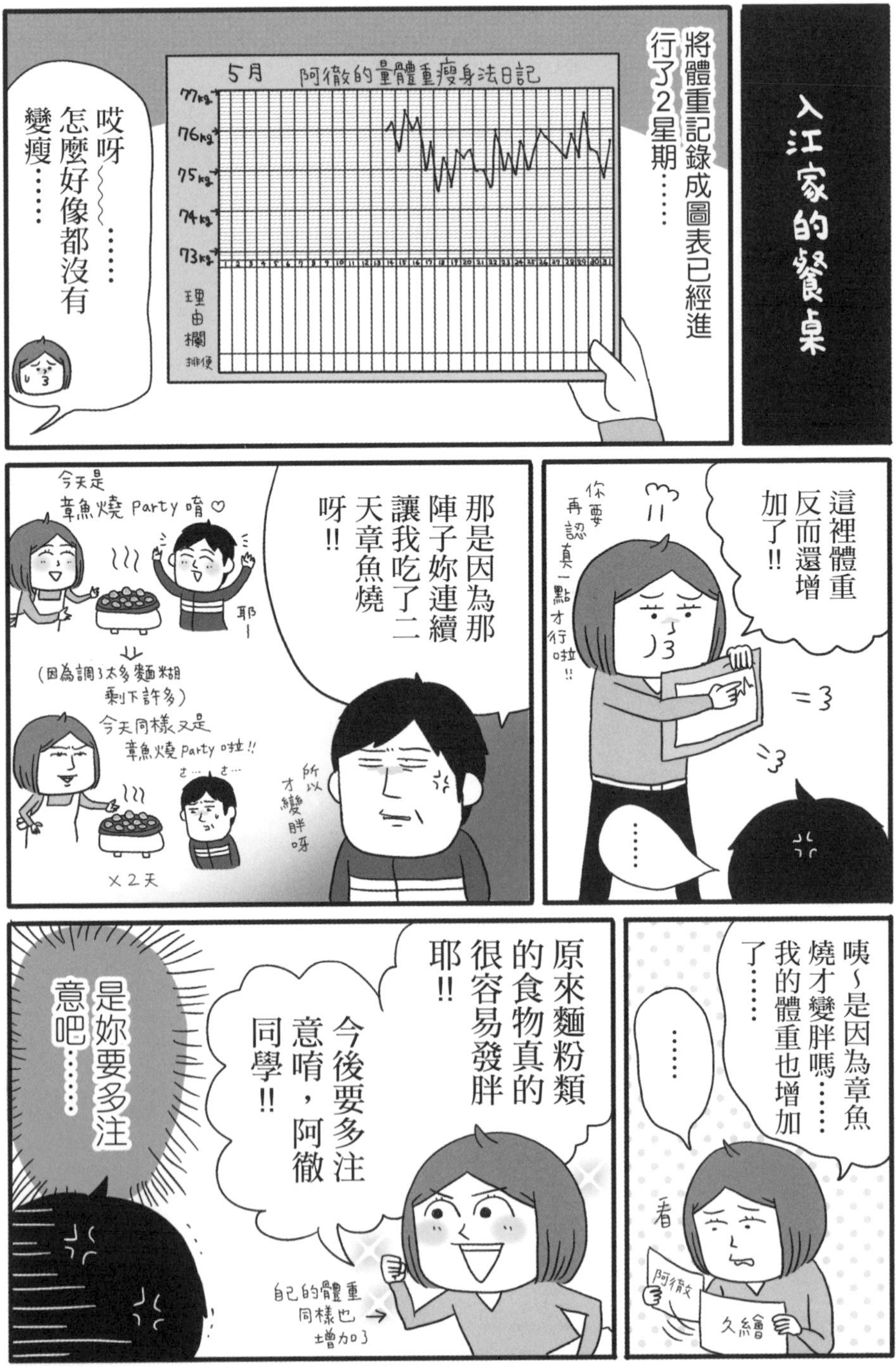
入江家的餐桌
將體重記錄成圖表已經進行了2星期……
5月 阿徹的量體重瘦身法日記
77kg
76kg
75kg
74kg
73kg
理由欄
排便
哎呀～～～……怎麼好像都沒有變瘦……
這裡體重反而還增加了!!
你要再認真一點才行啦!!
……
那是因為那陣子妳連續讓我吃了二天章魚燒呀!!
所以才變胖呀
今天是章魚燒 Party 唷♡
耶—
(因為調了太多麵糊剩下許多)
今天同樣又是章魚燒party啦!!
さ…さ…
×2天
咦~是因為章魚燒才變胖嗎……我的體重也增加了……
……
看
阿徹
久繪
原來麵粉類的食物真的很容易發胖耶!!
今後要多注意唷，阿徹同學!!
自己的體重同樣也增加了
是妳要多注意吧……

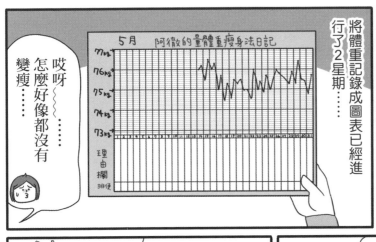

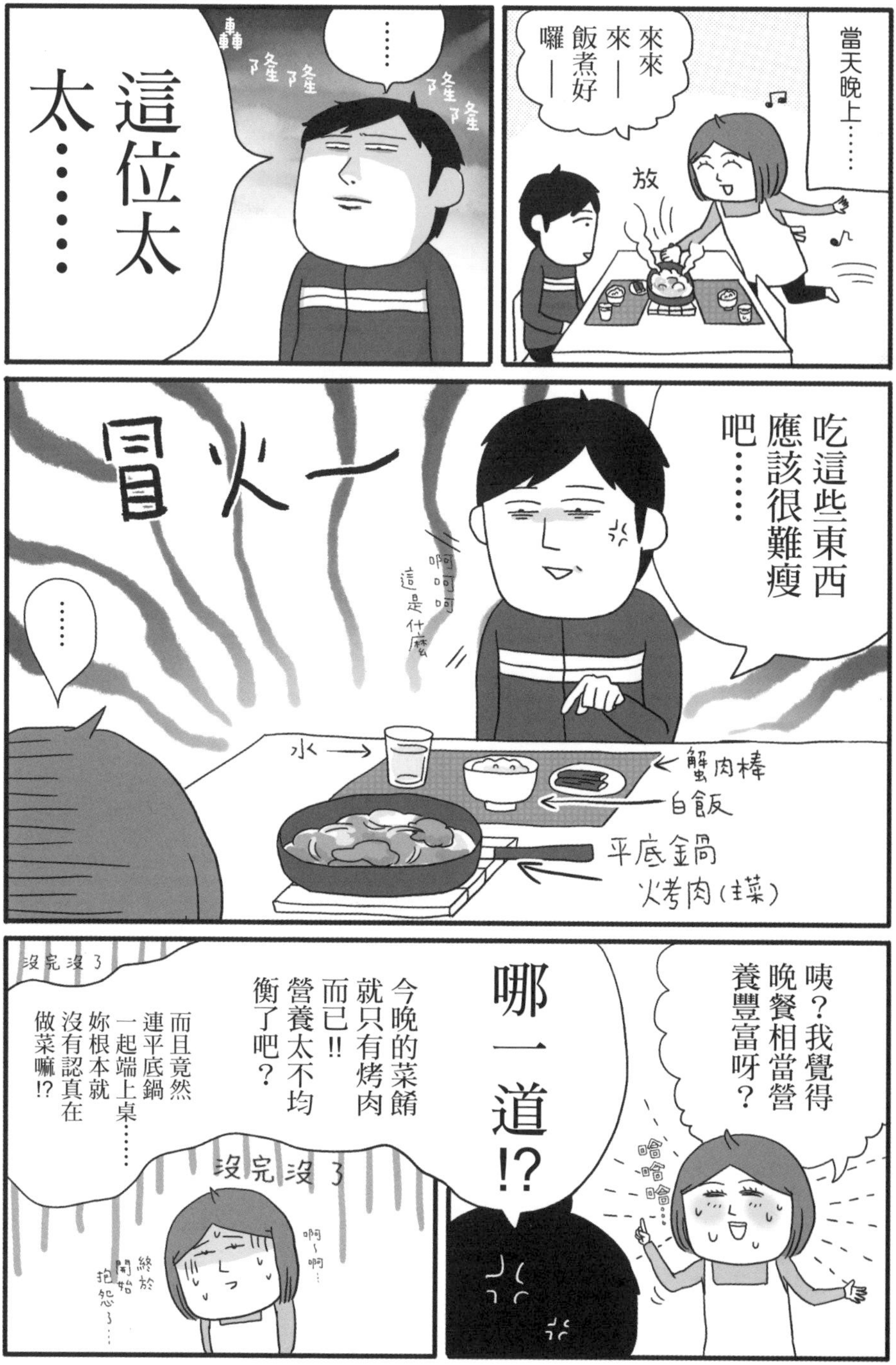
當天晚上……
來來來──飯煮好囉──
放
……
轟隆隆
隆隆
這位太太……
吃這些東西應該很難瘦吧……
冒火──
啊呵呵 這是什麼
……
水
蟹肉棒
白飯
平底鍋
烤肉(主菜)
咦？我覺得晚餐相當營養豐富呀？
哈哈哈……
哪一道!?
今晚的菜餚就只有烤肉而已!!營養太不均衡了吧？
而且竟然連平底鍋一起端上桌……妳根本就沒有認真在做菜嘛!?
沒完沒了
沒完沒了
啊～啊……
終於開始抱怨了……

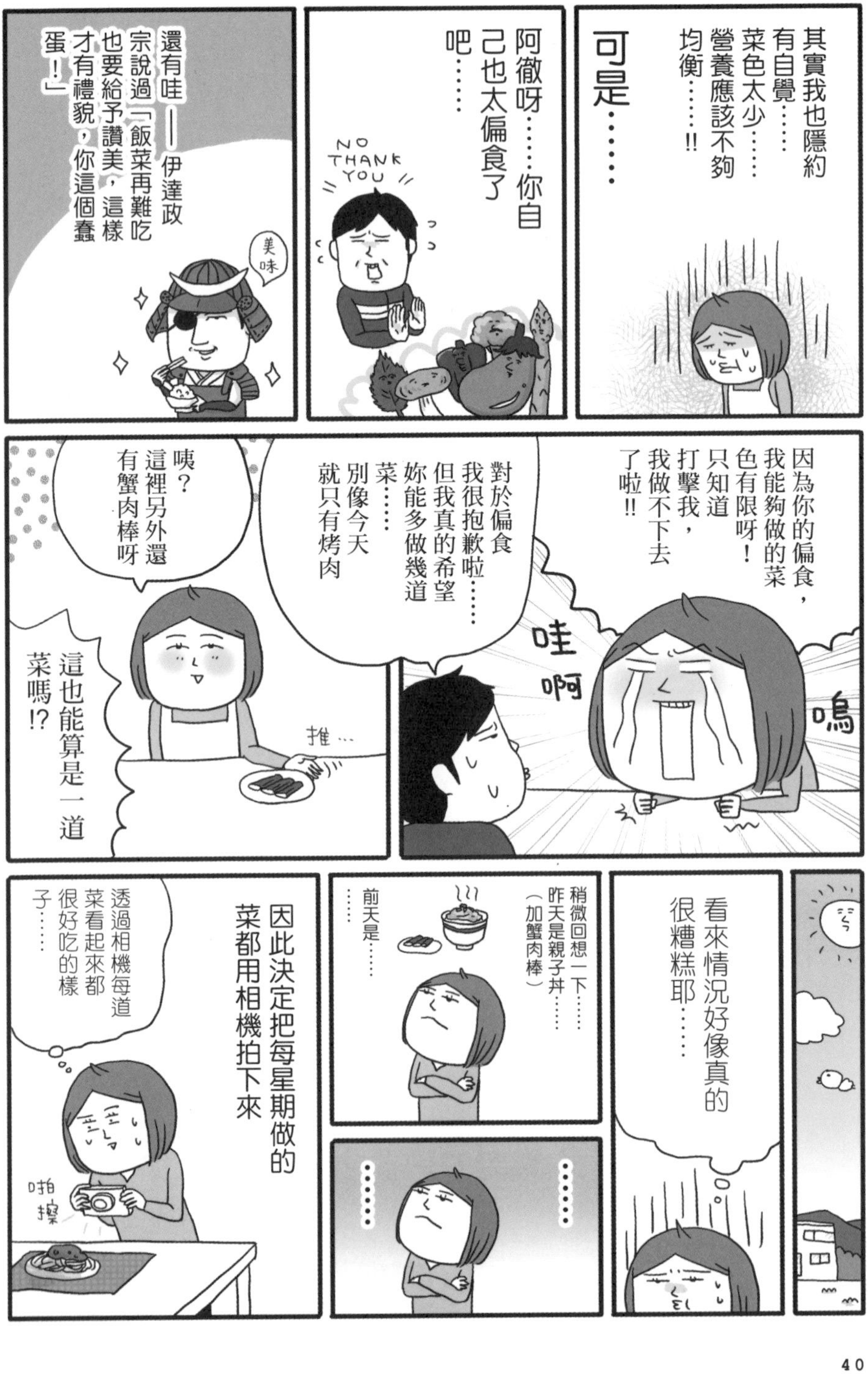
其實我也隱約有自覺……菜色太少……營養應該不夠均衡……!!
可是……
阿徹呀……你自己也太偏食了吧……
NO THANK YOU
還有哇——伊達政宗說過「飯菜再難吃也要給予讚美，這樣才有禮貌，你這個蠢蛋！」
美味
因為你的偏食，我能夠做的菜色有限呀！只知道打擊我，我做不下去了啦!!
哇啊嗚
對於偏食我很抱歉啦……但我真的希望妳能多做幾道菜……別像今天就只有烤肉
咦？這裡另外還有蟹肉棒呀
推…
這也能算是一道菜嗎!?
看來情況好像真的很糟糕耶……
稍微回想一下……
昨天是親子丼……（加蟹肉棒）
前天是……
……
……
因此決定把每星期做的菜都用相機拍下來
透過相機每道菜看起來都很好吃的樣子……
啪擦

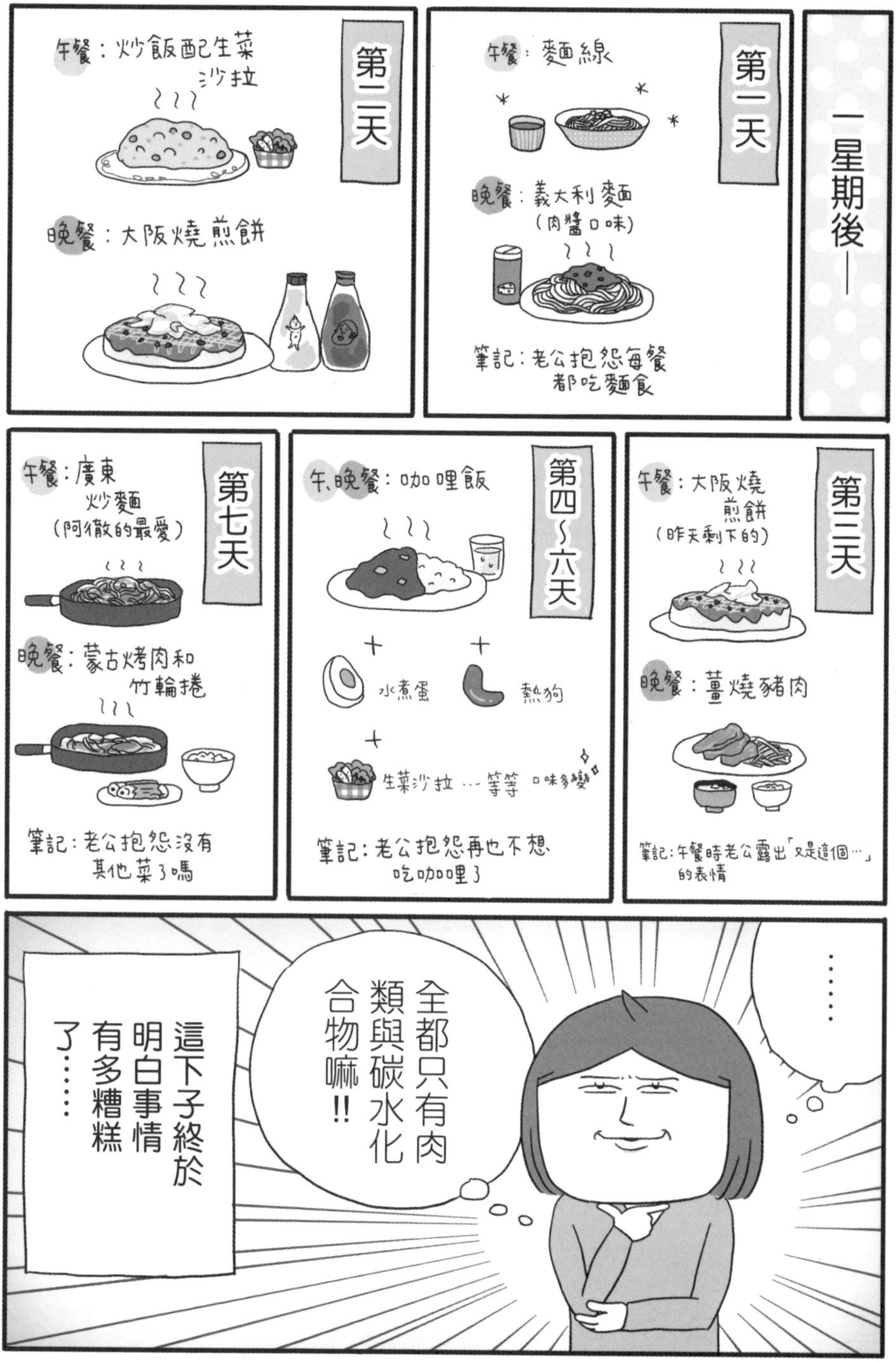

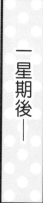

一星期後——
第一天
午餐：麵線
晚餐：義大利麵
（肉醬口味）
筆記：老公抱怨每餐都吃麵食
第二天
午餐：炒飯配生菜沙拉
晚餐：大阪燒煎餅
第三天
午餐：大阪燒煎餅
（昨天剩下的）
晚餐：薑燒豬肉
筆記：午餐時老公露出「又是這個…」的表情
第四～六天
午、晚餐：咖哩飯
＋
水煮蛋
＋
熱狗
＋
生菜沙拉…等等
口味多變
筆記：老公抱怨再也不想吃咖哩了
第七天
午餐：廣東炒麵
（阿徹的最愛）
晚餐：蒙古烤肉和竹輪捲
筆記：老公抱怨沒有其他菜了嗎
……
全都只有肉類與碳水化合物嘛!!
這下子終於明白事情有多糟糕了……

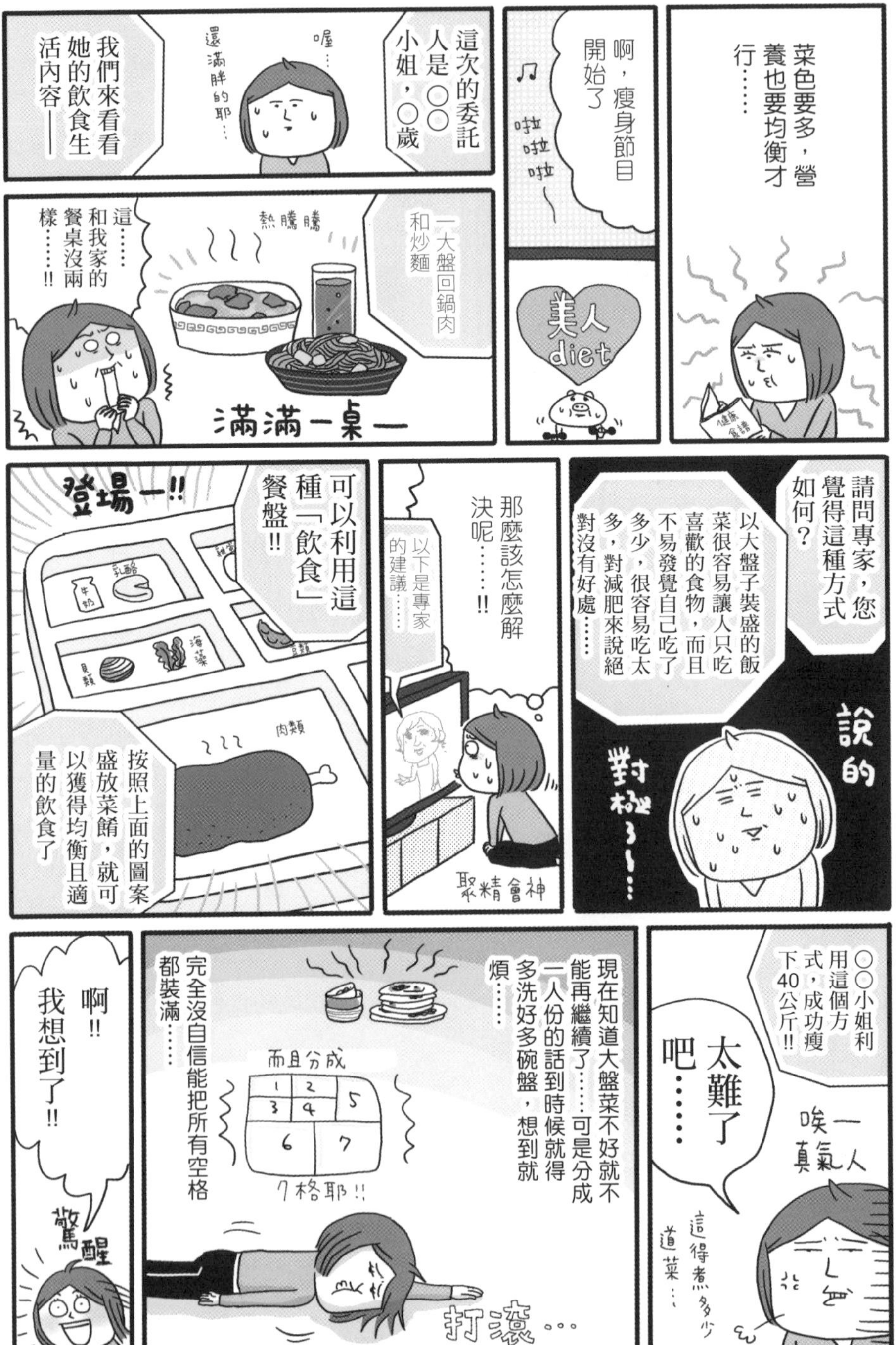
菜色要多，營養也要均衡才行……
健康食譜
啊，瘦身節目開始了
♪啦啦啦～
美人diet
這次的委託人是〇〇小姐，〇〇歲
喔……
還滿胖的耶……
我們來看看她的飲食生活內容——
一大盤回鍋肉和炒麵
熱騰騰
滿滿一桌—
這……和我家的餐桌沒兩樣……!!
請問專家，您覺得這種方式如何？
以大盤子裝盛的飯菜很容易讓人只吃喜歡的食物，而且不易發覺自己吃了多少，很容易吃太多，對減肥來說絕對沒有好處……
說的
對極了～…
那麼該怎麼解決呢……!!
以下是專家的建議……
聚精會神
可以利用這種「飲食」餐盤!!
登場—!!
乳酪
牛奶
海藻
貝類
肉類
按照上面的圖案盛放菜餚，就可以獲得均衡且適量的飲食了
〇〇小姐利用這個方式，成功瘦下40公斤!!
太難了吧……
唉—真氣人
這得煮多少道菜…
現在知道大盤菜不好就不能再繼續了……可是分成一人份的話到時候就得多洗好多碗盤，想到就煩……
而且分成
1 2 3 4 5 6 7
7格耶!!
完全沒自信能把所有空格都裝滿……
打滾…
啊!!我想到了!!
驚醒

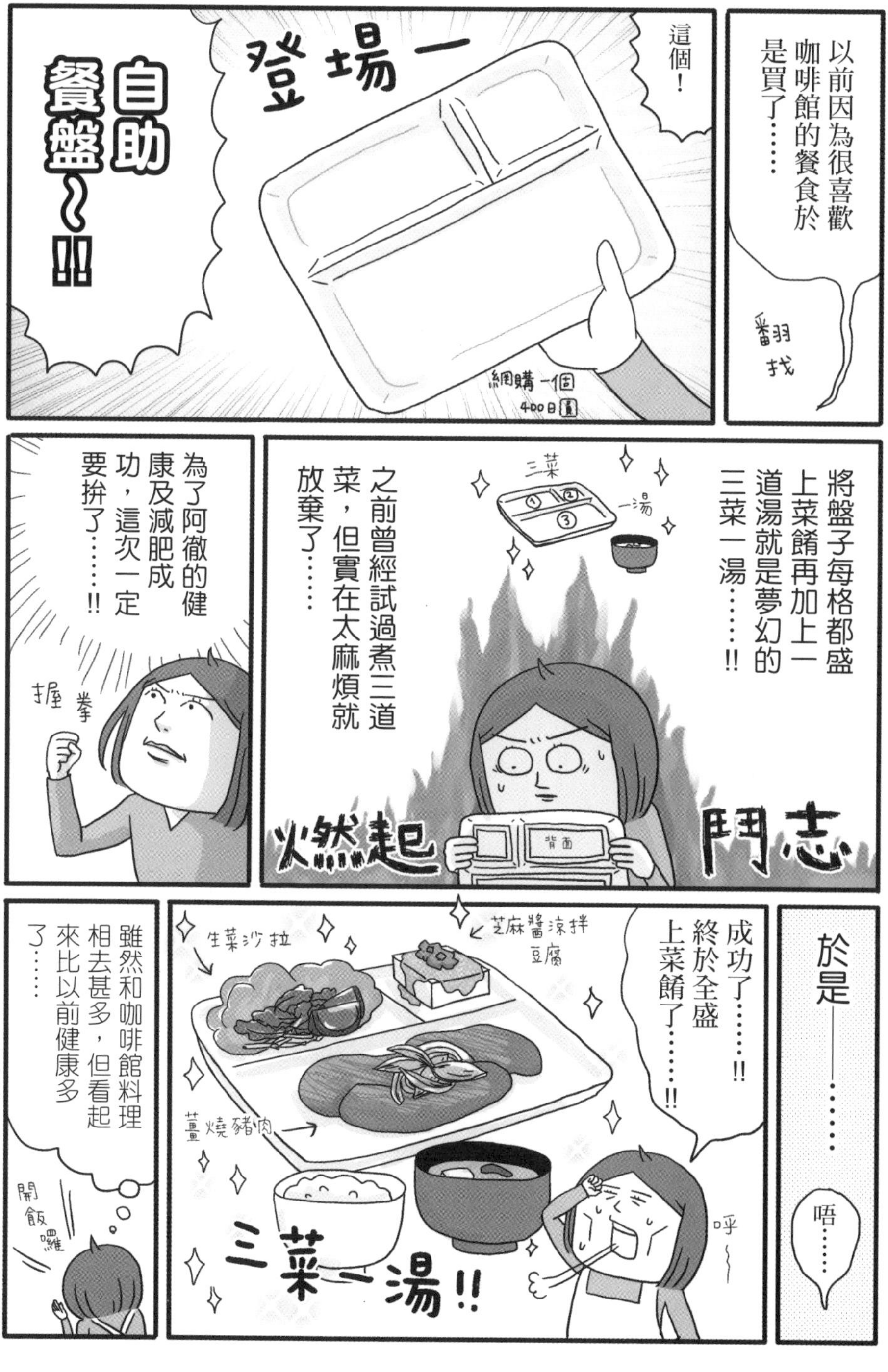
以前因為很喜歡咖啡館的餐食於是買了……
翻找
這個！
登場─
自助餐盤～!!
網購一個400日圓
將盤子每格都盛上菜餚再加上一道湯就是夢幻的三菜一湯……!!
三菜
一湯
背面
之前曾經試過煮三道菜，但實在太麻煩就放棄了……
燃起鬥志
為了阿徹的健康及減肥成功，這次一定要拚了……!!
握拳
於是──……
唔……
成功了……!!
終於全盛上菜餚了……!!
芝麻醬涼拌豆腐
生菜沙拉
薑燒豬肉
三菜一湯!!
呼～
雖然和咖啡館料理相去甚多，但看起來比以前健康多了……
開飯囉

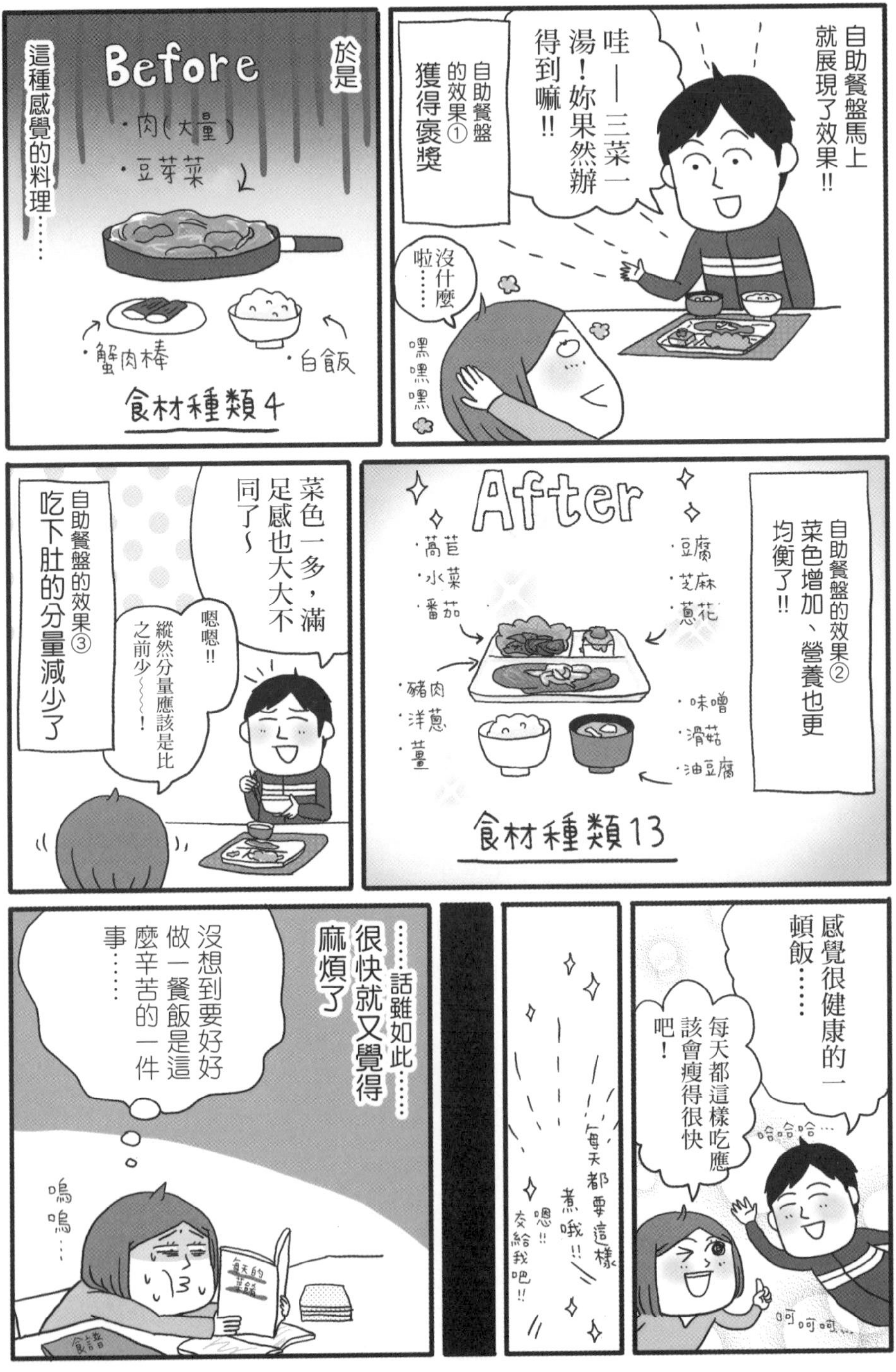

自助餐盤馬上就展現了效果!!
哇——三菜一湯！妳果然辦得到嘛!!
自助餐盤的效果① 獲得褒獎
沒什麼啦……
嘿嘿嘿
於是
Before
這種感覺的料理……
・肉(大量)
・豆芽菜
・蟹肉棒
・白飯
食材種類4
自助餐盤的效果② 菜色增加、營養也更均衡了!!
After
・豆腐 ・芝麻 ・蔥花
・萵苣 ・水菜 ・番茄
・豬肉 ・洋蔥 ・薑
・味噌 ・滑菇 ・油豆腐
食材種類13
菜色一多，滿足感也大大不同了～
嗯嗯!!
縱然分量應該是比之前少～～～!
自助餐盤的效果③ 吃下肚的分量減少了
感覺很健康的一頓飯……
每天都這樣吃應該會瘦得很快吧!
哈哈哈…
呵呵呵…
每天都要這樣煮哦!!
嗯!! 交給我吧!!
……話雖如此……很快就又覺得麻煩了
沒想到要好好做一餐飯是這麼辛苦的一件事……
嗚嗚……
食譜

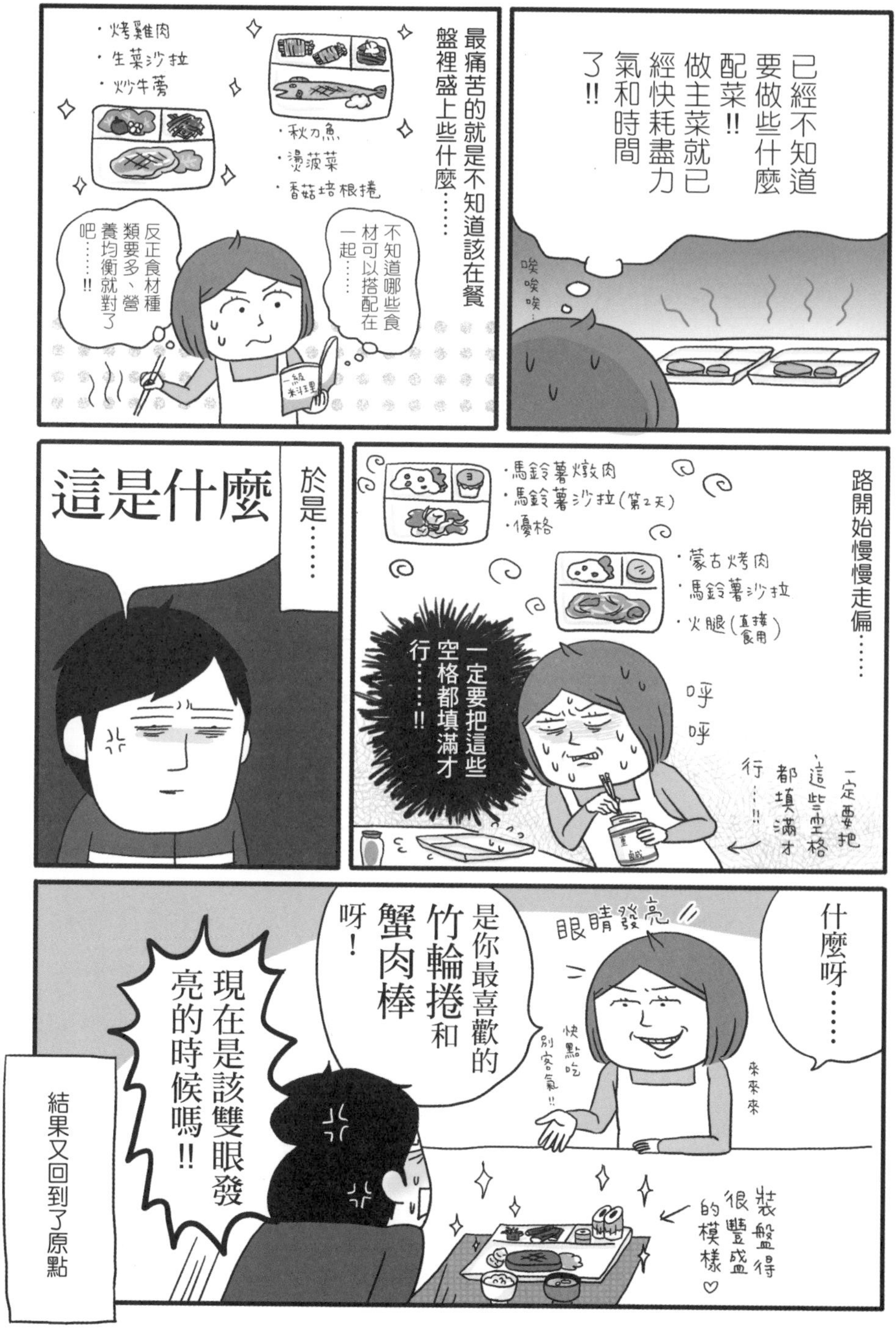
已經不知道要做些什麼配菜!!做主菜就已經快耗盡力氣和時間了!!
唉唉唉……
最痛苦的就是不知道該在餐盤裡盛上些什麼……
・秋刀魚
・燙菠菜
・香菇培根捲
・烤雞肉
・生菜沙拉
・炒牛蒡
不知道哪些食材可以搭配在一起……
反正食材種類要多、營養均衡就對了吧……!!
一級料理
路開始慢慢走偏……
・馬鈴薯燉肉
・馬鈴薯沙拉(第2天)
・優格
・蒙古烤肉
・馬鈴薯沙拉
・火腿(直接食用)
一定要把這些空格都填滿才行……!!
呼 呼
一定要把這些空格都填滿才行……!!
於是……
這是什麼
什麼呀……
眼睛發亮
是你最喜歡的竹輪捲和蟹肉棒呀!
快點吃 別客氣!!
來來來
現在是該雙眼發亮的時候嗎!!
裝盤得很豐盛的模樣♡
結果又回到了原點

太太的小筆記

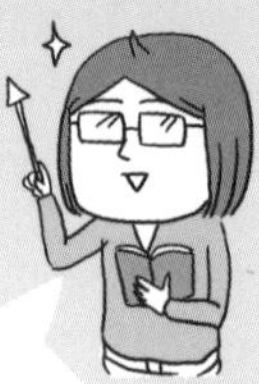

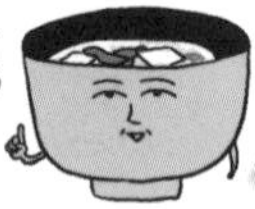

一湯

利用自助餐盤吃三菜一湯!!

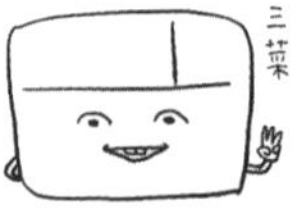

三菜

能讓你獲得成就感、又能使飲食更均衡（？），而且還可以少洗一些碗盤的，就是這個自助餐盤！雖然我現在老是為了填滿這三個空格而傷透腦筋，但還是要大力推薦給各位。

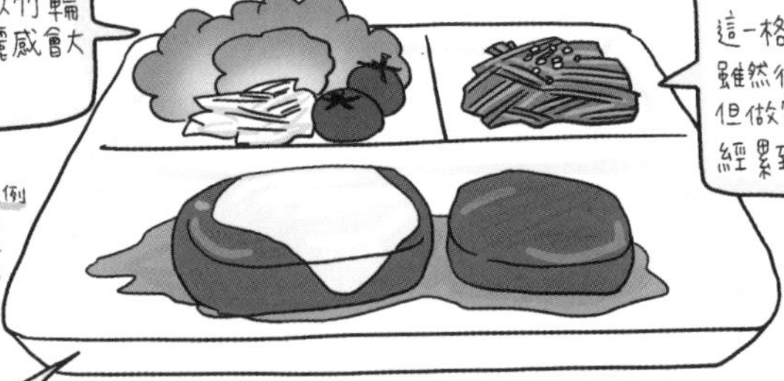

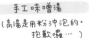

中格
生菜沙拉的指定席!! 沒有蔬菜時可以竹輪捲代替，但華麗感會大幅降低。
無謂的抵抗
小格
這一格其實最傷腦筋。雖然很想做點配菜，但做完主菜時大多已經累到沒力…。
大格
肉類、魚類等主菜。這一格只要用心做，就不至於引來抱怨。應該吧!!

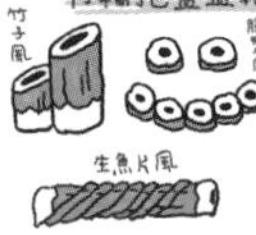

竹輪捲盛盤範例
竹子風
生魚片風

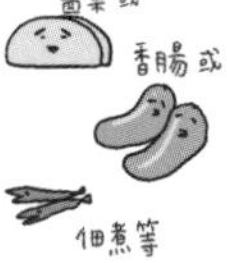

醬菜或
香腸或
佃煮等

其實我超想把白飯也裝在自助餐盤上，但又怕被念說「很不方便吃」，所以都裝在飯碗裡。

各類味噌湯口感評比

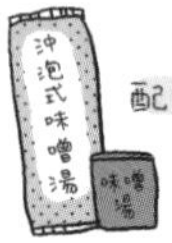

沖泡式味噌湯
味噌湯

價格親民!! 滿意度★☆☆

配料與味噌混在一起包裝的味噌湯

（10包100日圓以下）

徹「有『是味噌!!』的感覺…」

久「就像你說的那樣!!」

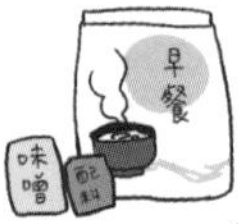

早餐
味噌
配料

高級品!! 滿意度★★★

味噌與配料分開包裝的味噌湯

（1包250日圓左右吧？）

徹「這個好喝!!」

久「比我自己做的還好喝…」

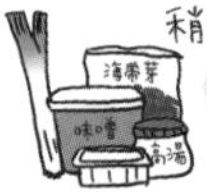

海帶芽
味噌
高湯

稍微麻煩一點的 滿意度★★☆

手工味噌湯

（高湯是用粉沖泡的。抱歉囉…）

徹「嗯～普普」

久「普普…」

當我對菜色沒自信時！！只要端出這種「味噌與配料分開包裝」的味噌湯，就覺得等一下吃飯時被嫌棄的機率應該會低一點……。

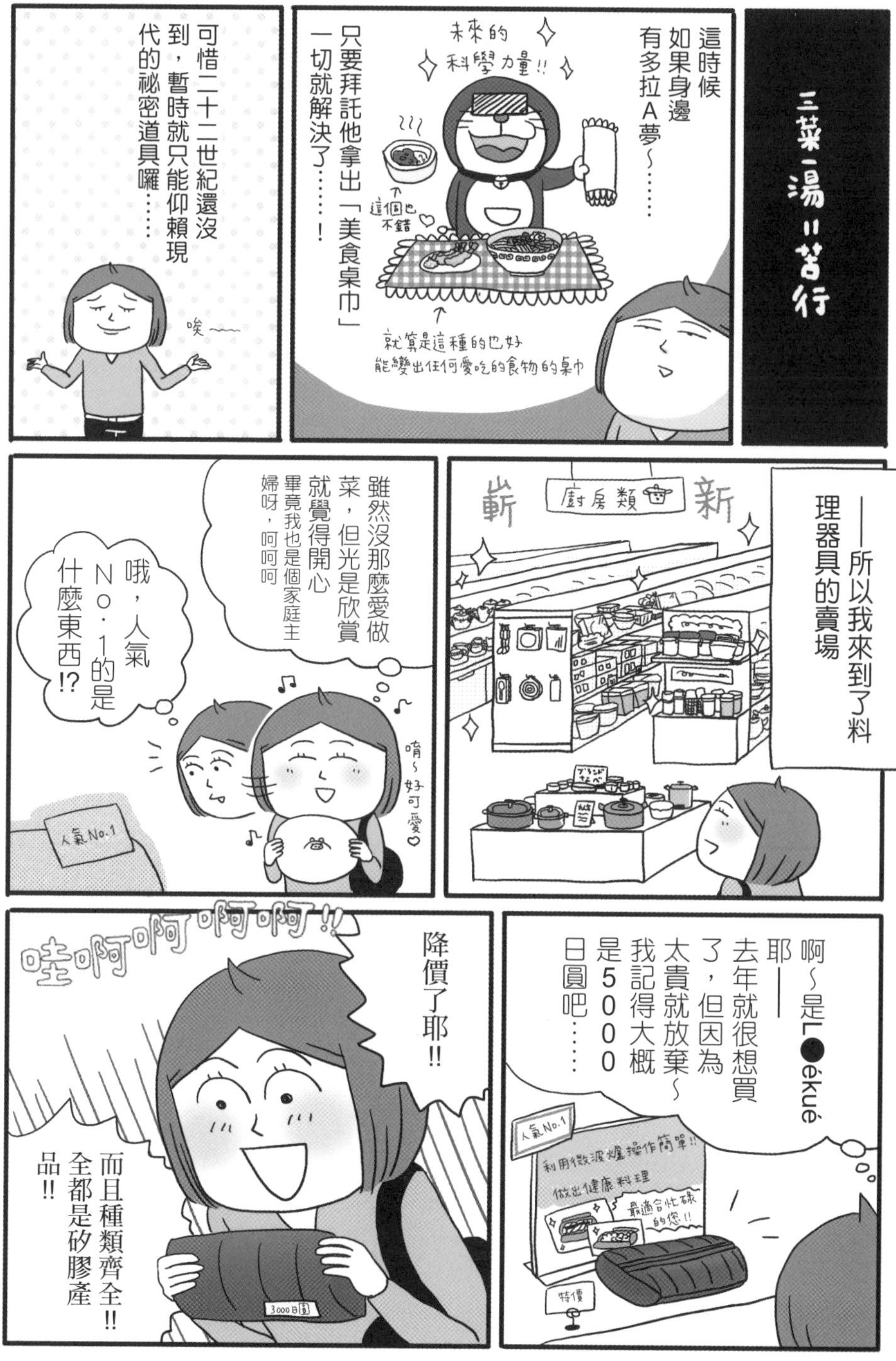
三菜一湯＝苦行
這時候如果身邊有多拉A夢～……
未來的科學力量!!
這個也不錯♡
只要拜託他拿出「美食桌巾」一切就解決了……!
就算是這種的也好
能變出任何愛吃的食物的桌巾
可惜二十二世紀還沒到，暫時就只能仰賴現代的祕密道具囉……
唉～～
——所以我來到了料理器具的賣場
嶄
廚房類
新
雖然沒那麼愛做菜，但光是欣賞就覺得開心
畢竟我也是個家庭主婦呀，呵呵呵
唷～好可愛♡
哦，人氣No.1的是什麼東西!?
人氣No.1
啊～是L●ékué耶——
去年就很想買了，但因為太貴就放棄～我記得大概是5000日圓吧……
人氣No.1
利用微波爐操作簡單!!
做出健康料理
最適合忙碌的您!!
特價
哇啊啊啊啊啊!!
降價了耶!!
而且種類齊全!!全都是矽膠產品!!
3000日圓

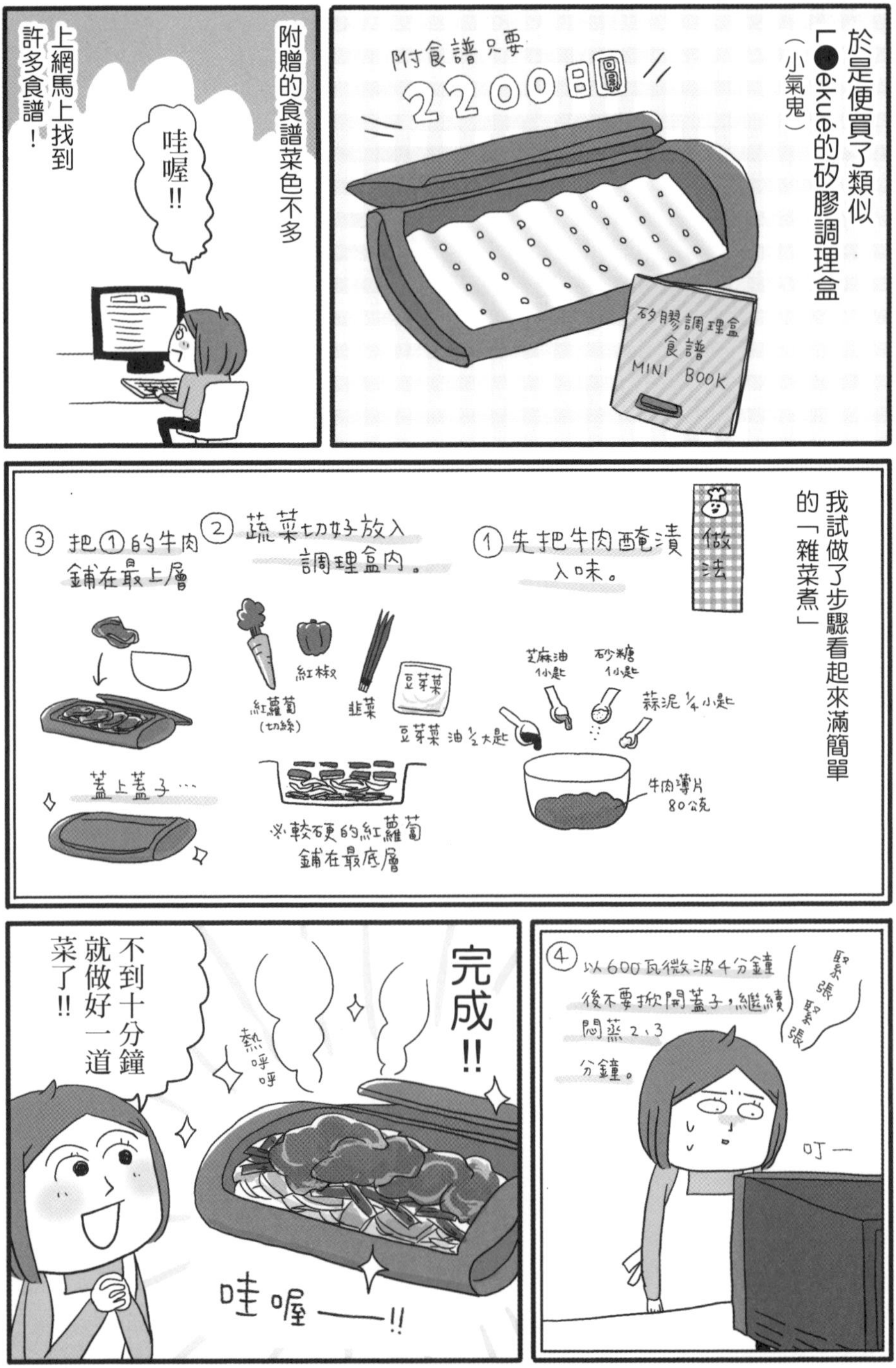

於是便買了類似L●ékué的矽膠調理盒
（小氣鬼）
附食譜只要2200日圓
矽膠調理盒 食譜 MINI BOOK
附贈的食譜菜色不多
哇喔!!
上網馬上找到許多食譜！
我試做了步驟看起來滿簡單的「雜菜煮」
做法
①先把牛肉醃漬入味。
芝麻油 1小匙
砂糖 1小匙
蒜泥 1/4小匙
豆芽菜 油 1/2大匙
牛肉薄片 80公克
②蔬菜切好放入調理盒內。
紅蘿蔔（切絲）
紅椒
韭菜
豆芽菜
※較硬的紅蘿蔔鋪在最底層
③把①的牛肉鋪在最上層
蓋上蓋子…
④以600瓦微波4分鐘後不要掀開蓋子，繼續悶蒸2、3分鐘。
緊張緊張
叮—
完成!!
熱呼呼
哇喔——!!
不到十分鐘就做好一道菜了!!

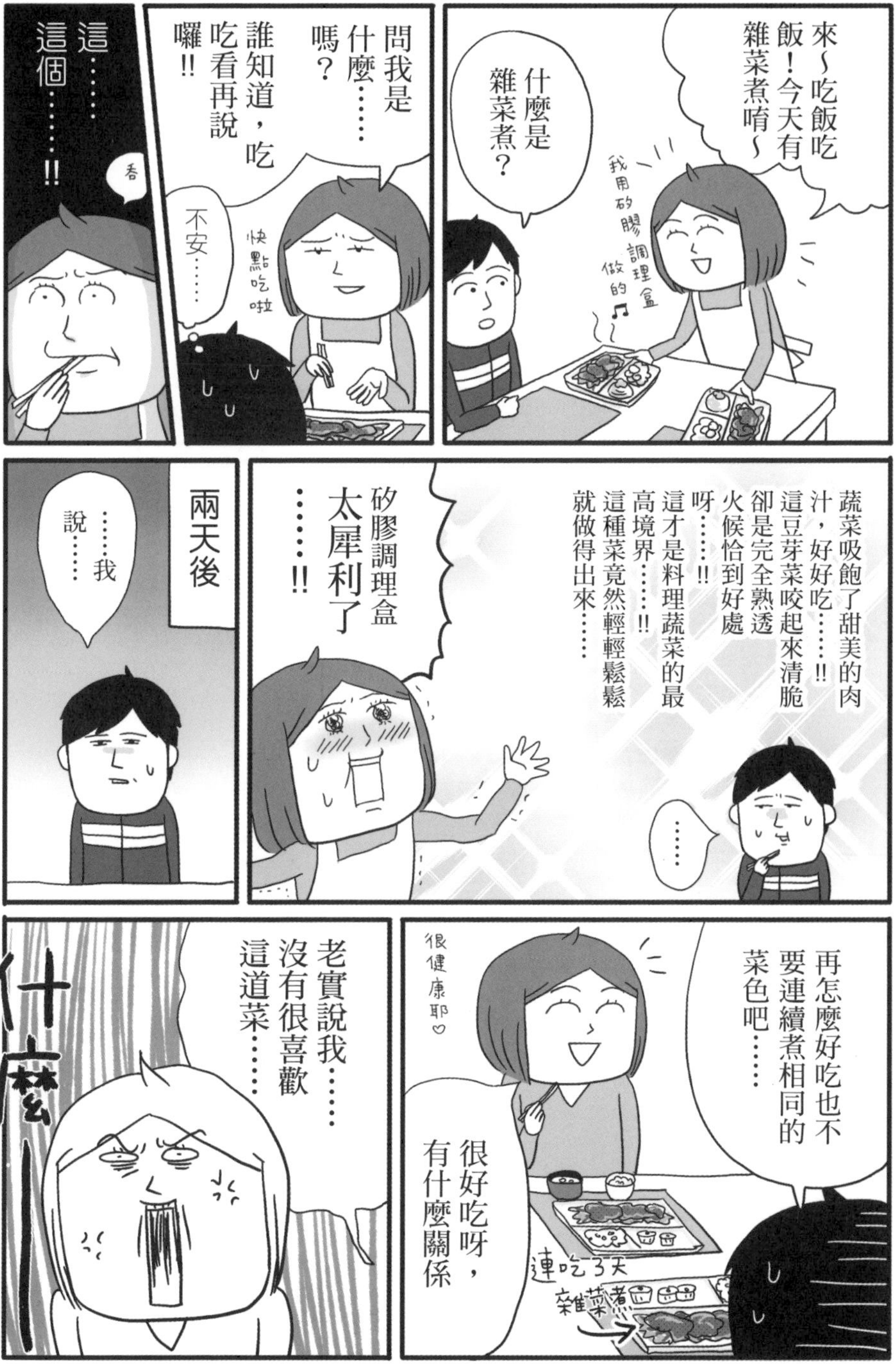
來～吃飯吃飯！今天有雜菜煮唷～
我用矽膠調理盒做的♫
什麼是雜菜煮？
問我是什麼……嗎？
誰知道，吃吃看再說囉!!
快點吃啦
不安……
這……這個……!!
香
蔬菜吸飽了甜美的肉汁，好好吃……!!這豆芽菜咬起來清脆卻是完全熟透火候恰到好處呀……!!這才是料理蔬菜的最高境界……!!這種菜竟然輕輕鬆鬆就做得出來……
……
矽膠調理盒太犀利了……!!
兩天後
……我說……
再怎麼好吃也不要連續煮相同的菜色吧……
很健康耶♡
很好吃呀，有什麼關係
連吃3天雜菜煮
老實說我……沒有很喜歡這道菜……
什麼—

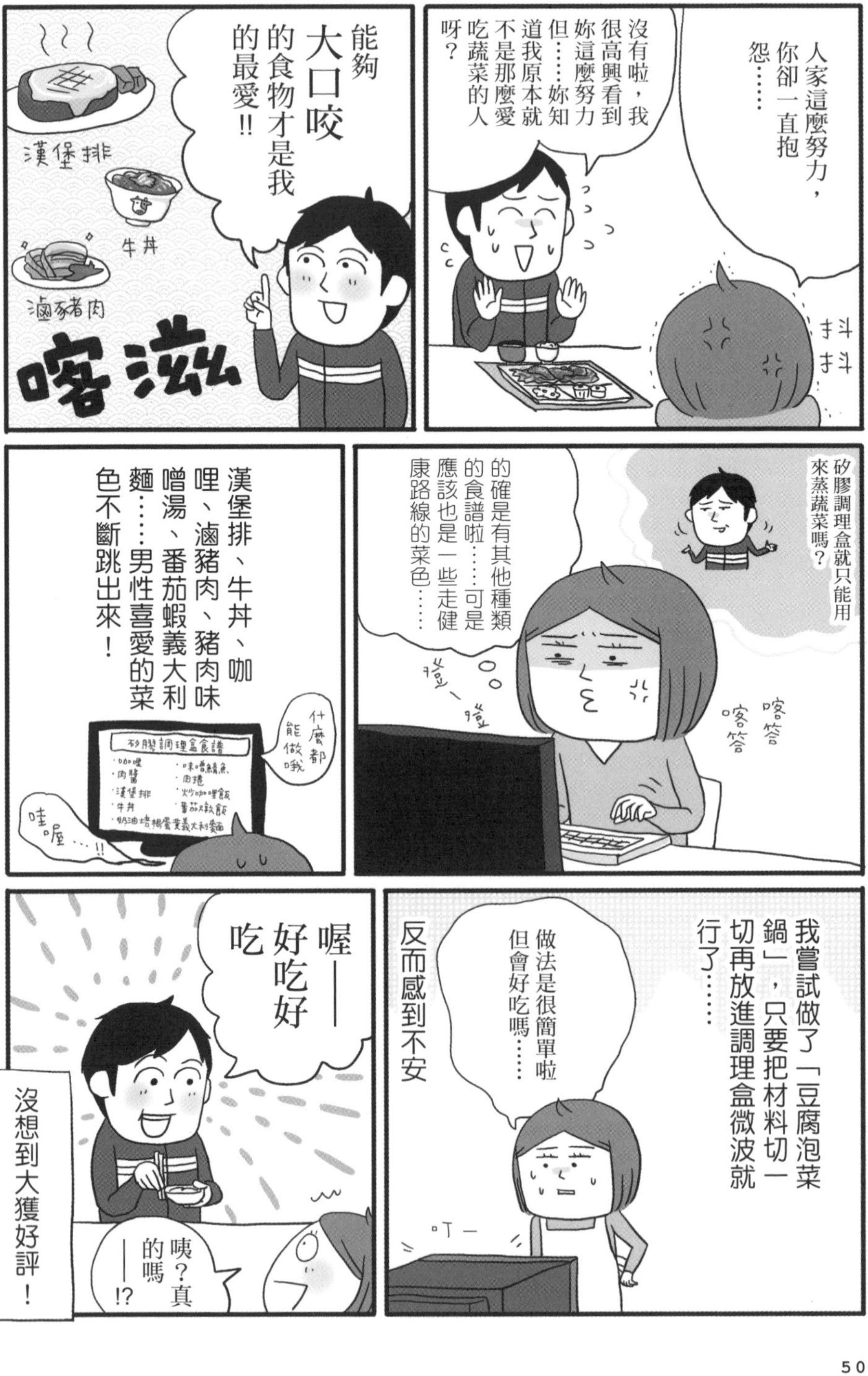
人家這麼努力，你卻一直抱怨……
沒有啦，我很高興看到妳這麼努力但……妳知道我原本就不是那麼愛吃蔬菜的人呀？
抖抖
能夠大口咬的食物才是我的最愛!!
漢堡排
牛丼
滷豬肉
喀滋
矽膠調理盒就只能用來蒸蔬菜嗎？
的確是有其他種類的食譜啦……可是應該也是一些走健康路線的菜色……
喀答喀答
漢堡排、牛丼、咖哩、滷豬肉、豬肉味噌湯、番茄蝦義大利麵……男性喜愛的菜色不斷跳出來！
矽膠調理盒食譜
咖哩
肉醬
漢堡排
牛丼
奶油培根蛋黃義大利麵
味噌鯖魚
肉捲
炒咖哩飯
番茄燉飯
什麼都能做哦
哇喔…!!
我嘗試做了「豆腐泡菜鍋」，只要把材料切一切再放進調理盒微波就行了……
做法是很簡單啦但會好吃嗎……
反而感到不安
叮—
喔——好吃好吃
咦？真的嗎——!?
沒想到大獲好評！

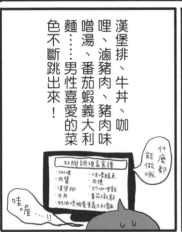

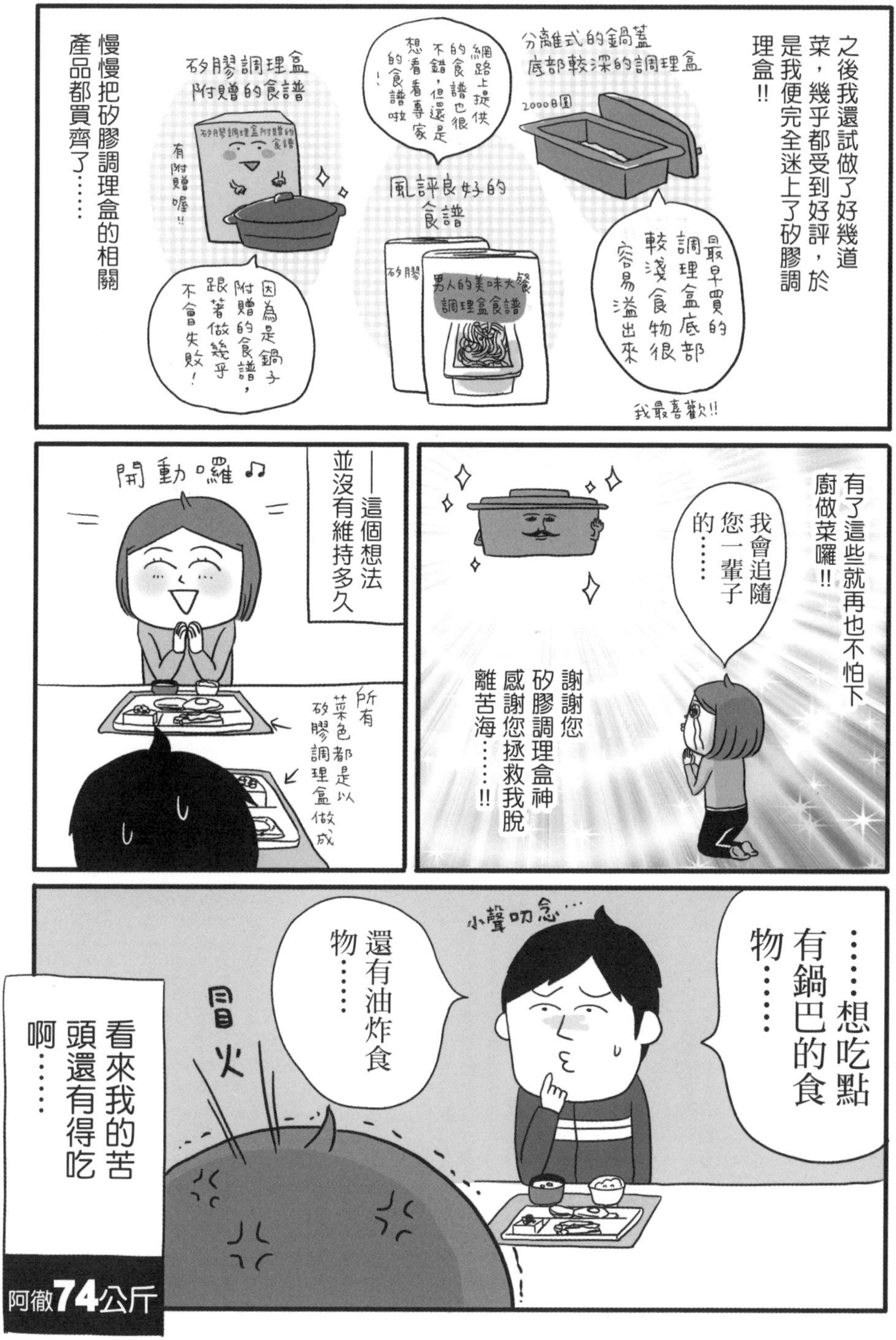
之後我還試做了好幾道菜，幾乎都受到好評，於是我便完全迷上了矽膠調理盒!!
分離式的鍋蓋
底部較深的調理盒
2000日圓
最早買的調理盒底部較淺食物很容易溢出來
我最喜歡!!
網路上提供的食譜也很不錯，但還是想看看專家的食譜啦!
風評良好的食譜
矽膠
男人的美味大餐 調理盒食譜
矽膠調理盒附贈的食譜
矽膠調理盒附贈的食譜
有附贈喔!!
因為是鍋子附贈的食譜，跟著做幾乎不會失敗!
慢慢把矽膠調理盒的相關產品都買齊了……
有了這些就再也不怕下廚做菜囉!!
我會追隨您一輩子的……
謝謝您矽膠調理盒神感謝您拯救我脫離苦海……!!
──這個想法並沒有維持多久
開動囉♫
所有菜色都是以矽膠調理盒做成
……想吃點有鍋巴的食物……
小聲叨念…
還有油炸食物……
冒火
看來我的苦頭還有得吃啊……
阿徹74公斤

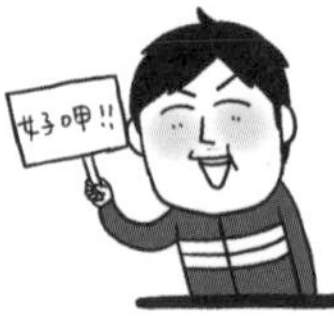

好呷!!

讓阿徹好吃得沒話說!! 極力推薦!!

矽膠調理盒食譜

做法

❶豬肉切成5公分寬，豆腐切6等分。青江菜、青蔥、泡菜切成5公分，長蔥斜切成2公分小段。
❷酒、味噌溶入雞高湯裡。
❸將①的豆腐、長蔥、豬肉、泡菜放進調理盒，再倒入②與芝麻油，加蓋以600瓦微波5分鐘。
❹取出加入青江菜與青蔥，加蓋再以600瓦微波2分鐘。
❺撒上芝麻粒及磨好的芝麻粉，覺得不夠辣的話可以再加一些辣椒粉。

材料

豬五花肉…100公克
木棉豆腐…1／3塊（100公克）
青江菜…1把（100公克）
長蔥…30公分（30公克）
青蔥…10根（30公克）
泡菜…100公克
雞高湯…200 CC
味噌、芝麻油…各2大匙
酒、磨好的芝麻粉…各1大匙
炒過的芝麻粒…1小匙
辣椒粉…適量

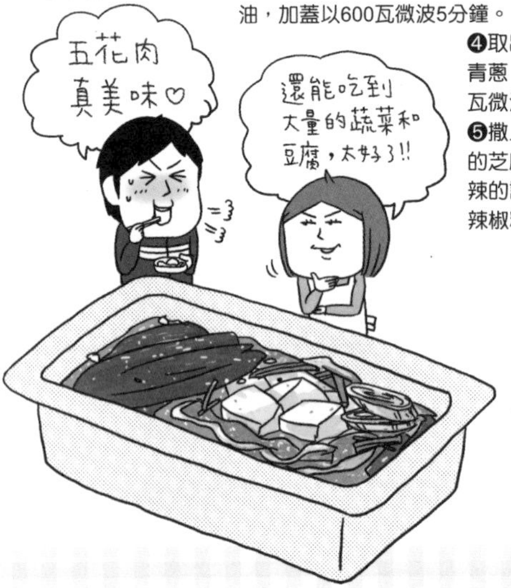

五花肉
真美味♡
還能吃到
大量的蔬菜和
豆腐，太好了!!

豆腐泡菜鍋

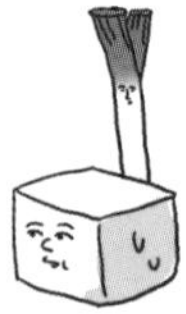

瞬間再變出一道菜
辣呼呼蒟蒻

材料

蒟蒻…1／2片（150公克）
酒…1又1／2大匙
砂糖…1大匙
醬油…1大匙
柴魚片…3大匙（3公克）
七味粉、辣椒粉等…適量

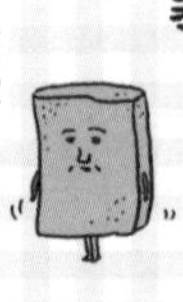

做法

❶蒟蒻表面斜切菱格紋讓它更容易入味，燙一下熱水去除澀味後切成2公分小丁。
❷將①放進矽膠調理盒，倒入酒、砂糖、醬油，加蓋以600瓦微波3分30秒。
❸醬汁收乾後撒上柴魚片、七味粉或辣椒粉即可上桌。

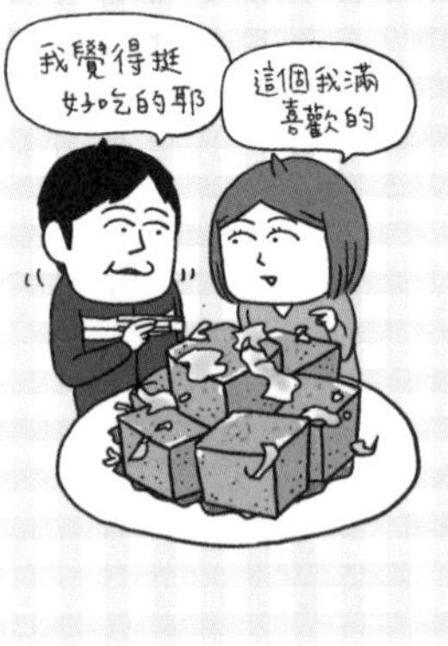

我覺得挺
好吃的耶
這個我滿
喜歡的

依據SHIGEKO的書「男人的美味大餐 調理盒食譜」製作而成。
（豆腐泡菜鍋、辣呼呼蒟蒻、中式絞肉味噌豆腐、麻婆豆腐）

印式絞肉咖哩

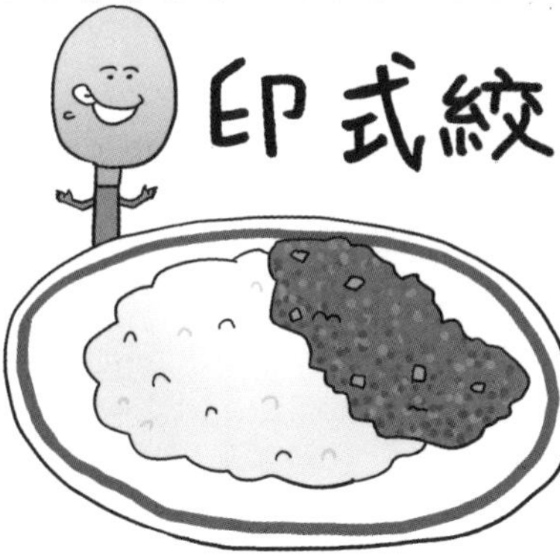

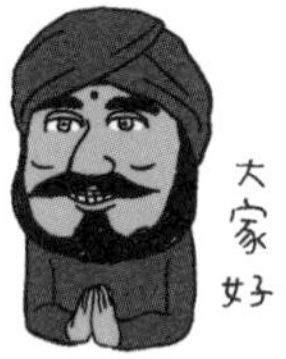
大家好

做法

❶紅蘿蔔、洋蔥、青椒切末。
❷豬絞肉撥鬆放進調理盒，加入①的蔬菜、番茄汁與A醬汁攪拌一下。
❸不加蓋，以600瓦微波8分鐘。
從微波爐拿出來後攪拌均勻，加蓋悶3分鐘即可。

材料

豬絞肉…150公克
洋蔥…1／4個（50公克）
紅蘿蔔…4公分（50公克）
青椒…大1個（50公克）
番茄汁…1／2杯

A
- 高湯粉…1大匙
- 麵粉…1大匙
- 咖啡粉…1大匙
- 伍斯塔醬…1小匙

白飯 適量

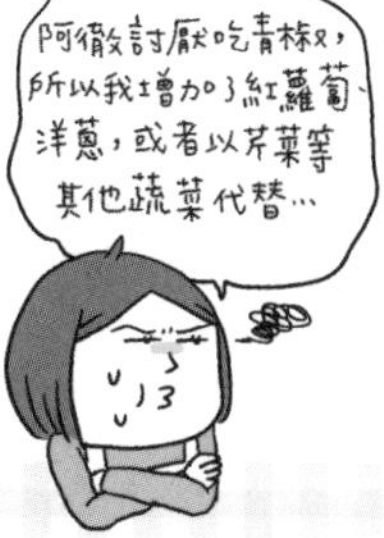
阿徹討厭吃青椒，所以我增加了紅蘿蔔、洋蔥，或者以芹菜等其他蔬菜代替…

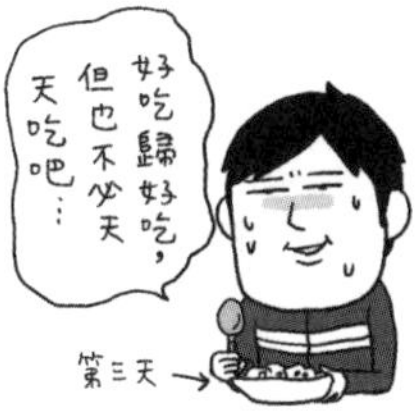
好吃歸好吃，但也不必天天吃吧…
第三天

中式絞肉味噌豆腐

材料

豆腐…1／4塊（75公克）
豬絞肉…100公克

A
- 甜麵醬、酒…各1大匙
- 砂糖、醬油…各2小匙
- 薑（磨成泥）…1／2片（5公克）
- 長蔥（切成蔥花）…3公分（10公克）

做法

❶豆腐擦乾水分後對切。
❷將A拌勻後放入矽膠調理盒，加蓋以600瓦微波3分鐘，取出後再攪拌均勻。
❸把②淋在①上即可。

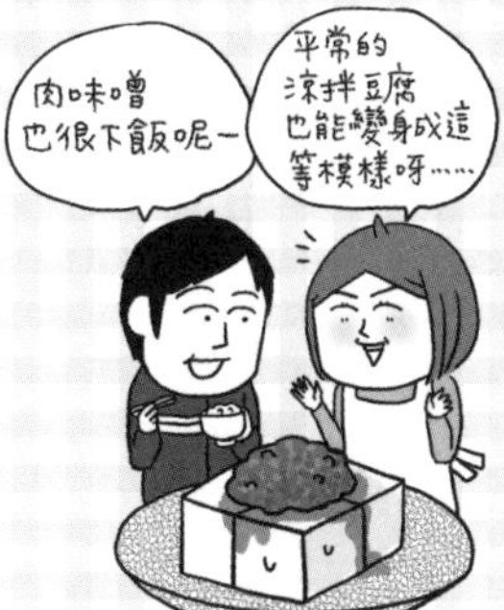
肉味噌也很下飯呢—
平常的涼拌豆腐也能變身成這等模樣呀……

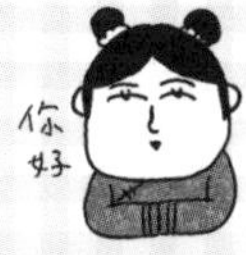
你好

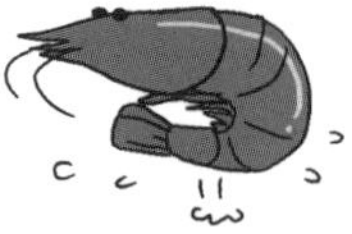

茄汁蝦

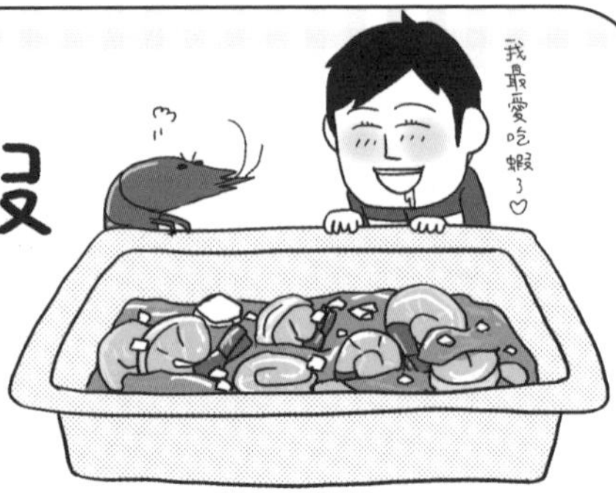
我最愛吃蝦了♡

材料

蝦子（去頭帶尾）…8～10隻（150公克）
番茄…1個（200公克）
酒、太白粉（調味用）…各1大匙
鹽、胡椒（調味用）…各少許
大蒜 1／2片…（5公克）
薑 1／2片…（10公克）
長蔥…1／5根（20公克 ）

A
- 豆瓣醬…1小匙
- 番茄醬…1小匙
- 芝麻油…1小匙
- 雞高湯…2大匙
- 酒…1大匙
- 砂糖、醋…各2小匙
- 鹽…1小撮
- 胡椒…適量

太白粉水…1大匙
（以1小匙太白粉對1大匙水溶化混勻）

做法

❶蝦子去殼，以菜刀輕輕剖開蝦背剔除腸泥後調味。番茄切塊，大蒜、薑、長蔥切碎。（長蔥留2小匙分量當裝飾用。）
❷將A混勻。
❸把①放入矽膠調理盒，均勻淋上②後加蓋以600瓦微波5分鐘。
❹加入太白粉水整個快速拌勻，讓蝦子確實裹上醬汁。最後灑點裝飾用的蔥花即可。

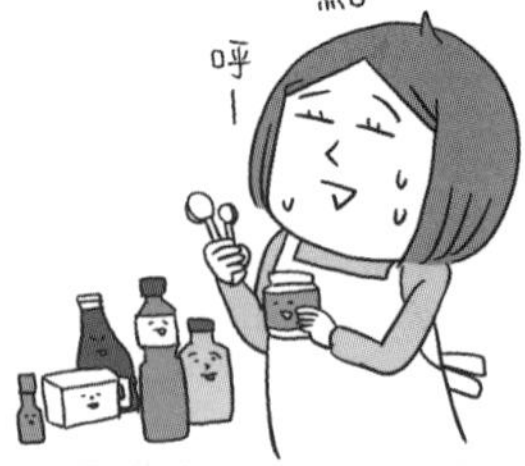
只有在量調味料分量時稍微麻煩一點
呼—

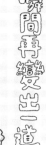

瞬間再變出一道菜

滑溜金針菇

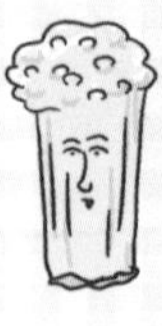

材料

金針菇…1袋（200公克）
日式醬油…3大匙
酒…1大匙
味醂…1大匙

做法

❶金針菇去除底部後分成3等分。
❷放進矽膠調理盒，均勻淋上調味料稍微拌一下。
❸以600瓦微波3分鐘，再悶3分鐘即可。

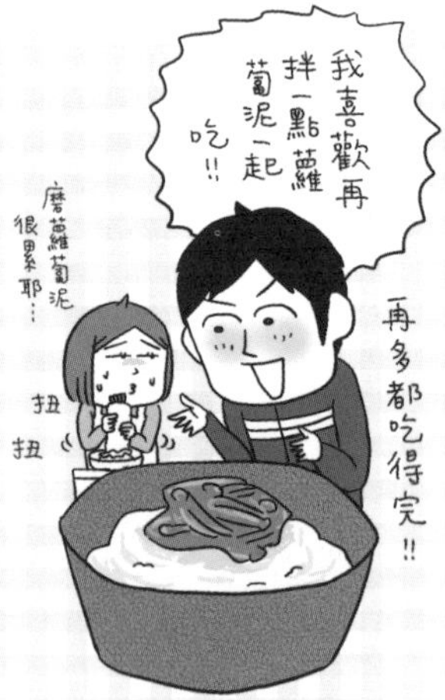
我喜歡再拌一點蘿蔔泥一起吃!!
磨蘿蔔泥很累耶…
再多都吃得完!!
扭
扭

依據「矽膠調理盒附贈食譜 BOOK 2」製作而成。
（絞肉咖哩、咖哩風味烤雞）

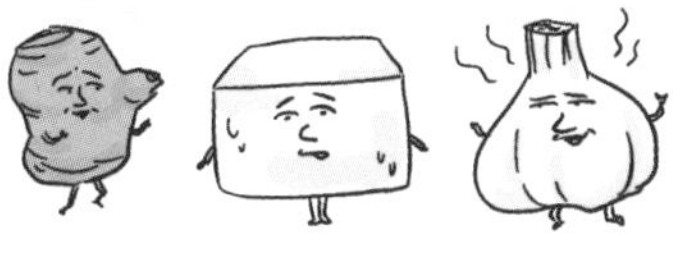

做法

❶豆腐切成1.5公分小丁。青蔥、薑、大蒜切末。將A混匀備用。
❷絞肉放入矽膠調理盒，將①豆腐以外的東西都混進去拌匀，加蓋以600瓦微波3分鐘。
❸倒入太白粉水拌匀，勾芡後加入豆腐，加蓋以600瓦微波1分30秒。
❹輕輕攪拌避免豆腐破碎，淋上一點芝麻油增添香氣，最後撒上蔥花即可。

材料

豬絞肉…80公克
木棉豆腐…1／2塊（150公克）
青蔥…1／8根（15公克）
薑…1／2片（10公克）
大蒜…1／2片（5公克）

A
- 豆瓣醬…1／2大匙
- 甜麵醬、味噌…各1小匙
- 雞高湯…100 cc
- 醬油、鹽、胡椒…各1／2小匙

太白粉水…1大匙
（以1小匙太白粉對1大匙水溶化混匀）

芝麻油…1小匙
青蔥…適量

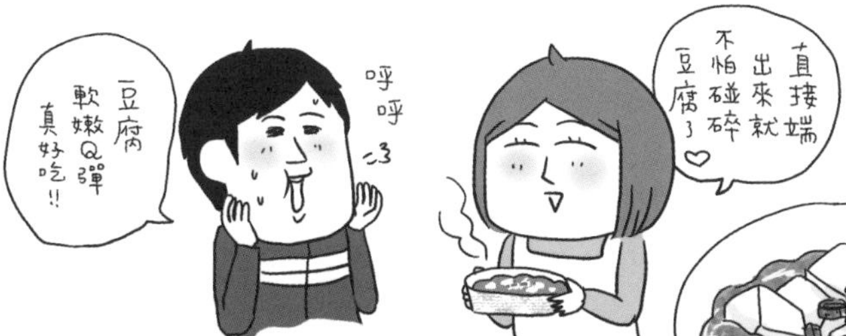
豆腐軟嫩Q彈真好吃!!
呼呼
直接端出來就不怕碰碎豆腐了♡

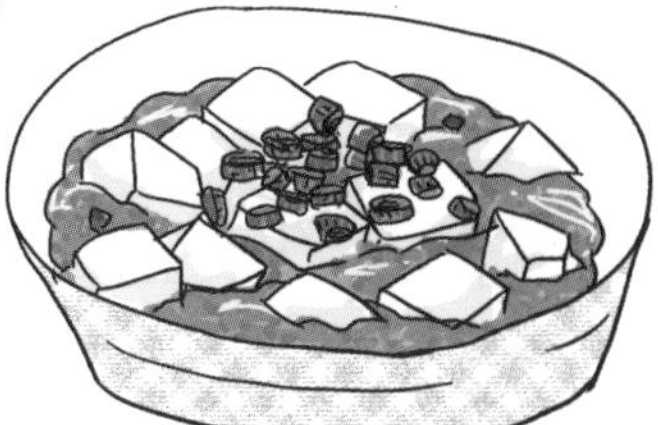

麻婆豆腐

咖哩風味烤雞

材料

中型雞翅…5支（200公克）
醬油…1又1／2大匙
蜂蜜…1大匙
咖哩粉…1／2小匙

做法

❶以剪刀從雞翅關節處剪開。
❷將醬油、蜂蜜、咖哩粉倒入矽膠調理盒，加入①的雞翅按摩一下，靜置30分鐘等待入味。
❸把②多餘的水分倒掉，不必加蓋直接以600瓦微波3分鐘。

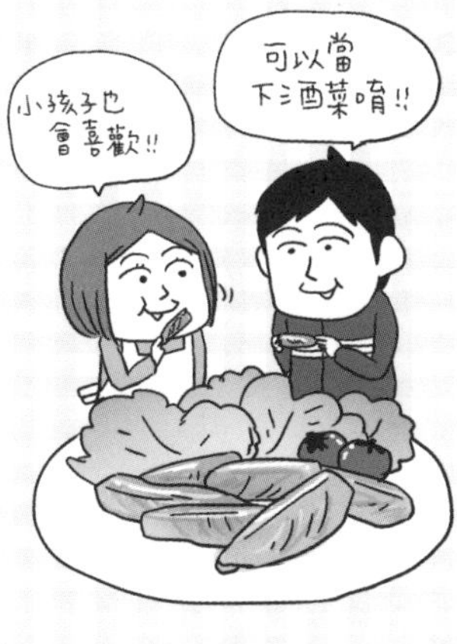
小孩子也會喜歡!!
可以當下酒菜唷!!

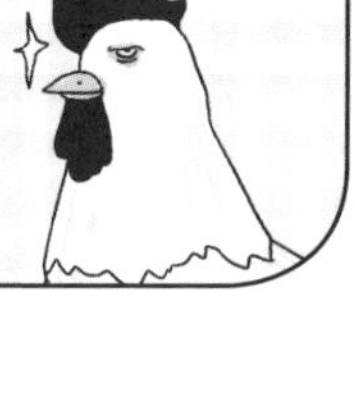

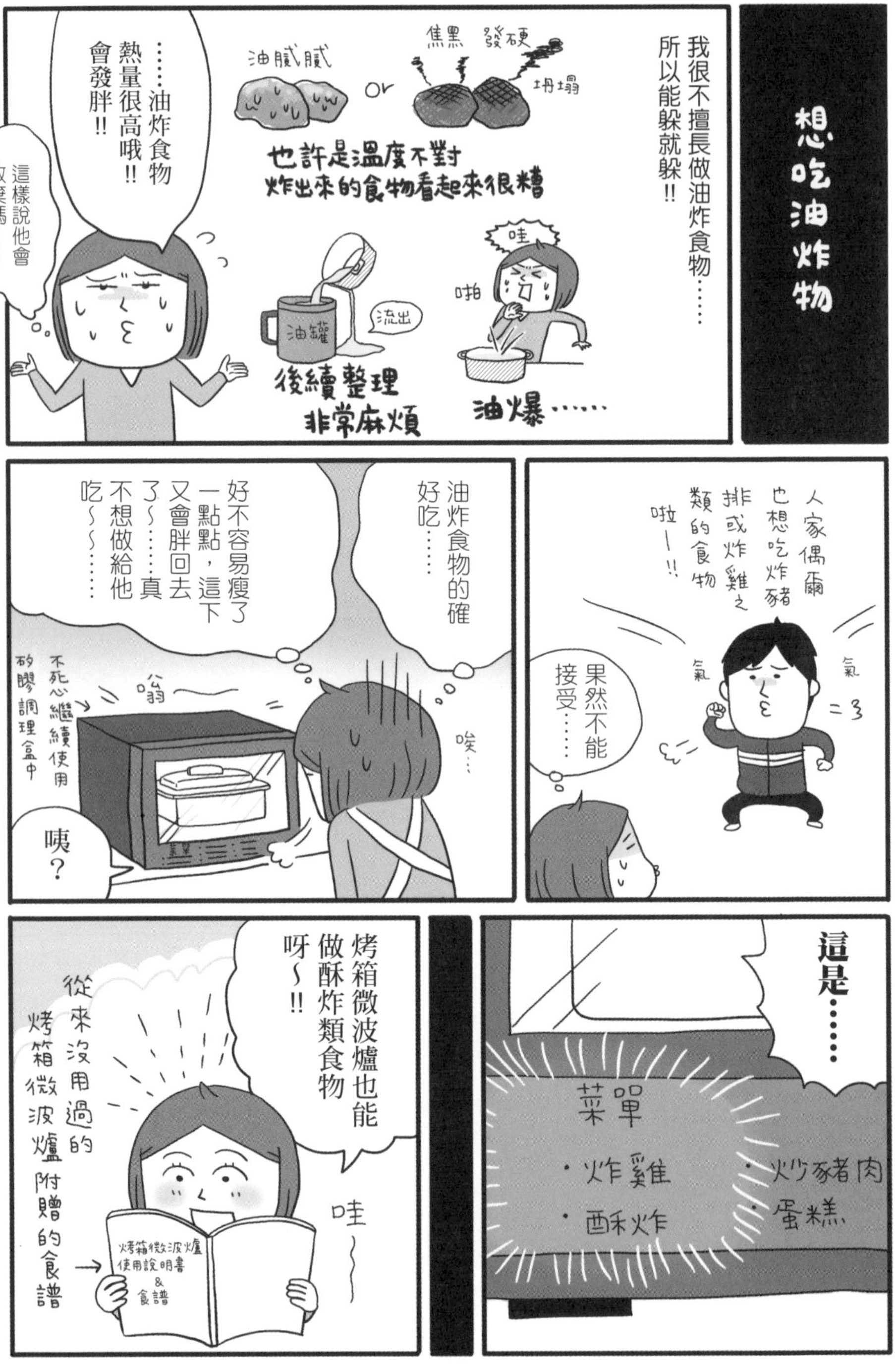
想吃油炸物
我很不擅長做油炸食物……所以能躲就躲!!
焦黑
發硬
坍塌
油膩膩
or
也許是溫度不對
炸出來的食物看起來很糟
哇
啪
流出
油罐
後續整理
非常麻煩
油爆……
……油炸食物熱量很高哦!!會發胖!!
這樣說他會放棄嗎……
人家偶爾也想吃炸豬排或炸雞之類的食物啦——!!
氣
氣
果然不能接受……
油炸食物的確好吃……
好不容易瘦了一點點，這下又會胖回去了~……真不想做給他吃~~……
嗡
唉…
不死心繼續使用
矽膠調理盒中
咦?
這是……
菜單
・炸雞
・酥炸
・炒豬肉
・蛋糕
烤箱微波爐也能做酥炸類食物呀~!!
哇~~
從來沒用過的烤箱微波爐附贈的食譜
烤箱微波爐使用說明書
&
食譜

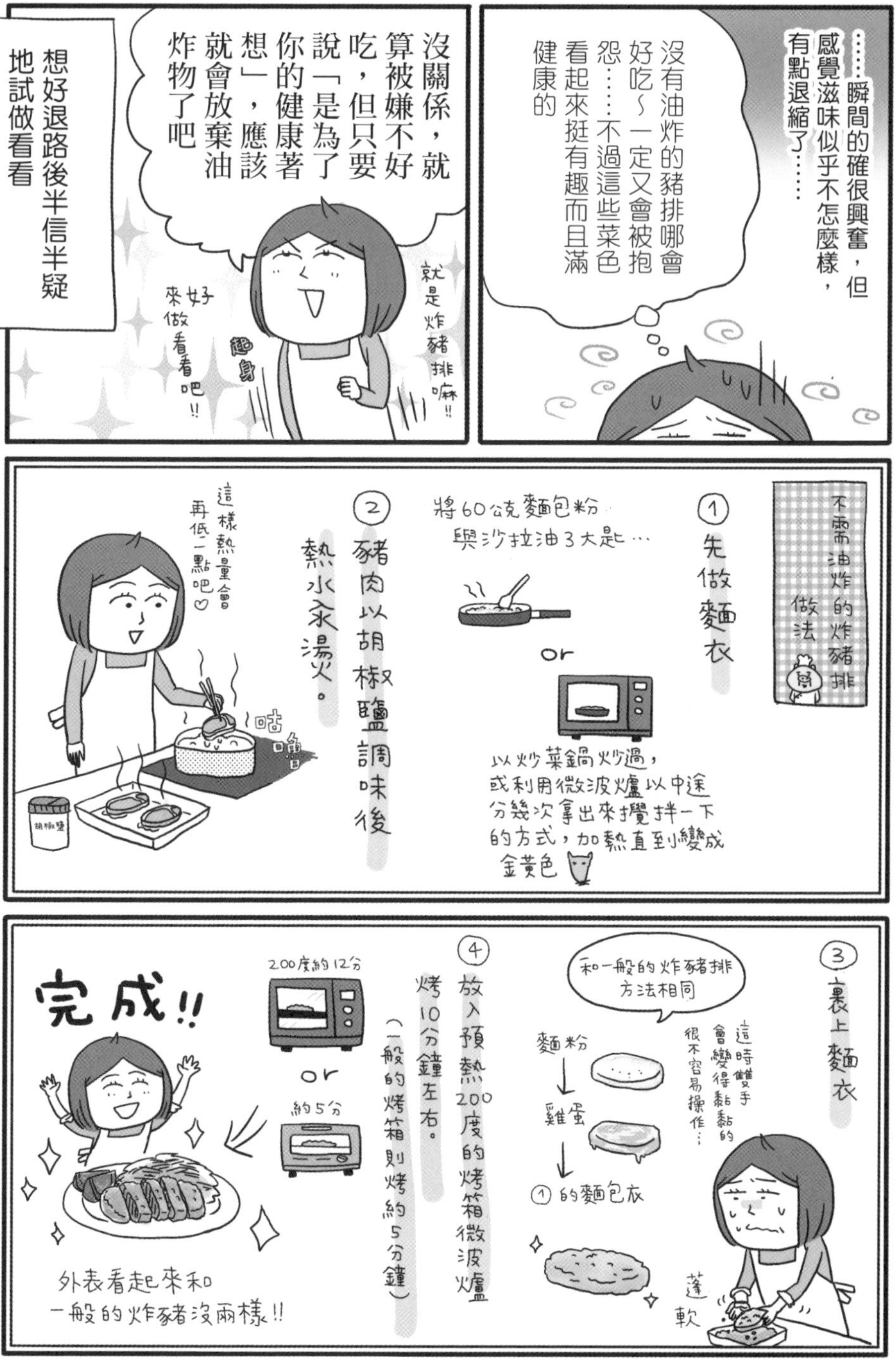
……瞬間的確很興奮，但感覺滋味似乎不怎麼樣，有點退縮了……
沒有油炸的豬排哪會好吃～一定又會被抱怨……不過這些菜色看起來挺有趣而且滿健康的
沒關係，就算被嫌不好吃，但只要說「是為了你的健康著想」，應該就會放棄油炸物了吧
就是炸豬排嘛!!
起身
好來做看看吧!!
想好退路後半信半疑地試做看看
不需油炸的炸豬排做法
① 先做麵衣
將60公克麵包粉與沙拉油3大匙…
or
以炒菜鍋炒過，或利用微波爐以中途分幾次拿出來攪拌一下的方式，加熱直到變成金黃色
② 豬肉以胡椒鹽調味後熱水汆燙。
這樣熱量會再低一點吧♡
咕嚕
胡椒鹽
③ 裹上麵衣
和一般的炸豬排方法相同
麵粉
雞蛋
①的麵包衣
這時雙手會變得黏黏的很不容易操作…
蓬軟
④ 放入預熱200度的烤箱微波爐烤10分鐘左右。
（一般的烤箱則烤約5分鐘）
200度約12分
or
約5分
完成!!
外表看起來和一般的炸豬沒兩樣!!

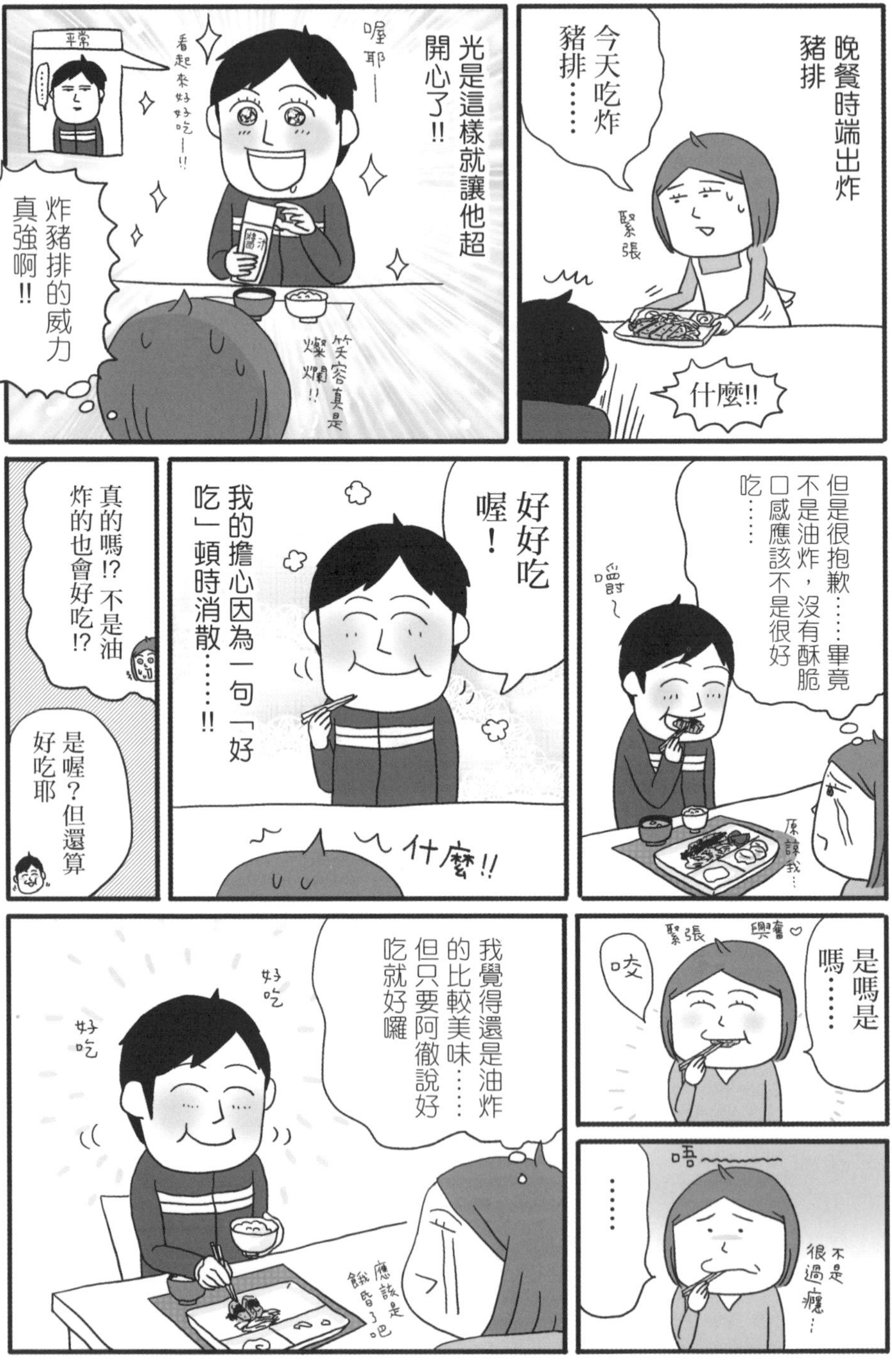
晚餐時端出炸豬排
今天吃炸豬排……
緊張
什麼!!
光是這樣就讓他超開心了!!
喔耶——
看起來好好吃——!!
平常
……
笑容真是燦爛!!
炸豬排的威力真強啊!!
但是很抱歉……畢竟不是油炸，沒有酥脆口感應該不是很好吃……
嚼~
原諒我……
好好吃喔!
我的擔心因為一句「好吃」頓時消散……!!
什麼!!
真的嗎!? 不是油炸的也會好吃!?
是喔? 但還算好吃耶
是嗎是嗎……
緊張
興奮♡
咬
唔~~~~~
……
不是很過癮…
我覺得還是油炸的比較美味……但只要阿徹說好吃就好囉
好吃
好吃
應該是餓昏了吧

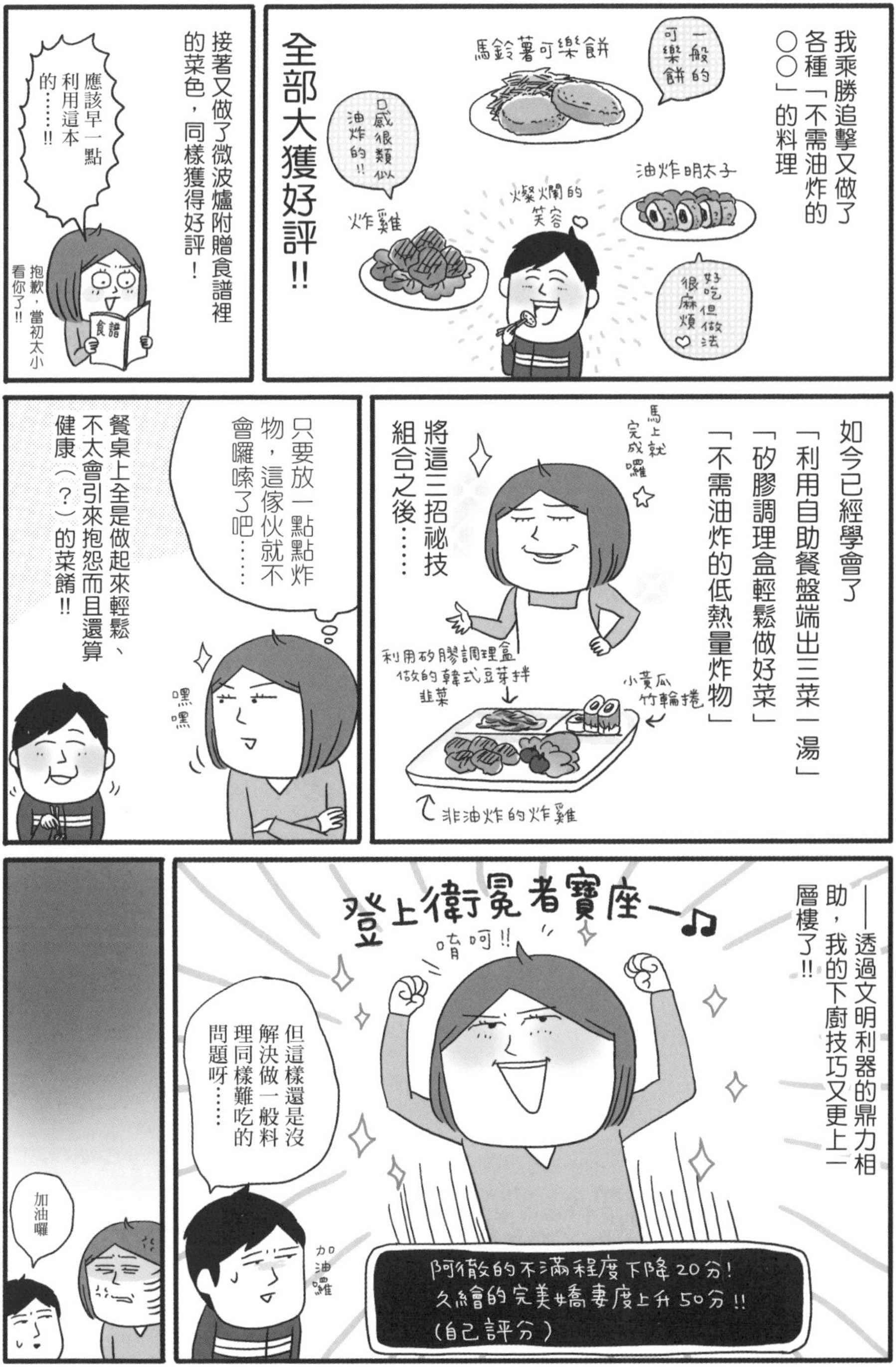
我乘勝追擊又做了各種「不需油炸的○○」的料理
一般的可樂餅
馬鈴薯可樂餅
油炸明太子
好吃但做法很麻煩♡
燦爛的笑容♡
炸雞
口感很類似油炸的!!
全部大獲好評!!
接著又做了微波爐附贈食譜裡的菜色，同樣獲得好評！
應該早一點利用這本的……!!
食譜
抱歉，當初太小看你了!!
如今已經學會了
「利用自助餐盤端出三菜一湯」
「矽膠調理盒輕鬆做好菜」
「不需油炸的低熱量炸物」
將這三招祕技組合之後……
馬上就完成囉☆
利用矽膠調理盒做的韓式豆芽拌韭菜
小黃瓜竹輪捲
非油炸的炸雞
只要放一點點炸物，這傢伙就不會囉嗦了吧……
嘿嘿
餐桌上全是做起來輕鬆、不太會引來抱怨而且還算健康（？）的菜餚!!
——透過文明利器的鼎力相助，我的下廚技巧又更上一層樓了!!
登上衛冕者寶座—♫
唷呵!!
但這樣還是沒解決做一般料理同樣難吃的問題呀……
加油囉
阿徹的不滿程度下降20分!
久繪的完美嬌妻度上升50分!!
(自己評分)
加油囉

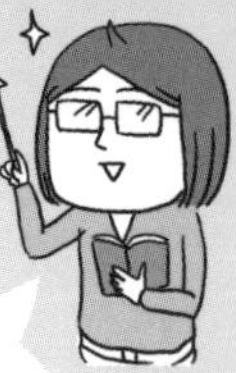

太太的小筆記

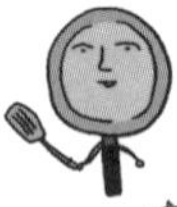

激發鬥志的料理小道具

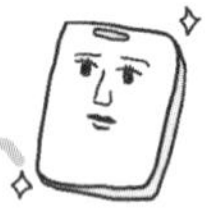

由廚藝絕差的我來推薦似乎沒什麼說服力，但還是介紹一下我覺得還不錯的料理小道具吧!!

削皮刀

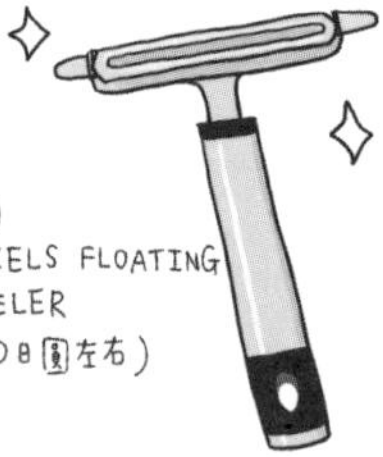

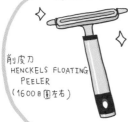

削皮刀
HENCKELS FLOATING PEELER
（1600日圓左右）

奉勸仰賴削皮刀這種工具來去皮、到目前還在用百元商店賣的削皮刀的人哪——!!我想全世界再也沒有比這支更好用的削皮刀了……!!稍微出點力就可以刷刷刷地將皮削乾淨，那種快感甚至讓一切的煩惱……或壓力全都煙消雲散了!!
（入江調查）

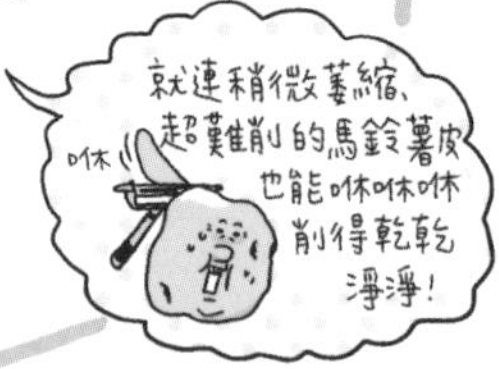
就連稍微萎縮、超難削的馬鈴薯皮也能咻咻咻削得乾乾淨淨！
咻

矽膠調理湯匙

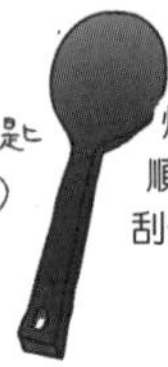

無印良品
矽膠調理湯匙
（850日圓）

形狀介於鍋鏟與圓湯匙之間，不論是「拌炒」或「裝盛」都很順手。矽膠材質不會刮傷炒菜鍋！！

沙拉油噴霧

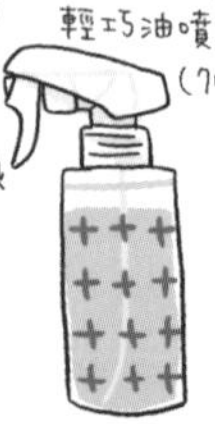

FELISSIMO
輕巧油噴霧
（700日圓）

每次可以噴出約1／15小匙的霧狀沙拉油。除了炒菜鍋，要在義大利麵條上拌點油或塗抹在熱三明治機上也很好用！有了這個，用油量應該會少很多吧……！

特別介紹．漫畫

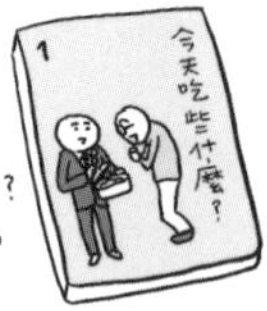
1
今天吃些什麼？

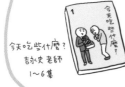

今天吃些什麼？
吉永史 老師
1～6集

主角（40歲男性）和男友的溫馨日常料理漫畫。裡面沒有出現太特別的食材，而且幾乎都是馬上就能做好的菜色！
每一道菜看起來都很美味，讓人很想立刻也做做看！除了會讓人產生下廚的慾望，主角對於料理與健康及對節約飲食的堅持，可以讓讀者了解如何搭配菜色、了解食材的價格，是一套相當有學習效果的漫畫！第一集的「冷麵線」好吃極了！

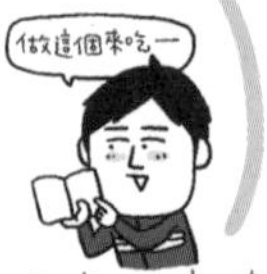
做這個來吃一

每次新的一集出來就吵著要點菜

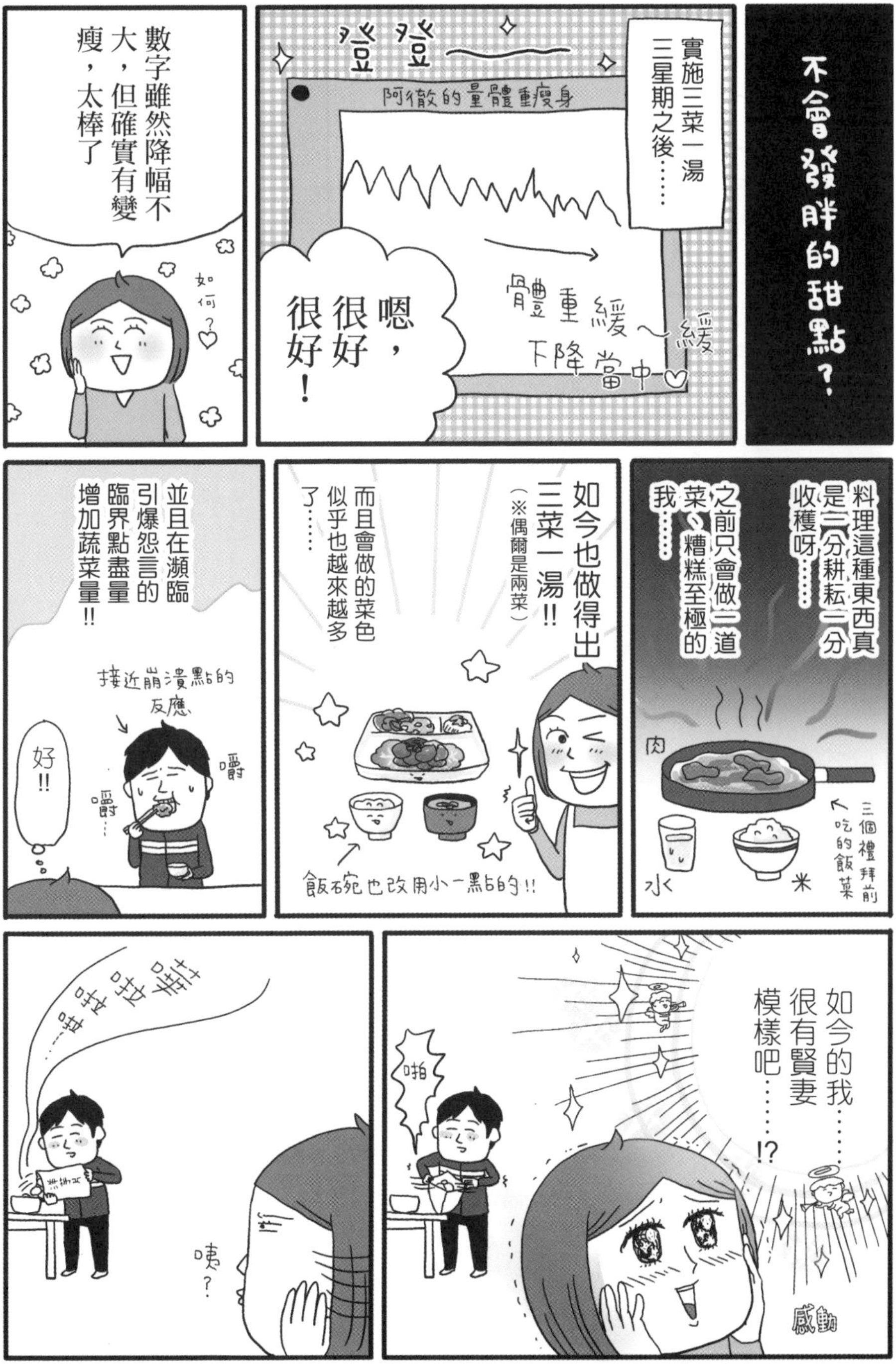
不會發胖的甜點？
實施三菜一湯三星期之後……
登登
阿徹的量體重瘦身
體重緩～緩下降當中♡
嗯，很好很好！
數字雖然降幅不大，但確實有變瘦，太棒了
如何？♡
料理這種東西真是一分耕耘一分收穫呀……
之前只會做一道菜、糟糕至極的我……
肉
水
米
三個禮拜前吃的飯菜
如今也做得出三菜一湯!!
（※偶爾是兩菜）
而且會做的菜色似乎也越來越多了……
飯碗也改用小一點的!!
並且在瀕臨引爆怨言的臨界點盡量增加蔬菜量!!
接近崩潰點的反應
好!!
嚼
嚼…
如今的我很有賢妻模樣吧……!?
啪
感動
嘩啦嘩啦……
咦？

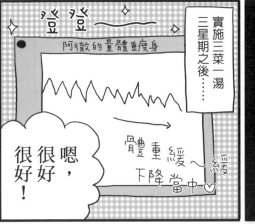

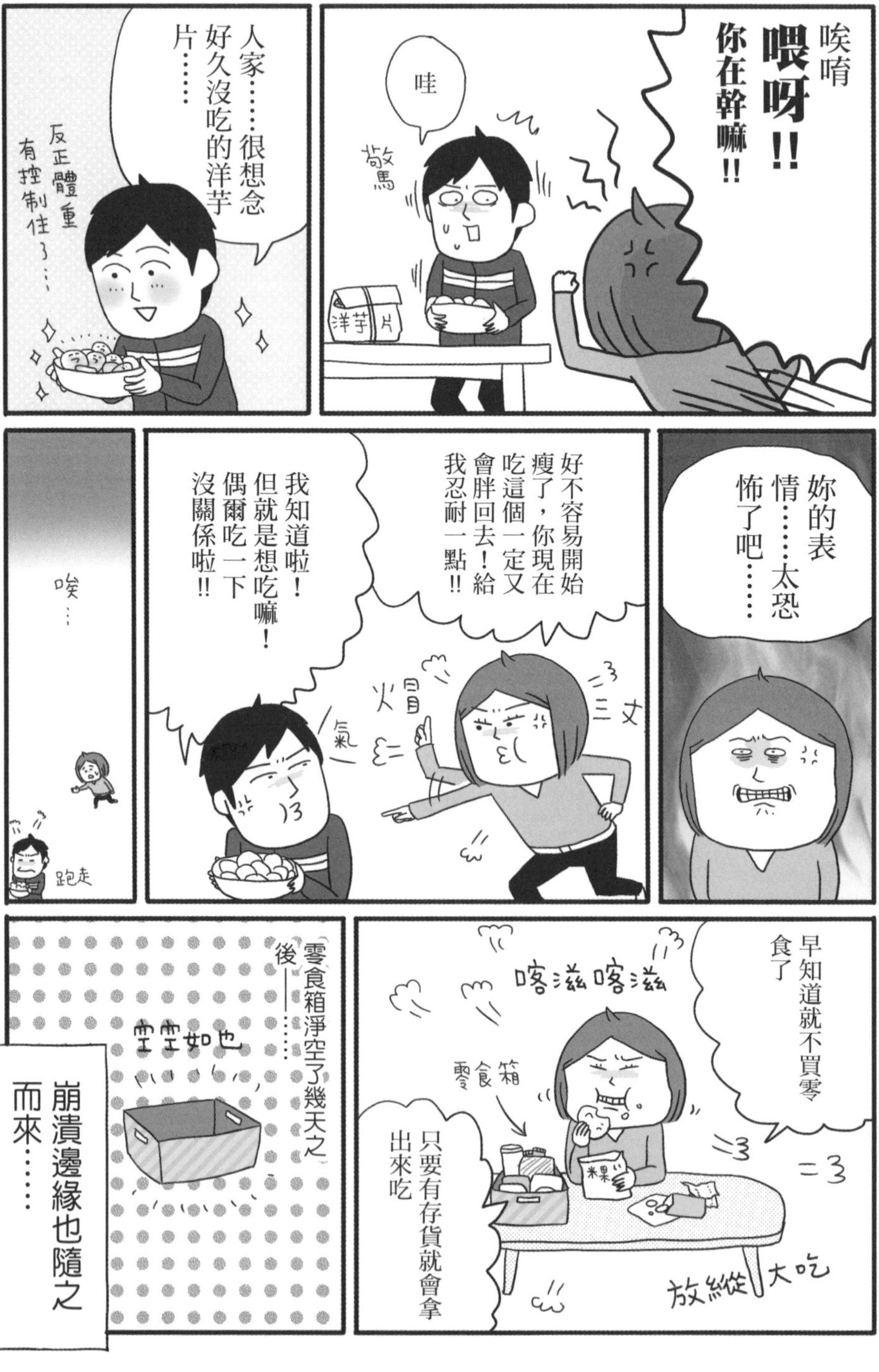
唉唷
喂呀!!
你在幹嘛!!
哇
驚
洋芋片
人家……很想念好久沒吃的洋芋片……
反正體重有控制住了……
妳的表情……太恐怖了吧……
好不容易開始瘦了，你現在吃這個一定又會胖回去！給我忍耐一點!!
我知道啦！但就是想吃嘛！偶爾吃一下沒關係啦!!
火冒三丈
氣
唉…
跑走
早知道就不買零食了
喀滋喀滋
零食箱
只要有存貨就會拿出來吃
放縱大吃
零食箱淨空了幾天之後——……
空空如也
崩潰邊緣也隨之而來……

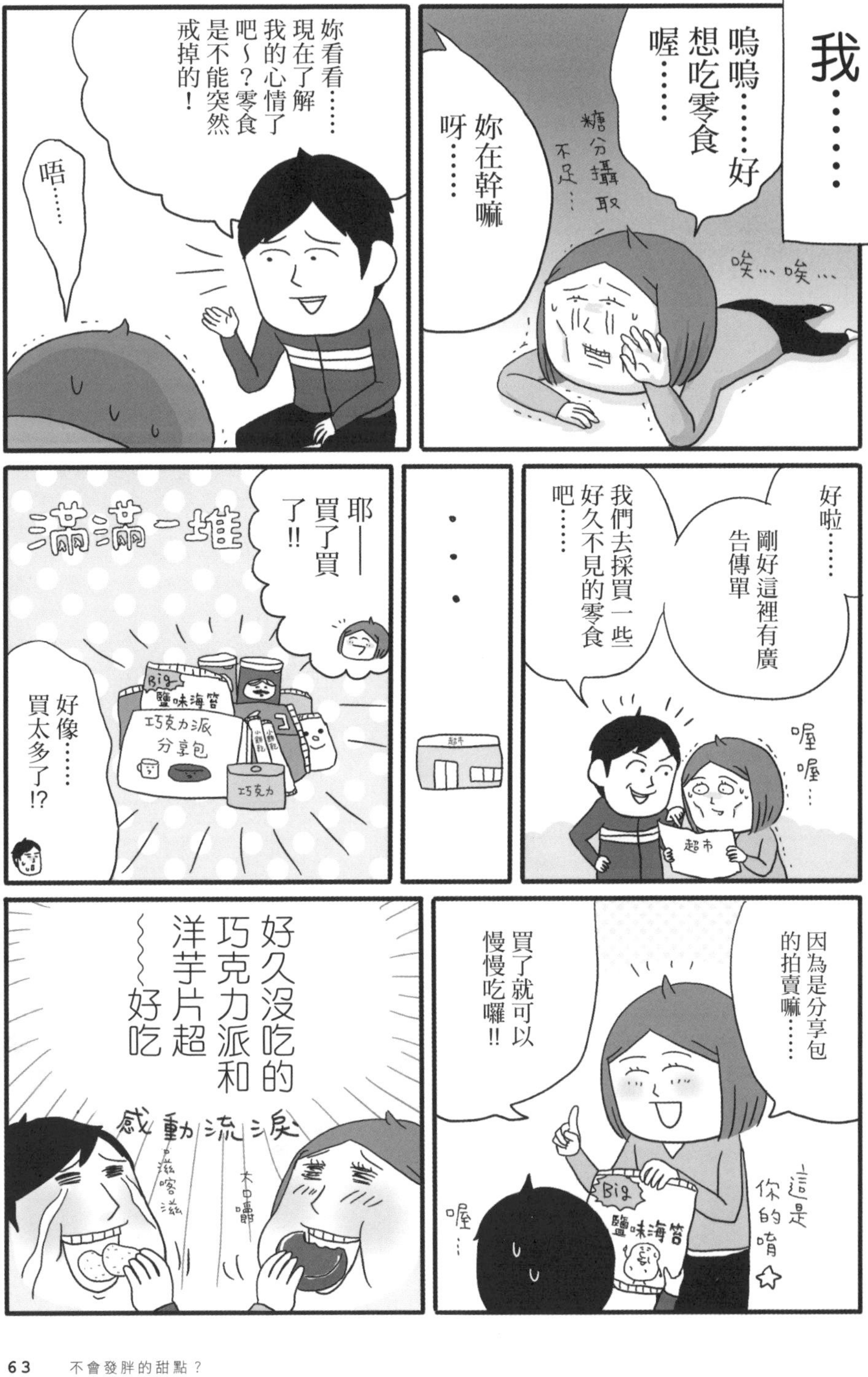
我……
嗚嗚……好想吃零食喔……
糖分攝取不足…
咳…咳…
妳在幹嘛呀……
妳看看……現在了解我的心情了吧~？零食是不能突然戒掉的！
唔……
好啦……剛好這裡有廣告傳單
我們去採買一些好久不見的零食吧……
喔喔……
超市
・・・
超市
耶——買了買了!!
滿滿一堆
Big 鹽味海苔
巧克力派分享包
巧克力
好像……買太多了!?
因為是分享包的拍賣嘛……
買了就可以慢慢吃囉!!
這是你的唷☆
喔……
Big 鹽味海苔
好久沒吃的巧克力派和洋芋片超~~~好吃
感動流淚
滋喀滋
大口嚼

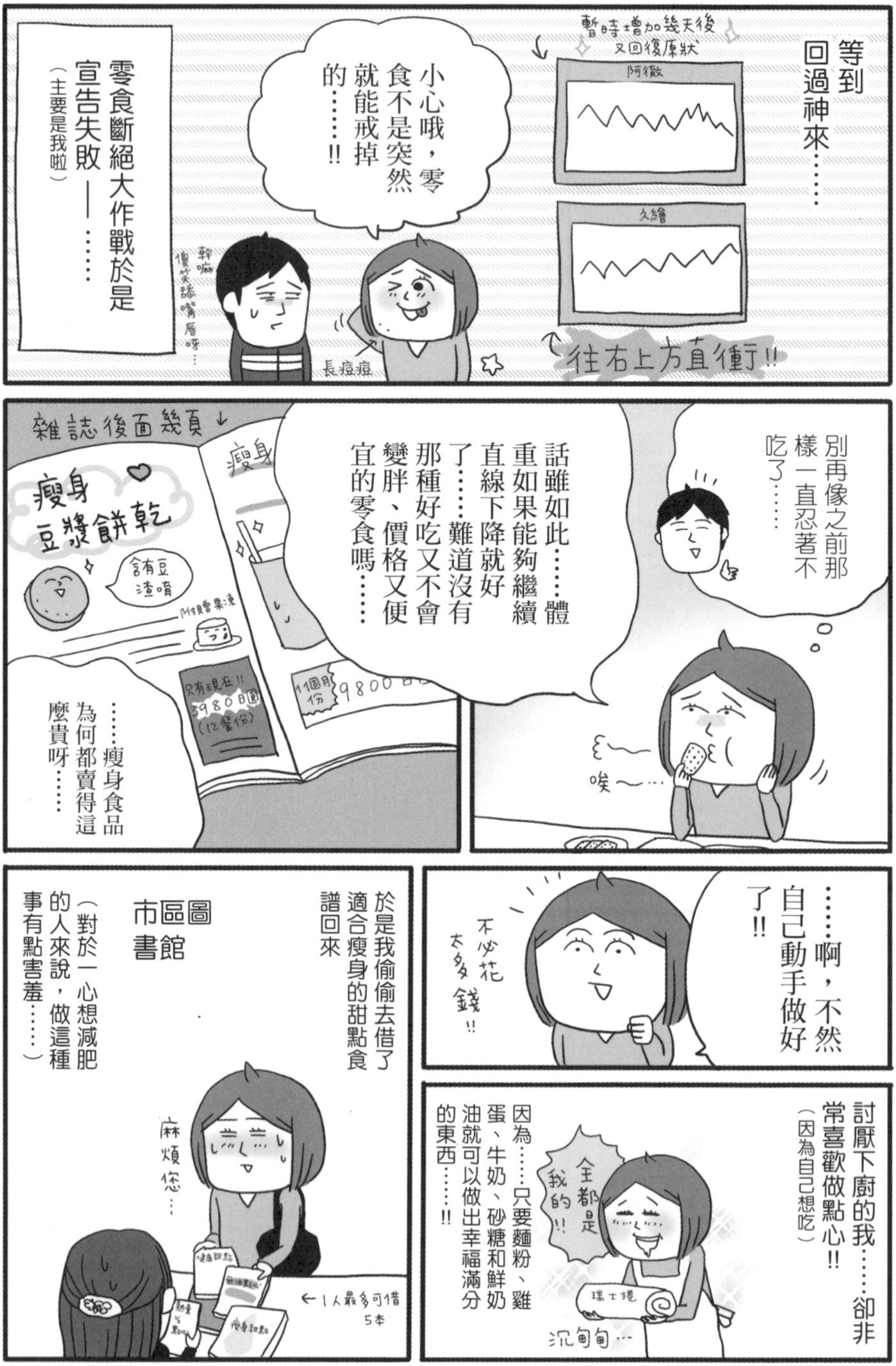
等到回過神來……
暫時增加幾天後又回復原狀
阿徹
久繪
往右上方直衝!!
小心哦，零食不是突然就能戒掉的……!!
長痘痘
幹嘛傻笑舔嘴唇呀……
零食斷絕大作戰於是宣告失敗——……
（主要是我啦）
別再像之前那樣一直忍著不吃了……
唉～…
話雖如此……體重如果能夠繼續直線下降就好了……難道沒有那種好吃又不會變胖、價格又便宜的零食嗎……
雜誌後面幾頁
瘦身豆漿餅乾
含有豆渣唷
附贈果凍
只有現在!! 3980日圓（12餐份）
1個月份 9800日
……瘦身食品為何都賣得這麼貴呀……
……啊，不然自己動手做好了!!
不必花太多錢!!
於是我偷偷去借了適合瘦身的甜點食譜回來
市區圖書館
（對於一心想減肥的人來說，做這種事有點害羞……）
麻煩您…
← 1人最多可借5本
健康甜點
瘦身甜點
討厭下廚的我……卻非常喜歡做點心!!
（因為自己想吃）
因為……只要麵粉、雞蛋、牛奶、砂糖和鮮奶油就可以做出幸福滿分的東西……!!
全都是我的!!
瑞士捲
沉甸甸…

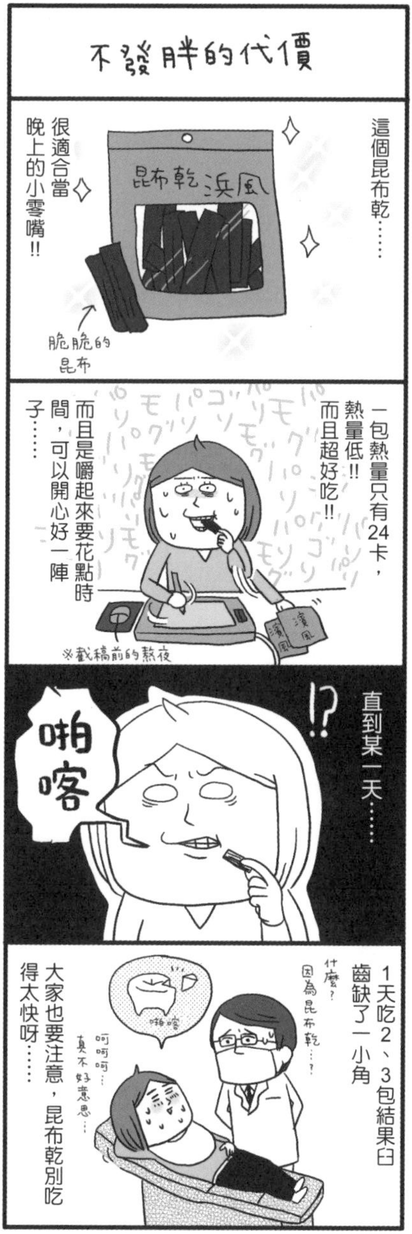
不發胖的代價
這個昆布乾……
很適合當晚上的小零嘴!!
昆布乾 浜風
脆脆的昆布
一包熱量只有24卡，熱量低!!而且超好吃!!
而且是嚼起來要花點時間，可以開心好一陣子……
※截稿前的熬夜
直到某一天……
!?
啪喀
1天吃2、3包結果臼齒缺了一小角
什麼?因為昆布乾…?
呵呵呵…真不好意思…
啪喀
大家也要注意，昆布乾別吃得太快呀……

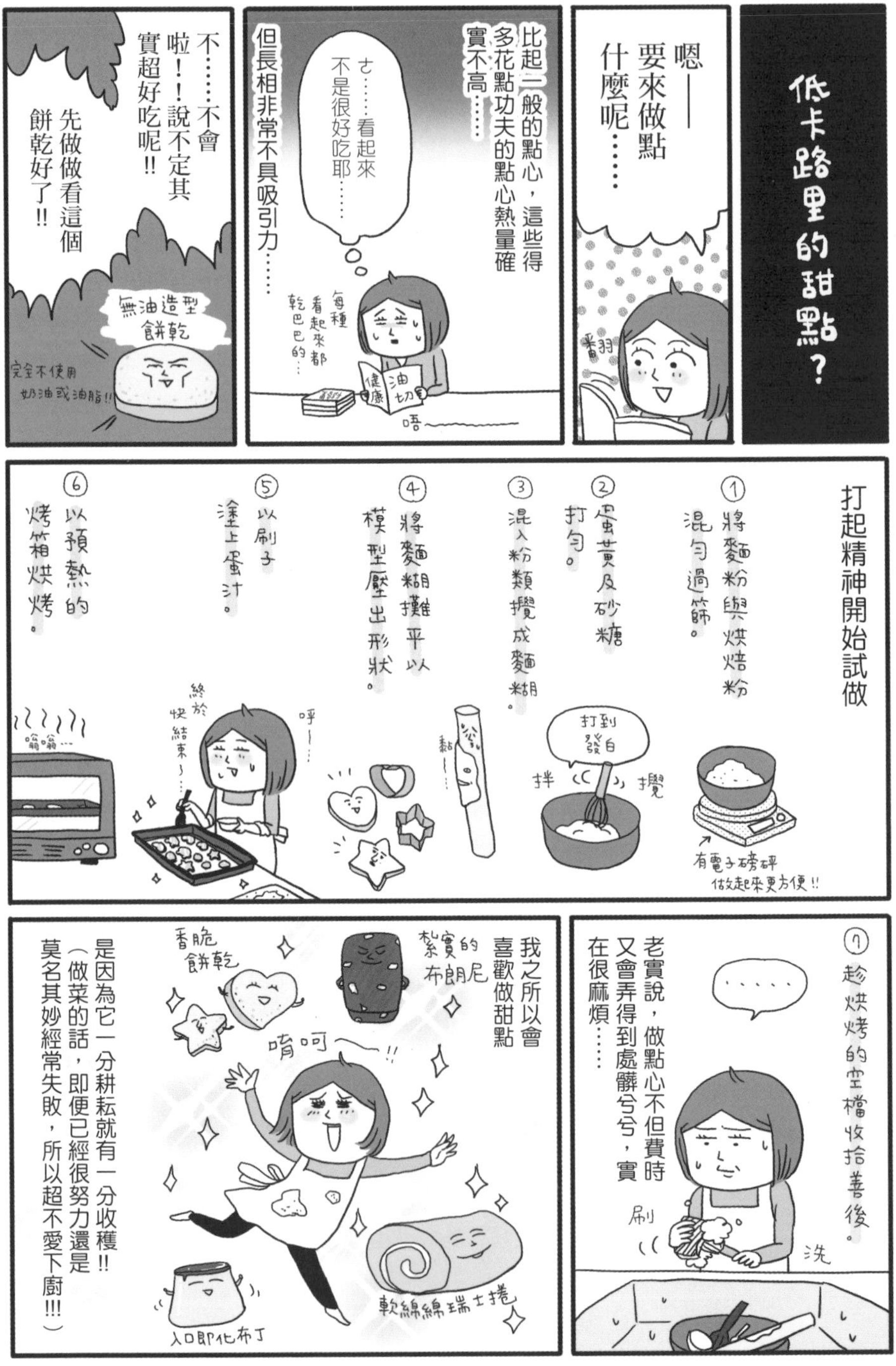
低卡路里的甜點？
嗯——要來做點什麼呢……
翻
比起一般的點心，這些得多花點功夫的點心熱量確實不高……
ㄜ……看起來不是很好吃耶……
但長相非常不具吸引力……
每種看起來都乾巴巴的…
健康 油切
唔~~
不……不會啦！！說不定其實超好吃呢!!
先做做看這個餅乾好了!!
無油造型餅乾
完全不使用奶油或油脂!!
打起精神開始試做
①將麵粉與烘焙粉混勻過篩。
②蛋黃及砂糖打勻。
③混入粉類攪成麵糊。
④將麵糊攤平以模型壓出形狀。
⑤以刷子塗上蛋汁。
⑥以預熱的烤箱烘烤。
有電子磅秤做起來更方便!!
打到發白
拌
攪
黏~
終於快結束~
呼~
嗡嗡…
⑦趁烘烤的空檔收拾善後。
……
老實說，做點心不但費時又會弄得到處髒兮兮，實在很麻煩……
刷
洗
我之所以會喜歡做甜點
是因為它一分耕耘就有一分收穫!!（做菜的話，即便已經很努力還是莫名其妙經常失敗，所以超不愛下廚!!!）
香脆餅乾
紮實的布朗尼
唷呵~!!
軟綿綿瑞士捲
入口即化布丁

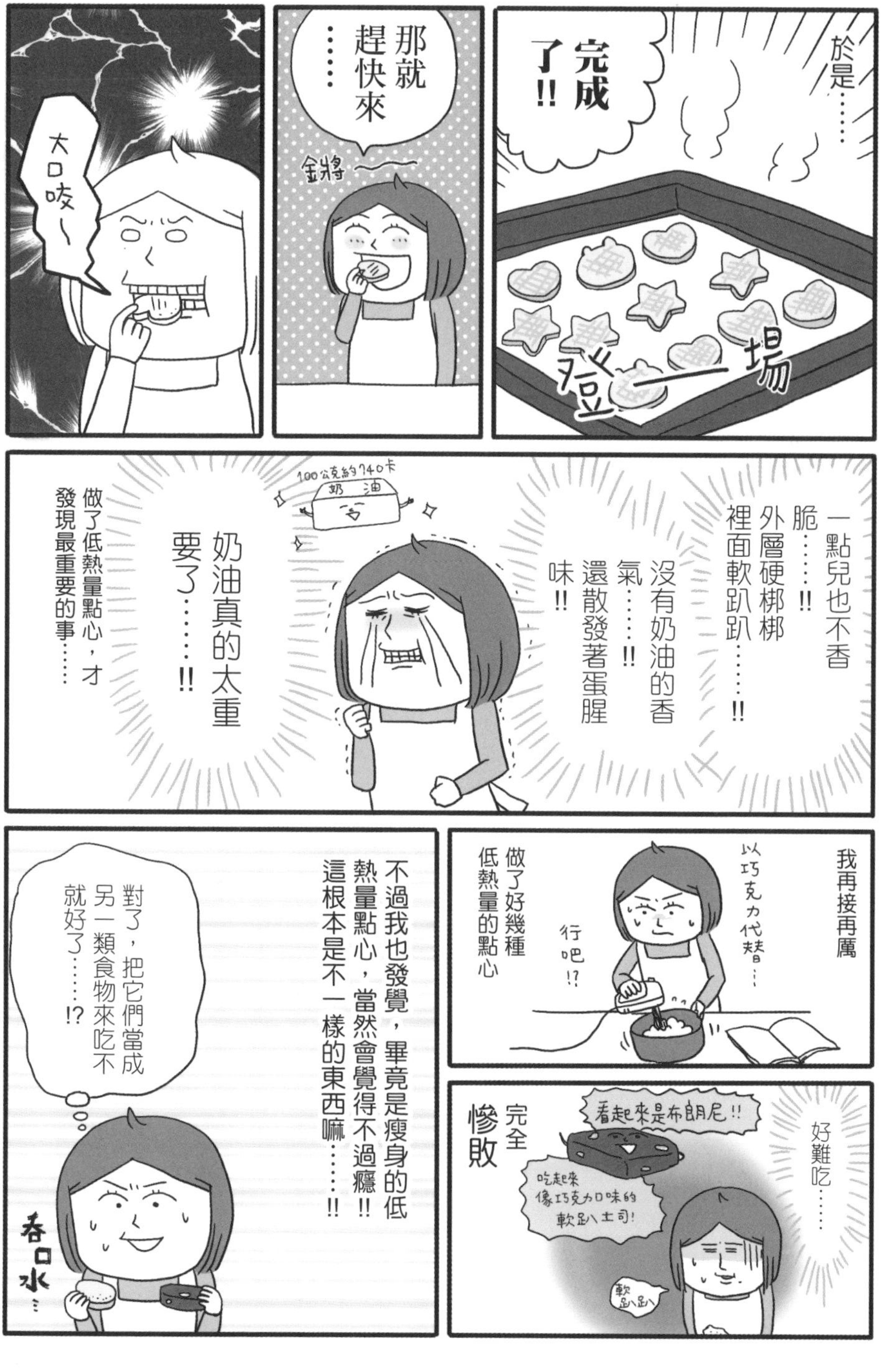
於是……
完成了!!
登——場
那就趕快來……
鏘~~~
大口咬~
一點兒也不香脆……!!
外層硬梆梆裡面軟趴趴……!!
沒有奶油的香氣……!!
還散發著蛋腥味!!
100公克約740卡
奶油
奶油真的太重要了……!!
做了低熱量點心，才發現最重要的事……
我再接再厲
以巧克力代替…
行吧!?
做了好幾種低熱量的點心
好難吃……
看起來是布朗尼!!
吃起來像巧克力口味的軟趴趴土司!
軟趴趴
完全慘敗
不過我也發覺，畢竟是瘦身的低熱量點心，當然會覺得不過癮!!
這根本是不一樣的東西嘛……!!
對了，把它們當成另一類食物來吃不就好了……!?
吞口水~

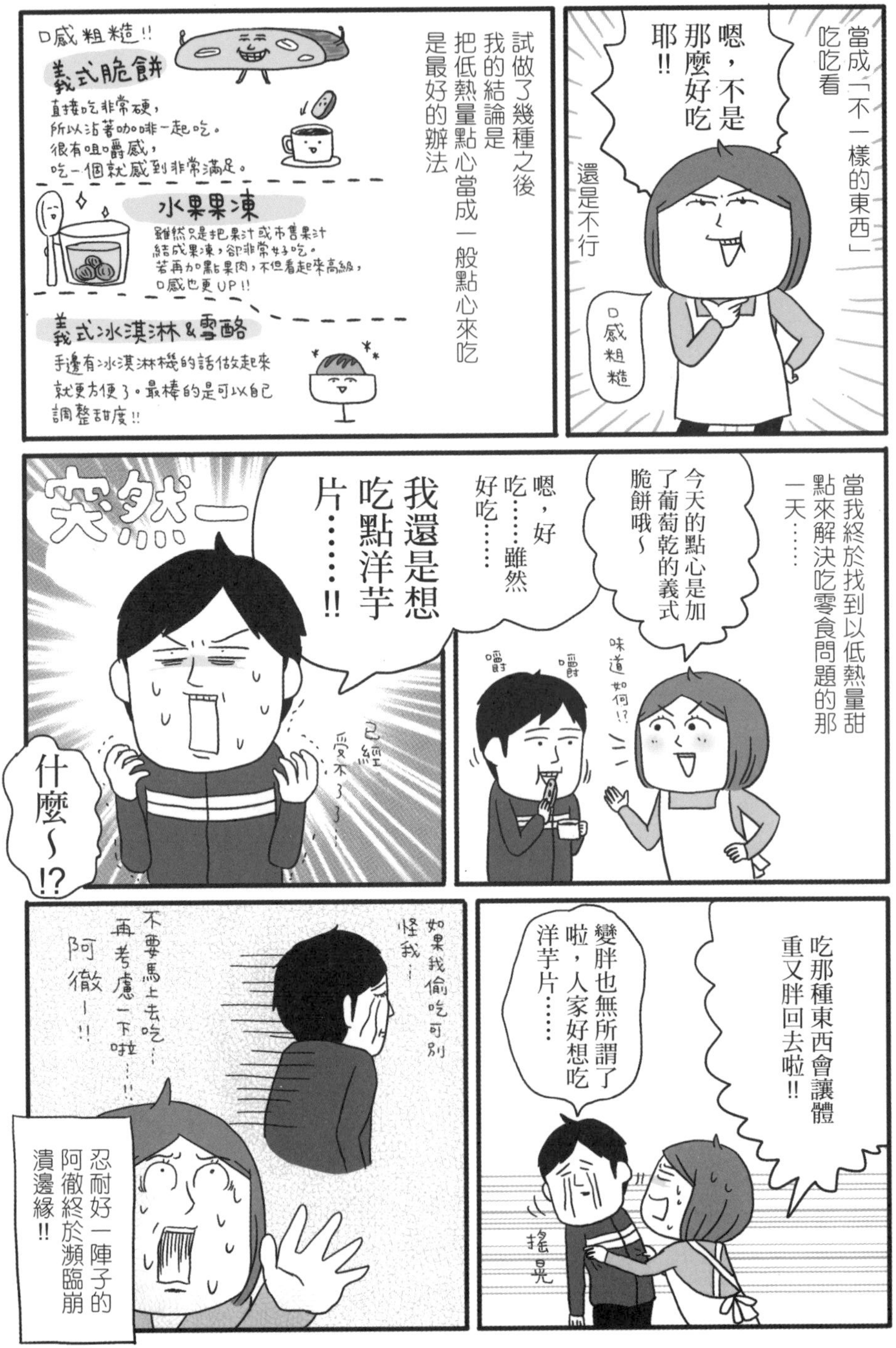
當成「不一樣的東西」吃吃看
嗯，不是那麼好吃耶!!
還是不行
口感粗糙
試做了幾種之後我的結論是把低熱量點心當成一般點心來吃是最好的辦法
口感粗糙!!
義式脆餅
直接吃非常硬，所以沾著咖啡一起吃。很有咀嚼感，吃一個就感到非常滿足。
水果果凍
雖然只是把果汁或市售果汁結成果凍，卻非常好吃。若再加點果肉，不但看起來高級，口感也更UP!!
義式冰淇淋&雪酪
手邊有冰淇淋機的話做起來就更方便了。最棒的是可以自己調整甜度!!
當我終於找到以低熱量甜點來解決吃零食問題的那一天……
今天的點心是加了葡萄乾的義式脆餅哦~
味道如何!?
嚼
嚼
嗯，好吃……雖然好吃……
我還是想吃點洋芋片……!!
突然—
已經受不了了……
什麼~!?
吃那種東西會讓體重又胖回去啦!!
變胖也無所謂了啦，人家好想吃洋芋片……
搖晃
如果我偷吃可別怪我……
不要馬上去吃…再考慮一下啦……!!
阿徹—!!
忍耐好一陣子的阿徹終於瀕臨崩潰邊緣!!

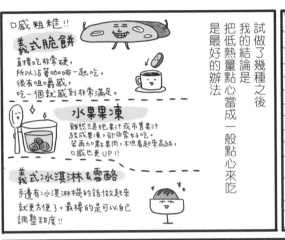

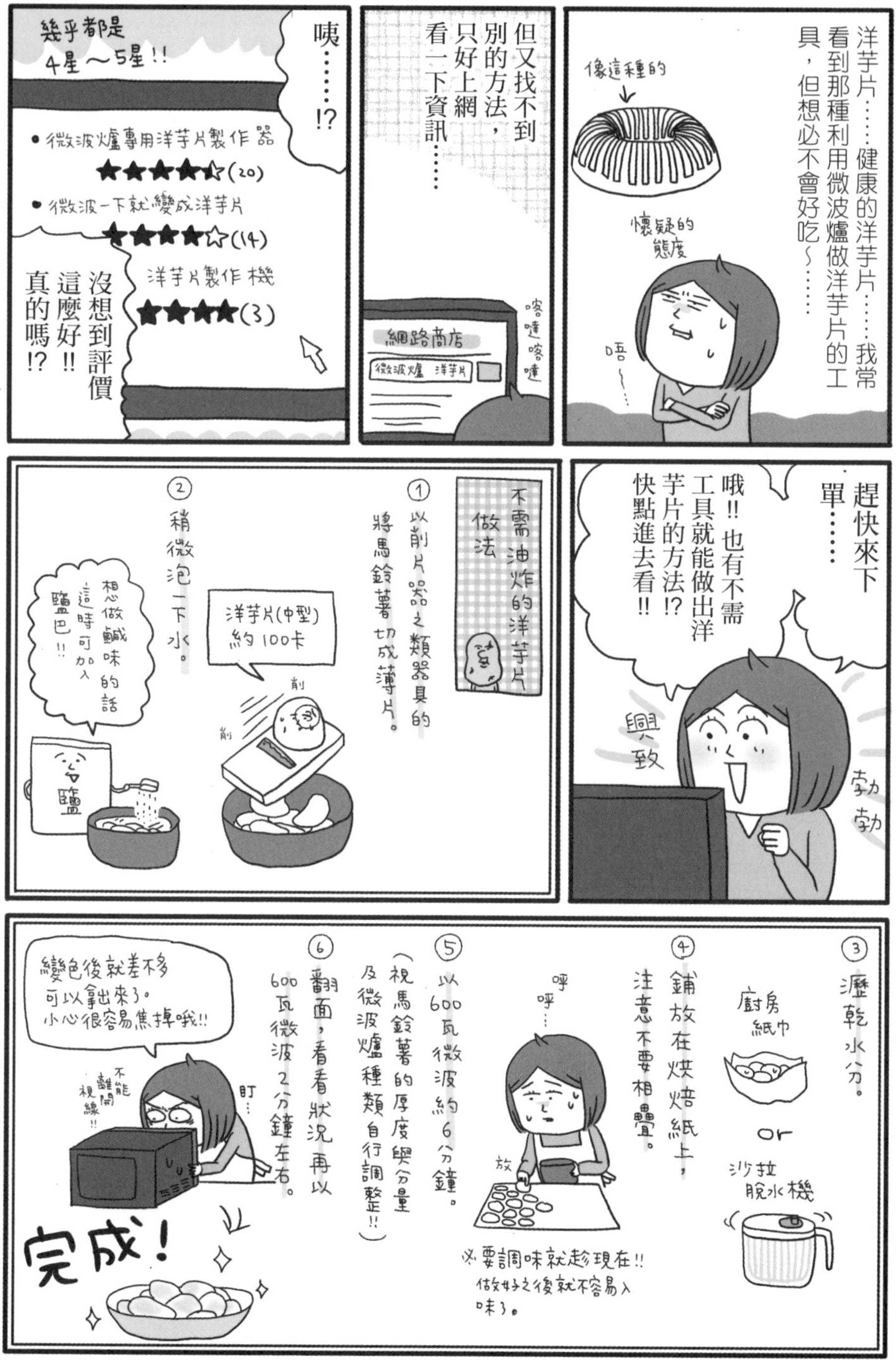
洋芋片……健康的洋芋片……我常看到那種利用微波爐做洋芋片的工具，但想必不會好吃～……
像這種的
懷疑的態度
唔～……
但又找不到別的方法，只好上網看一下資訊……
喀噠喀噠
網路商店
微波爐　洋芋片
咦……!?
幾乎都是4星～5星!!
微波爐專用洋芋片製作器 (20)
微波一下就變成洋芋片 (14)
洋芋片製作機 (3)
沒想到評價這麼好!! 真的嗎!?
趕快來下單……
哦!! 也有不需工具就能做出洋芋片的方法!? 快點進去看!!
興致
勃勃
不需油炸的洋芋片做法
①以削片器之類器具的將馬鈴薯切成薄片。
洋芋片(中型)約100卡
削
削
②稍微泡一下水。
想做鹹味的話這時可加入鹽巴!!
鹽
③瀝乾水分。
廚房紙巾
or
沙拉脫水機
④鋪放在烘焙紙上，注意不要相疊。
呼呼…
放
必要調味就趁現在!! 做好之後就不容易入味了。
⑤以600瓦微波約6分鐘。
（視馬鈴薯的厚度與分量及微波爐種類自行調整!!）
⑥翻面，看看狀況再以600瓦微波2分鐘左右。
變色後就差不多可以拿出來了。小心很容易焦掉哦!!
不能離開視線!!
盯…
完成!

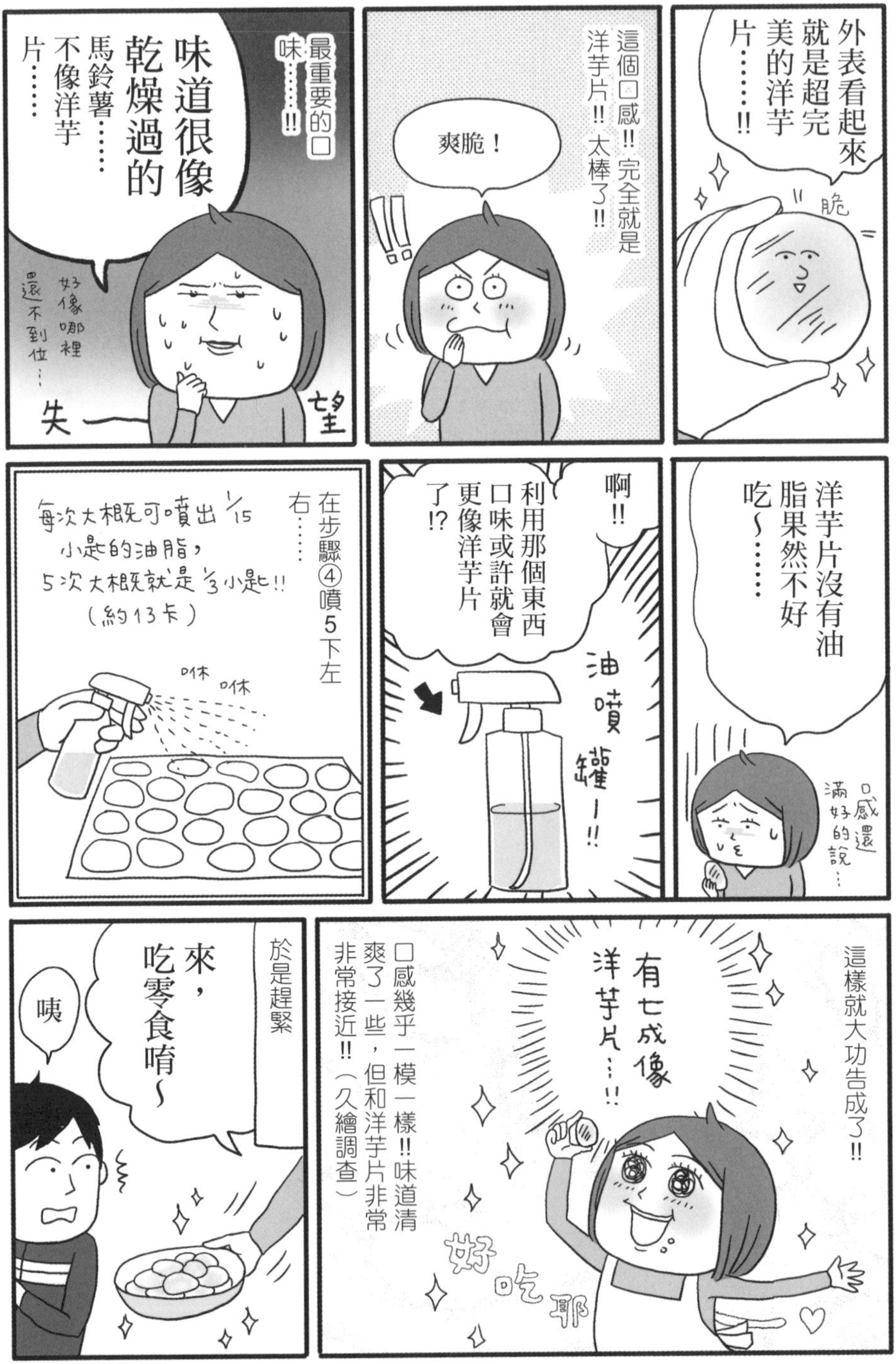
外表看起來就是超完美的洋芋片……!!
脆
這個口感!! 完全就是洋芋片!! 太棒了!!
爽脆！
!!
最重要的口味……!!
味道很像乾燥過的馬鈴薯……不像洋芋片……
好像哪裡還不到位…
失望
洋芋片沒有油脂果然不好吃~……
口感還滿好的說…
啊!!
利用那個東西口味或許就會更像洋芋片了!?
油噴罐!!
在步驟④噴5下左右……
每次大概可噴出1/15小匙的油脂，5次大概就是1/3小匙!!（約13卡）
咻 咻
這樣就大功告成了!!
有七成像洋芋片…!!
口感幾乎一模一樣!! 味道清爽了一些，但和洋芋片非常非常接近!!（久繪調查）
好吃耶
於是趕緊
來，吃零食唷~
咦

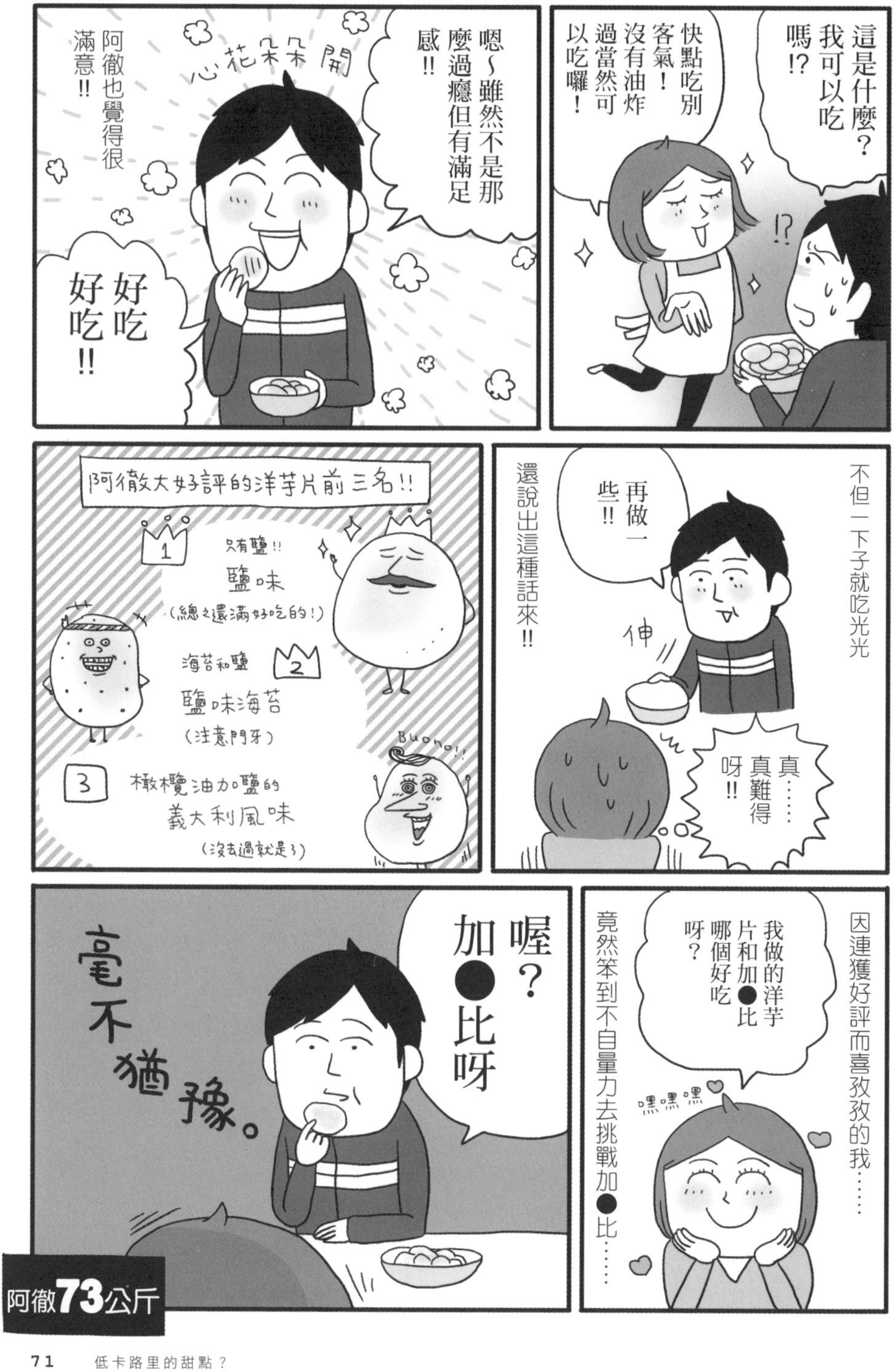
這是什麼？我可以吃嗎!?
快點吃別客氣！沒有油炸過當然可以吃囉！
!?
嗯~雖然不是那麼過癮但有滿足感!!
心花朵朵開
好吃好吃!!
阿徹也覺得很滿意!!
不但一下子就吃光光
再做一些!!
伸
真……真難得呀!!
還說出這種話來!!
阿徹大好評的洋芋片前三名!!
1
只有鹽!!
鹽味
（總之還滿好吃的！）
海苔和鹽
2
鹽味海苔
（注意門牙）
3
橄欖油加鹽的
義大利風味
（沒去過就是了）
Buono!!
因連獲好評而喜孜孜的我……
我做的洋芋片和加●比哪個好吃呀？
嘿嘿嘿
竟然笨到不自量力去挑戰加●比……
喔？加●比呀
毫不猶豫。
阿徹73公斤

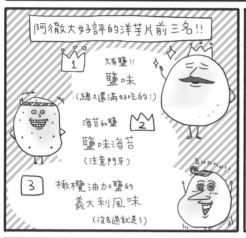

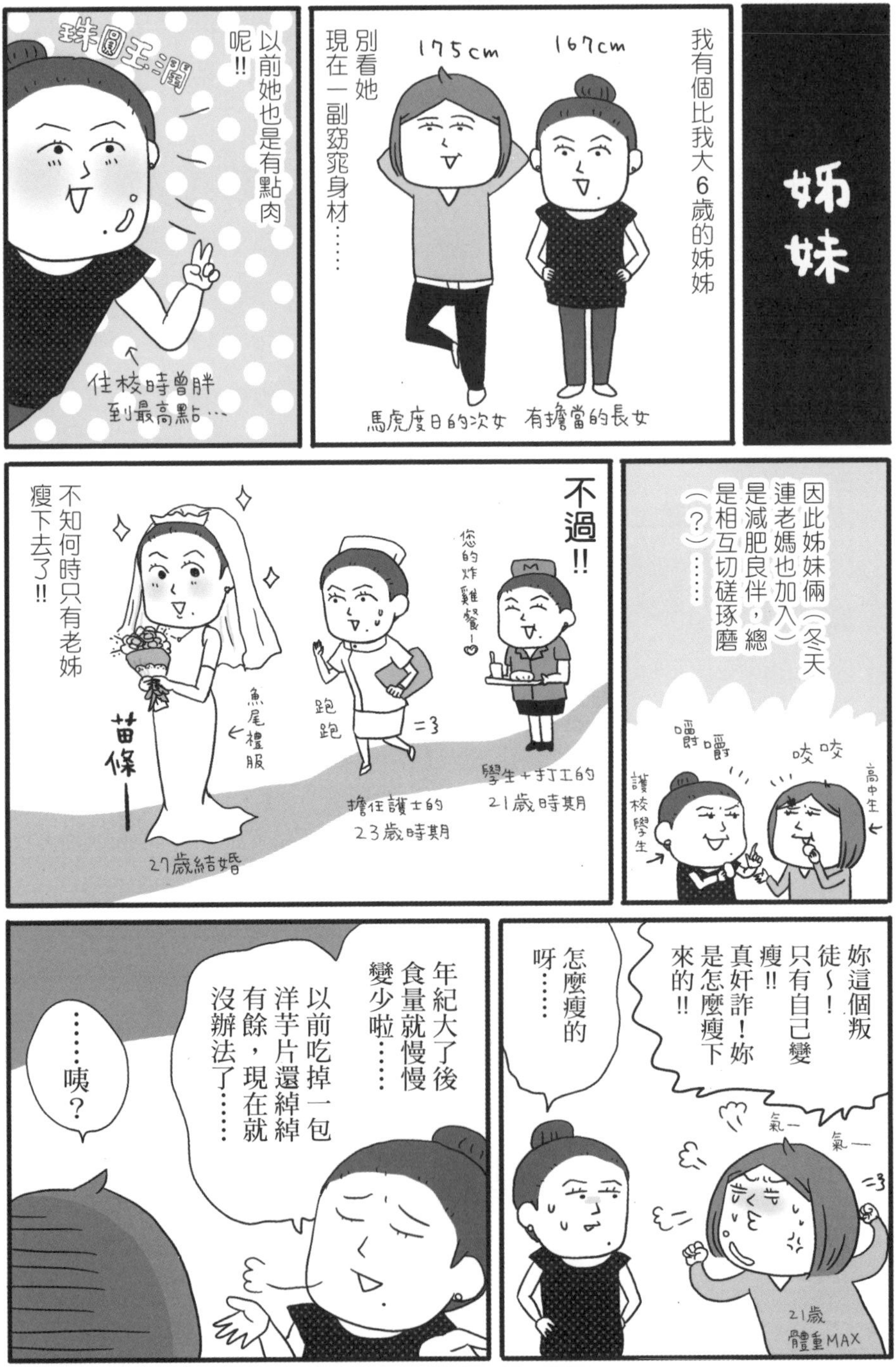

姊妹
我有個比我大6歲的姊姊
167cm
175cm
有擔當的長女
馬虎度日的次女
別看她現在一副窈窕身材……
以前她也是有點肉呢!!
珠圓玉潤
住校時曾胖到最高點…
因此姊妹倆(冬天連老媽也加入)是減肥良伴,總是相互切磋琢磨(?)……
嚼嚼
咬咬
高中生
護校學生
不過!!
您的炸雞餐!♡
學生+打工的21歲時期
跑跑
擔任護士的23歲時期
魚尾禮服
苗條—
27歲結婚
不知何時只有老姊瘦下去了!!
妳這個叛徒~!只有自己變瘦!!真奸詐!妳是怎麼瘦下來的!!
氣—
氣—
21歲 體重MAX
怎麼瘦的呀……
年紀大了後食量就慢慢變少啦……
以前吃掉一包洋芋片還綽綽有餘,現在就沒辦法了……
……咦?

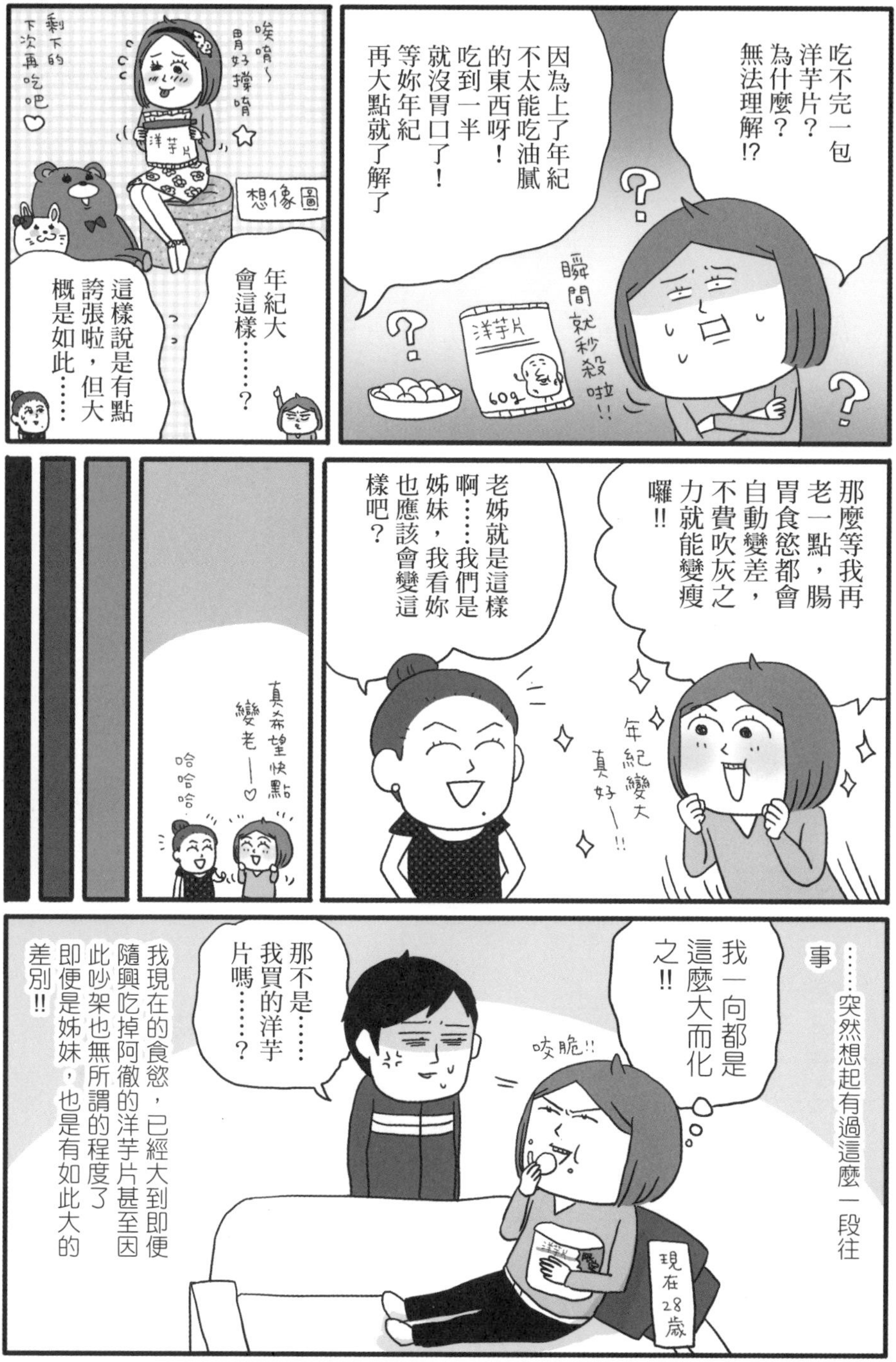
吃不完一包洋芋片？為什麼？無法理解!?
因為上了年紀不太能吃油膩的東西呀！吃到一半就沒胃口了！等妳年紀再大點就了解了
瞬間就秒殺啦!!
洋芋片
60g
剩下的下次再吃吧♡
唉唷～胃好撐唷☆
洋芋片
想像圖
年紀大會這樣……？
這樣說是有點誇張啦，但大概是如此……
那麼等我再老一點，腸胃食慾都會自動變差，不費吹灰之力就能變瘦囉!!
年紀變大真好——!!
老姊就是這樣啊……我們是姊妹，我看妳也應該會變這樣吧？
真希望快點變老——♡
哈哈哈
……突然想起有過這麼一段往事
我一向都是這麼大而化之!!
咬脆!!
現在28歲
那不是……我買的洋芋片嗎……？
我現在的食慾，已經大到即便隨興吃掉阿徹的洋芋片甚至因此吵架也無所謂的程度了
即便是姊妹，也是有如此大的差別!!

不發胖(?)點心食譜

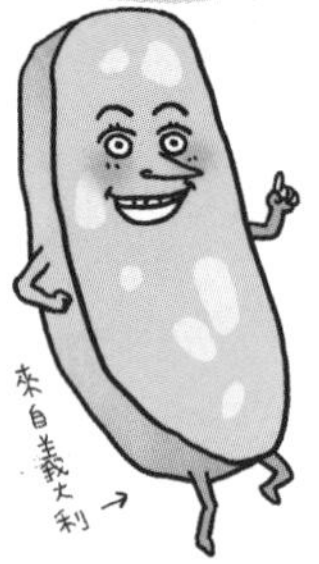
來自義大利→

咀嚼感滿分!!

杏仁義式脆餅

雖然烤2次得多花點時間，
但做法實在太簡單，一定要試試!!

材料

低筋麵粉……60公克

全麥麵粉……60公克

烘焙粉……1／2小匙

砂糖……45公克

雞蛋……1個

橄欖油……1大匙

杏仁……50公克

高筋麵粉……適量

準備

❶杏仁先以150度烤箱烤15分鐘，放涼之後切碎備用。

❷烤箱先預熱180度。

做法

❶低筋麵粉、烘焙粉、全麥麵粉過篩入大碗中。

❷加入雞蛋、砂糖、橄欖油、杏仁，以手確實抓拌均勻。

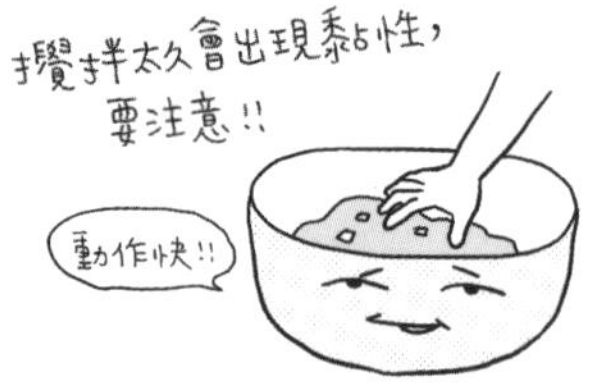
攪拌太久會出現黏性，
要注意!!
動作快!!

使用的工具

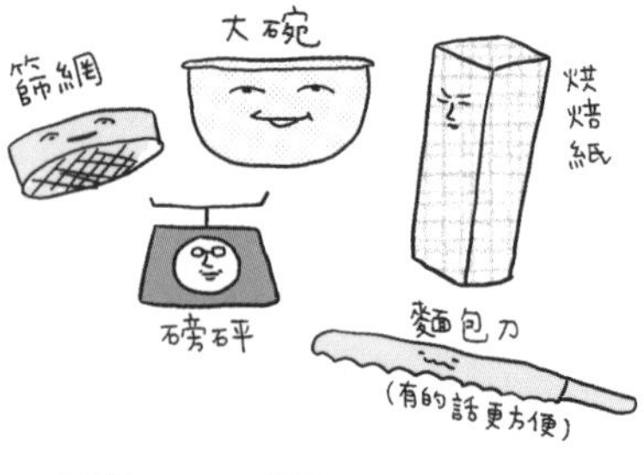
大碗
篩網
烘焙紙
磅秤
麵包刀
(有的話更方便)

依照高橋雅子的書《慢慢發酵的司康與爽脆義式脆餅》製作而成。

❸整個抓勻後推成一塊。

❹將麵糊放在鋪好烘焙紙的烤盤上，攤成10 × 20公分的方形。

❺表面撒一點高筋麵粉，烤20分鐘。

❻烤好之後取出放涼。

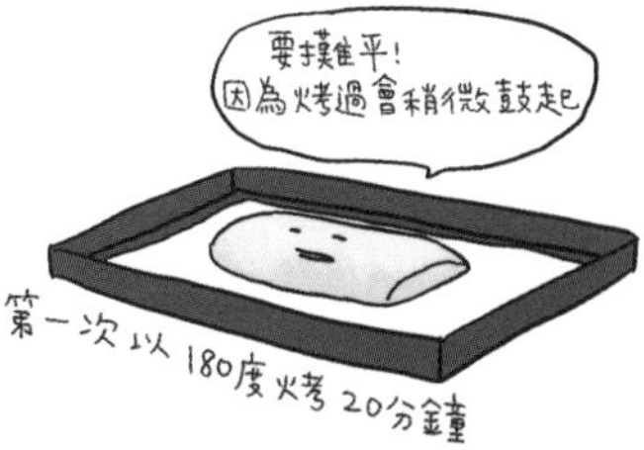
要攤平!
因為烤過會稍微鼓起
第一次以180度烤20分鐘

❼放涼到可以觸碰時，以麵包刀之類的鋸齒刀切成1～1.5公分厚片狀。

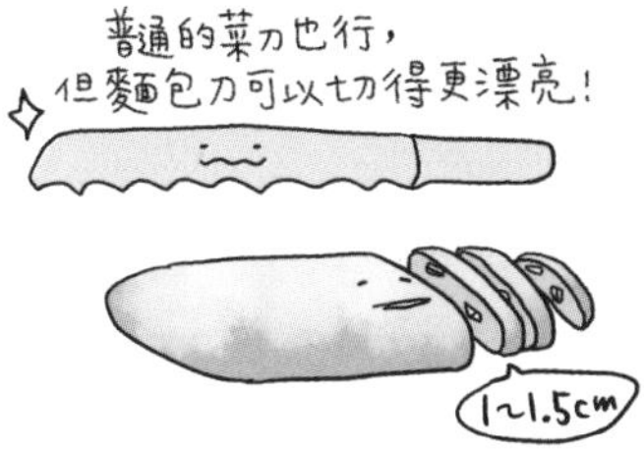

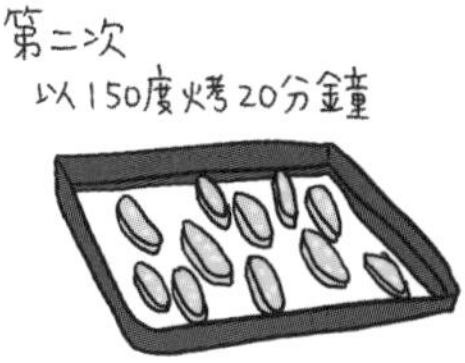

❽切口朝上，以150度再烤20分鐘。

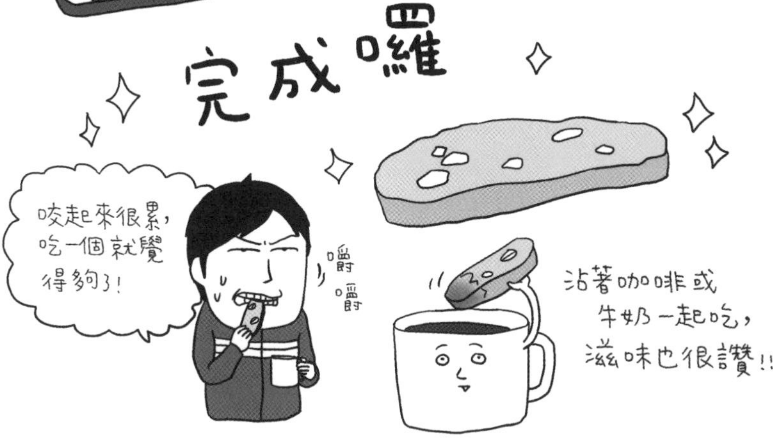
完成囉
咬起來很累，
吃一個就覺
得夠了!
嚼
嚼
沾著咖啡或
牛奶一起吃，
滋味也很讚!!

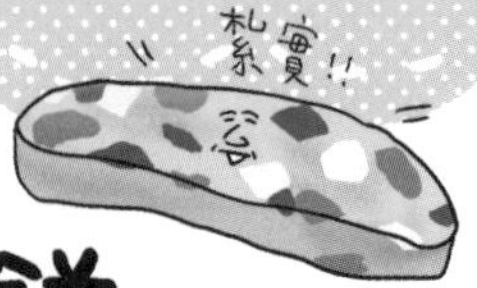

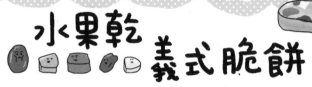

水果乾義式脆餅

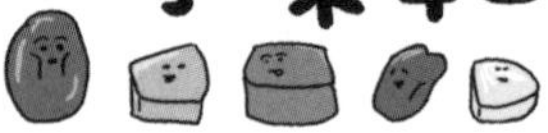

利用果乾做出每一口都吃得到水果的義式脆餅
不添加油脂，吃起來更健康！♪

材料

低筋麵粉……100公克
烘焙粉……1小匙
雞蛋……1個
砂糖……70公克
綜合水果乾……1袋（100公克）

做法

❶將低筋麵粉與烘焙粉混合後過篩。

❷雞蛋、砂糖放入大碗內以打蛋器混勻，倒進①的粉類以刮刀攪拌，再混入水果乾。

❸烤盤鋪好烘焙紙，倒入麵糊整理成寬8公分、厚度1公分的形狀。

❹送入預熱180度的烤箱烤20分鐘。

❺取出切成1公分寬，切面朝上排放在烤盤上，以170度烤10分鐘，翻面再烤10分鐘即可。

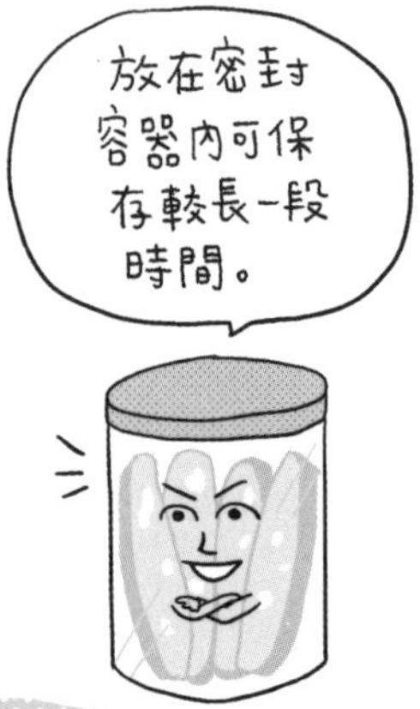

依據 COOKPAD裡悠閒貓提供的「水果乾義式脆餅」食譜製作而成。

紅茶飄香♪
全麥粉豆渣義式脆餅

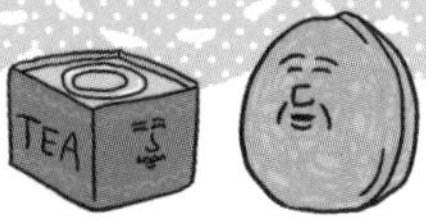

散發著紅茶及核桃的香氣與水果的自然甜味。
以豆腐渣製作、不添加油脂的健康點心♪

材料

A
- 新鮮豆腐渣…100公克
- 全麥麵粉…100公克
- 紅茶葉（茶包）…10公克
- 烘焙粉…1小匙
- 紅砂糖…30～50公克（依照個人喜好添加）
- 鹽…1小撮
- 肉桂粉……適量

雞蛋…1個
豆漿…1大匙
核桃…20～30公克
水果乾（葡萄乾、無花果乾等）…40～50公克

做法

❶將A混合後加入蛋汁、豆漿。

❷拌入稍微切碎的核桃與水果乾，將麵糰推揉成塊。

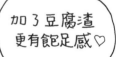

❸烤盤鋪上烘焙紙，放好麵糰，整理成20公分x10公分的扁平狀。
※手沾一點水會更容易操作。

❹以預熱170度的烤箱烤20～25分鐘。

❺取出放涼之後切成1公分的薄片，放在烘焙紙上。

❻烤箱溫度降至160度，正面烤10分鐘，背面烤10分鐘，總共烤20分鐘讓餅乾確實乾燥後，直接在烤盤上放涼即可。

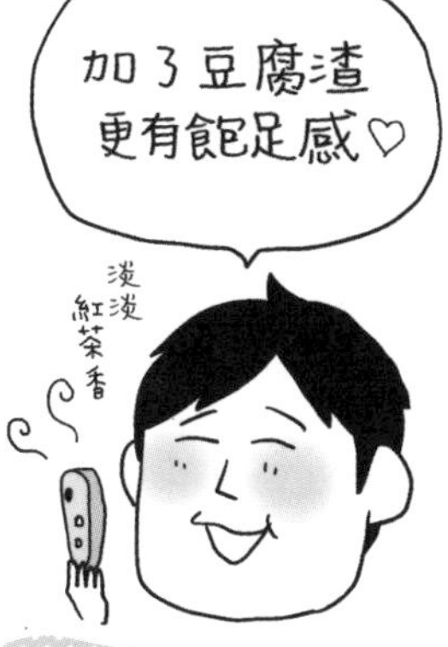

依據 COOKPAD裡tearstaor提供的「全麥粉豆渣義式脆餅」食譜製作而成。

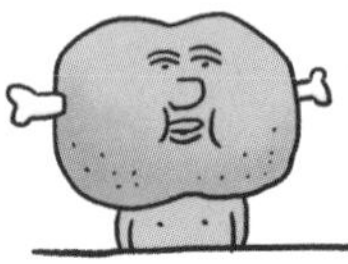

食品卡路里一覽表

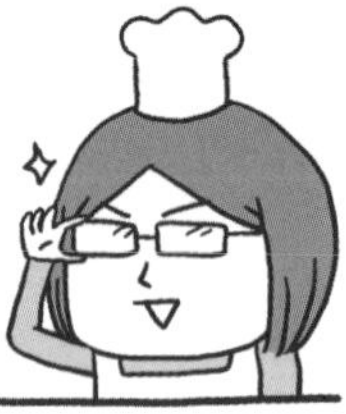

1. 穀類

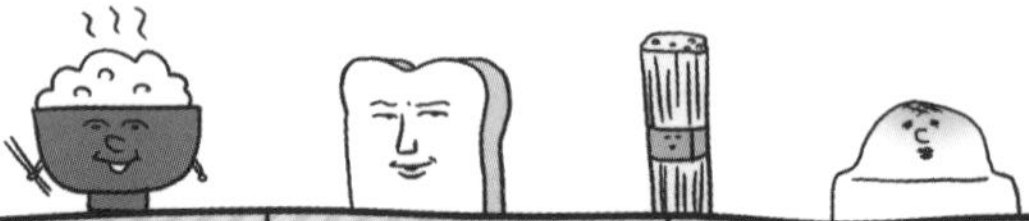

食品名稱	數量(基準)	重量	熱量(kcal)
糙米飯	1碗	150公克	248
白米飯	1碗	150公克	252
年糕	1個	50公克	118
烏龍麵（乾麵）		100公克	348
蕎麥麵（乾麵）		100公克	344
麵線（乾麵）		100公克	356
義大利麵（乾麵）		100公克	378
中式湯麵	1份麵條	170公克	253
土司	6片切每片		158
麵包捲	1個	30公克	98
低筋麵粉		100公克	368
高筋麵粉		100公克	366

2. 地瓜、澱粉類

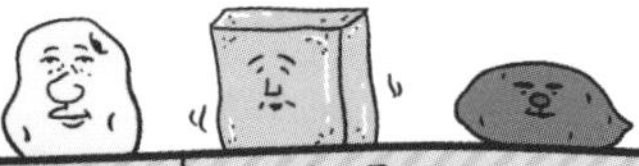

食品名稱	數量(基準)	重量	熱量(kcal)
馬鈴薯	中型1個	135公克	103
芋頭	中型1個	43公克	25
地瓜	中型1個	180公克	238
蒟蒻	1片	200公克	10
蒟蒻絲捲	1個	200公克	12
綠豆冬粉	1餐份	20公克	69

3.豆類

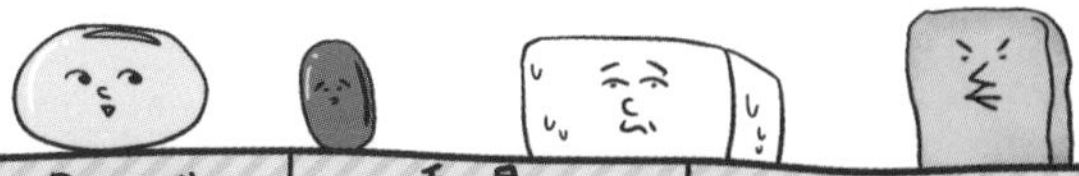

食品名稱	數量(基準)	重量	熱量(kcal)
紅豆罐頭		100公克	218
木棉豆腐	1塊	300公克	216
絹絲豆腐	1塊	300公克	168
油豆腐	1片	30公克	116
納豆	1餐份	30公克	60
豆腐渣		100公克	89
豆漿	1杯	210公克	97

4.菇類

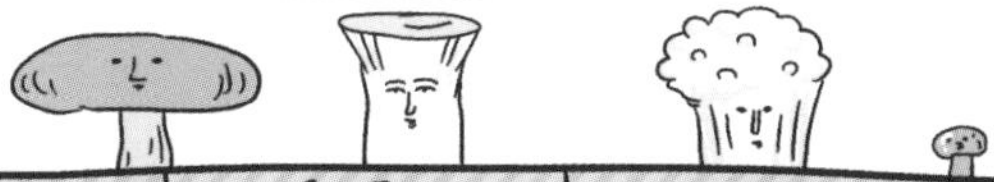

食品名稱	數量(基準)	重量	熱量(kcal)
金針菇	1袋	85公克	19
生香菇	1個	8公克	1
香菇乾	1個	1.6公克	3
鴻喜菇	1袋	85公克	15
滑菇	1袋	100公克	15
杏鮑菇	1袋	90公克	22
舞菇	1袋	90公克	14

5.藻類

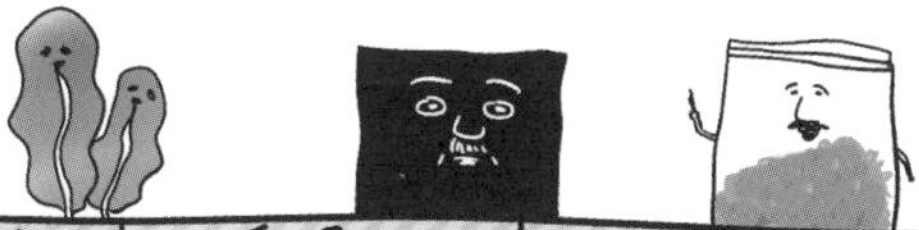

食品名稱	數量(基準)	重量	熱量(kcal)
青海苔	1小匙	2公克	3
烤海苔	1片	3公克	6
羊栖菜	1大匙	5公克	7
海帶芽	1小匙	1公克	1

6.蔬菜類

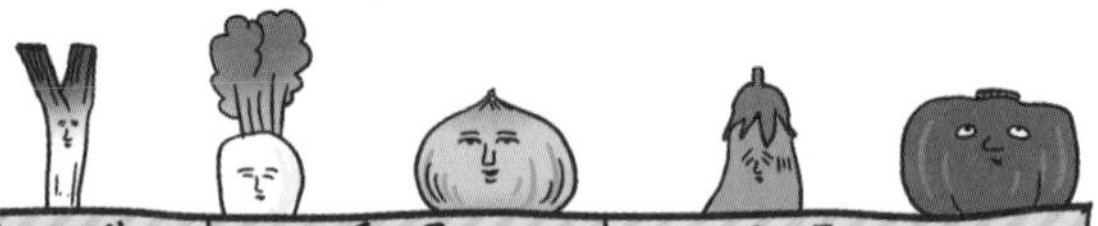

食品名稱	數量(基準)	重量	熱量(kcal)
蘆筍	1根	16公克	4
四季豆	1個	10公克	2
毛豆（冷凍）	1個	1.5公克	2
碗豆（冷凍）		10公克	10
秋葵	1個	7公克	2
南瓜	1／4個	225公克	205
高麗菜	1葉	85公克	20
小黃瓜	1條	98公克	14
牛蒡	1條	180公克	117
油菜	1把	255公克	36
紫蘇	2葉	2公克	1
山茼蒿	1把	198公克	198
薑	1小段	8公克	8
芹菜	1根	65公克	65
蘿蔔嬰	1袋	40公克	8
白蘿蔔	中型1／2條	340公克	61
竹筍（水煮）	中型1條	225公克	68
洋蔥	中型1個	188公克	70
青江菜	1棵	85公克	8
番茄	1個	194公克	37
聖女番茄	1個	15公克	4
番茄罐頭	1罐	400公克	80
茄子	1條	63公克	14
韭菜	1把	95公克	20
紅蘿蔔	1條	180公克	67
長蔥	1根	60公克	17

食品名稱	數量(基準)	重量	熱量(kcal)
白菜	中型1／4個	235公克	33
青椒	1個	34公克	7
綠花椰菜	1個	100公克	33
菠菜	1把	270公克	54
山芹菜	1把	40公克	8
豆芽菜	1袋	200公克	74
萵苣	1個	196公克	24
蓮藕	1節	120公克	79

7. 水果類

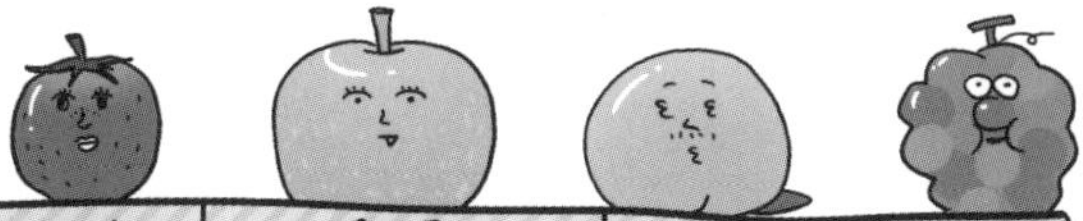

食品名稱	數量(基準)	重量	熱量(kcal)
草莓	1個	16公克	5
橘子	1個	130公克	60
柿子	1個	182公克	109
奇異果	1個	85公克	45
葡萄柚	1個	210公克	80
櫻桃	1粒	7公克	4
西瓜	中型1／4個	375公克	139
梨子	1個	170公克	73
鳳梨	1／4個	275公克	140
香蕉	1根	90公克	77
葡萄	1粒	128公克	76
哈密瓜	1／4個	158公克	66
桃子	1個	170公克	68
蘋果	1個	255公克	138
檸檬（汁）	1個分	30公克	8

8.肉類

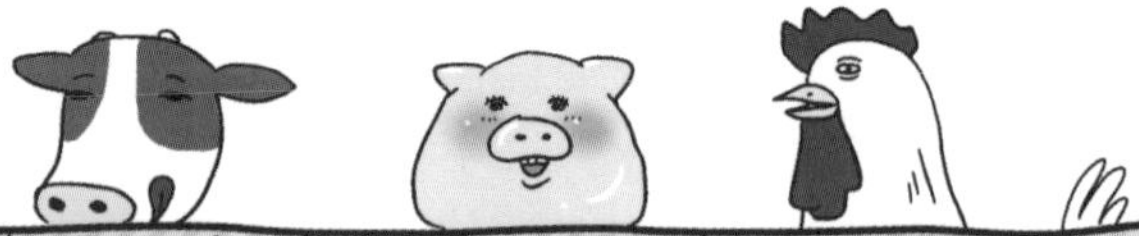

食品名稱	數量(基準)	重量	熱量(kcal)
牛肩里肌（帶肥肉）		100公克	240
牛腿（瘦肉）		100公克	140
牛菲力		100公克	133
牛絞肉		100公克	224
豬肩肉（帶肥肉）		100公克	225
豬里肌肉（帶肥肉）		100公克	263
豬腹肉		100公克	386
豬腿肉（瘦肉）		100公克	128
豬腰肉		100公克	115
豬絞肉		100公克	221
豬大腸		100公克	179
雞胸肉（帶皮）	1片	250公克	478
雞胸肉（去皮）	1片	200公克	216
雞腿肉（帶皮）	1片	280公克	560
雞腿肉（去皮）	1片	230公克	267
雞翅		100公克	211
雞里肌肉	1片	38公克	40
雞絞肉		100公克	166
羊里肌肉		100公克	236
小羊里肌肉		100公克	227
里肌火腿肉	1片	20公克	39
香腸	1片	10公克	32
培根	1片	20公克	81

9. 調味料、其他

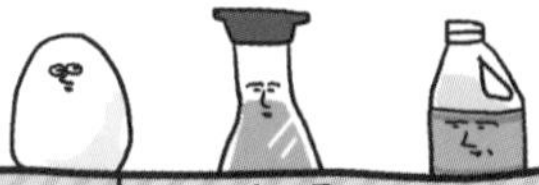

食品名稱	數量(基準)	重量	熱量(kcal)
沙拉油	1大匙	12公克	111
芝麻油	1大匙	12公克	111
橄欖油	1大匙	12公克	111
奶油	1大匙	12公克	89
植物奶油	1大匙	12公克	76
醬油（濃）	1大匙	18公克	18
鹽	1小匙	6公克	6
醋	1大匙	15公克	15
番茄醬	1大匙	15公克	15
美乃滋	1大匙	12公克	80
味噌	1大匙	18公克	39
味醂	1大匙	19公克	43
酒	1大匙	19公克	20
炒過的芝麻	1大匙	9公克	54
伍斯塔醬	1大匙	18公克	21
辣油	1小匙	5公克	46
雞蛋	1個	51公克	77
牛奶	1杯	210公克	141
低脂牛奶	1杯	210公克	97
優格（無糖）		100公克	62
乳酪片	1片	18公克	61

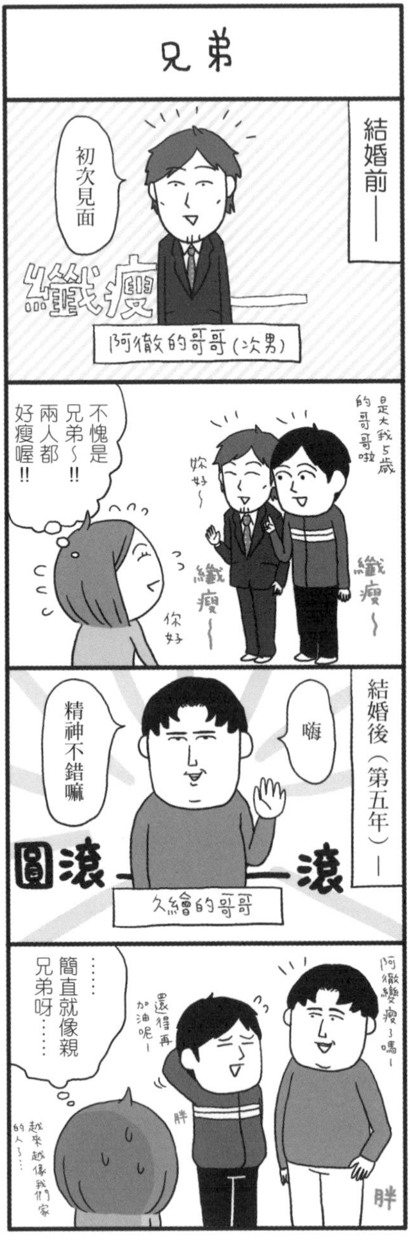
兄弟
結婚前——
初次見面
纖瘦
阿徹的哥哥(次男)
是大我5歲的哥哥啦
妳好～
纖瘦～
纖瘦～
不愧是兄弟～!! 兩人都好瘦喔!!
你好
結婚後(第五年)—
嗨
精神不錯嘛
圓滾滾
久繪的哥哥
阿徹變瘦了嗎—
還得再加油呢—
胖
胖
……簡直就像親兄弟呀……
越來越像我們家的人了……

第3章

運動瘦身法

興趣是打電玩、看漫畫、

觀賞運動比賽（真的只是觀賞）。

到底有什麼運動

適合超級宅男阿徹呢……。

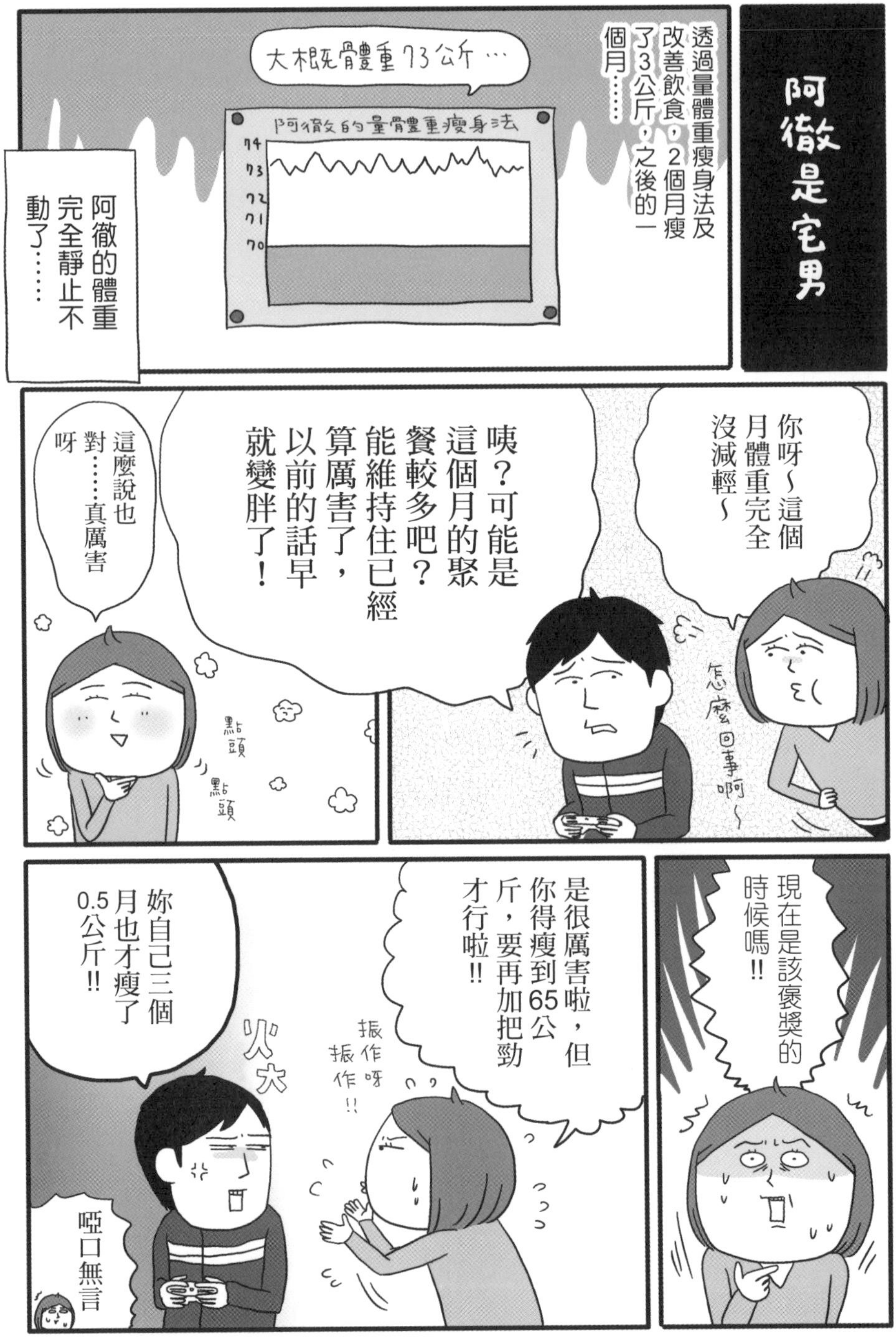
阿徹是宅男
透過量體重瘦身法及改善飲食，2個月瘦了3公斤，之後的一個月……
大概體重73公斤…
阿徹的量體重瘦身法
74
73
72
71
70
阿徹的體重完全靜止不動了……
你呀～這個月體重完全沒減輕～
怎麼回事啊～
咦？可能是這個月的聚餐較多吧？能維持住已經算厲害了，以前的話早就變胖了！
這麼說也對……真厲害呀
點頭
點頭
現在是該褒獎的時候嗎!!
是很厲害啦，但你得瘦到65公斤，要再加把勁才行啦!!
振作振作呀!!
火大
妳自己三個月也才瘦了0.5公斤!!
啞口無言

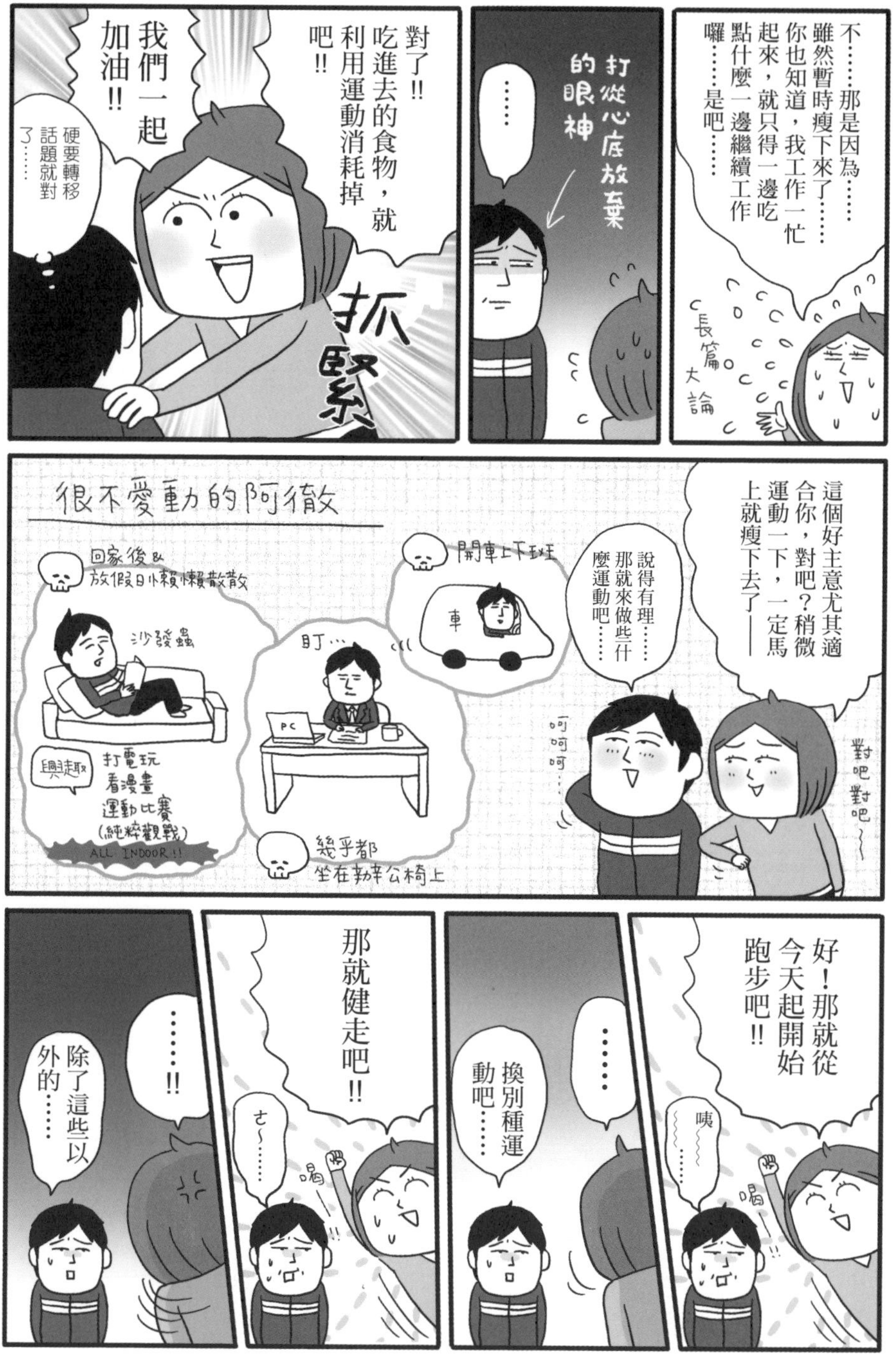

不……那是因為……雖然暫時瘦下來了……你也知道，我工作一忙起來，就只得一邊吃點什麼一邊繼續工作囉……是吧……
長篇大論
……
打從心底放棄的眼神
對了!! 吃進去的食物，就利用運動消耗掉吧!!
我們一起加油!!
硬要轉移話題就對了……
抓緊
這個好主意尤其適合你，對吧？稍微運動一下，一定馬上就瘦下去了——
對吧對吧~
說得有理……那就來做些什麼運動吧……
呵呵呵
很不愛動的阿徹
回家後&放假日懶懶散散
沙發蟲
興趣
打電玩
看漫畫
運動比賽
(純粹觀戰)
ALL INDOOR!!
盯…
PC
幾乎都坐在辦公椅上
開車上下班
車
好！那就從今天起開始跑步吧!!
喝——!!
咦~~~……
……
換別種運動吧……
那就健走吧!!
喝——!!
ㄜ~……
……!!
除了這些以外的……

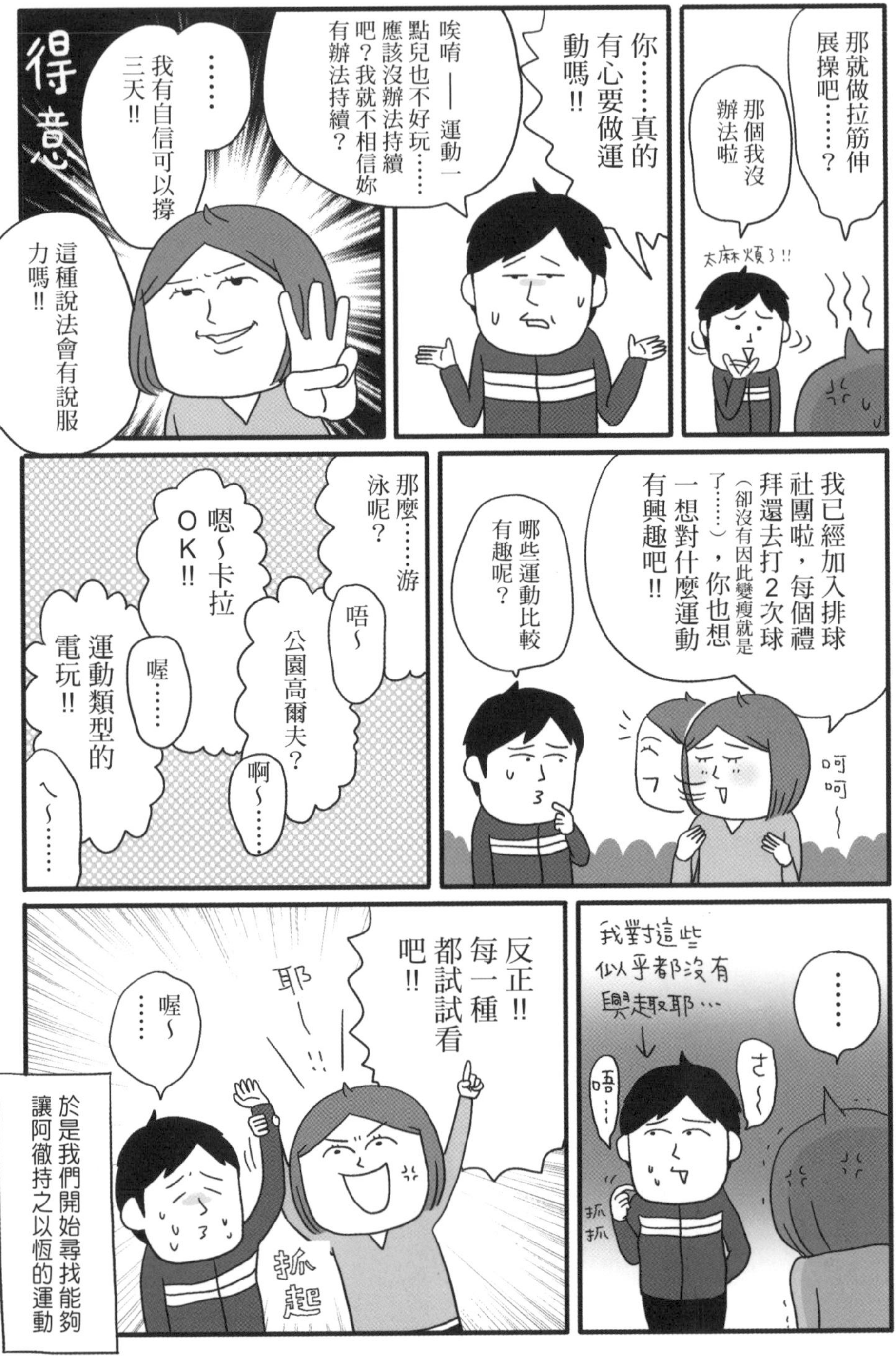
那就做拉筋伸展操吧……？
那個我沒辦法啦
太麻煩了!!
你……真的有心要做運動嗎!!
唉唷——運動一點兒也不好玩……應該沒辦法持續吧？我就不相信妳有辦法持續？
……
我有自信可以撐三天!!
得意
這種說法會有說服力嗎!!
我已經加入排球社團啦，每個禮拜還去打2次球（卻沒有因此變瘦就是了……），你也想一想對什麼運動有興趣吧!!
呵呵～
哪些運動比較有趣呢？
那麼……游泳呢？
唔～
公園高爾夫？
啊～……
嗯～卡拉OK!!
喔……
運動類型的電玩!!
へ～……
我對這些似乎都沒有興趣耶…
……
さ～
唔…
抓抓
反正!!每一種都試試看吧!!
耶～!!
喔～……
抓起
於是我們開始尋找能夠讓阿徹持之以恆的運動

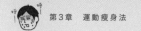

太太的小筆記

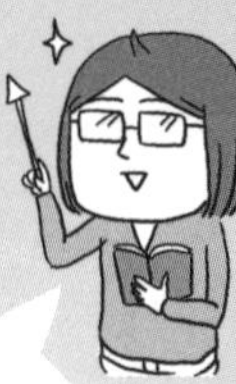

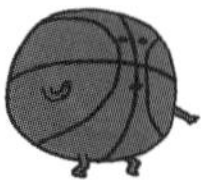

阿徹與運動、久繪與運動

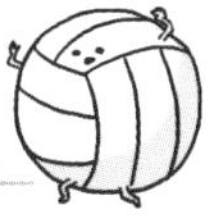

我一直都有參加媽媽排球隊。
每週練球2次，一年或幾年參加一次比賽，每每都要打到汗流浹背才肯停。
喜新厭舊又怕麻煩的我，竟然一參加就是6年。
要問為什麼嘛……
因為我超愛排球！
打球能讓我非常的開心！
今後，只要我的身體還動得了，
我就會繼續這個運動……

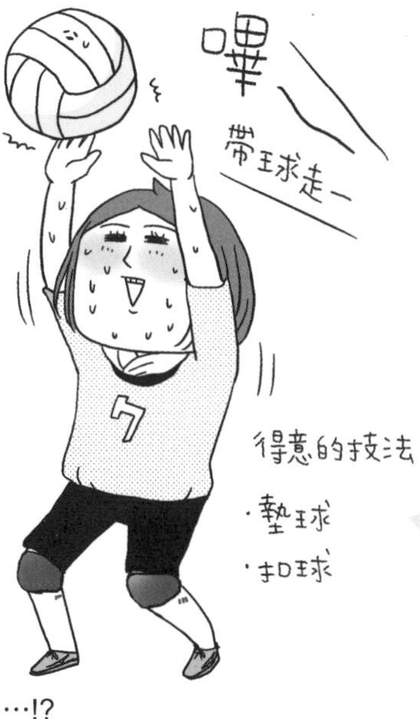

至於阿徹嘛……是個運動不持久的傢伙！
他曾經說過要開始騎腳踏車，還興匆匆的跑去買了帥氣的車回來（先做個樣子），
不到一個月就說玩膩了。
買了專用的慢跑鞋，用不到四、五次就晾在一旁。
拉筋運動也沒持續多久。

……這樣的阿徹是否也能像我熱愛排球一般，繼續燃燒對於發現新運動的熱情……!?

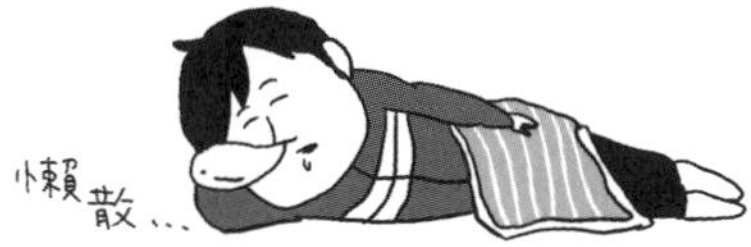

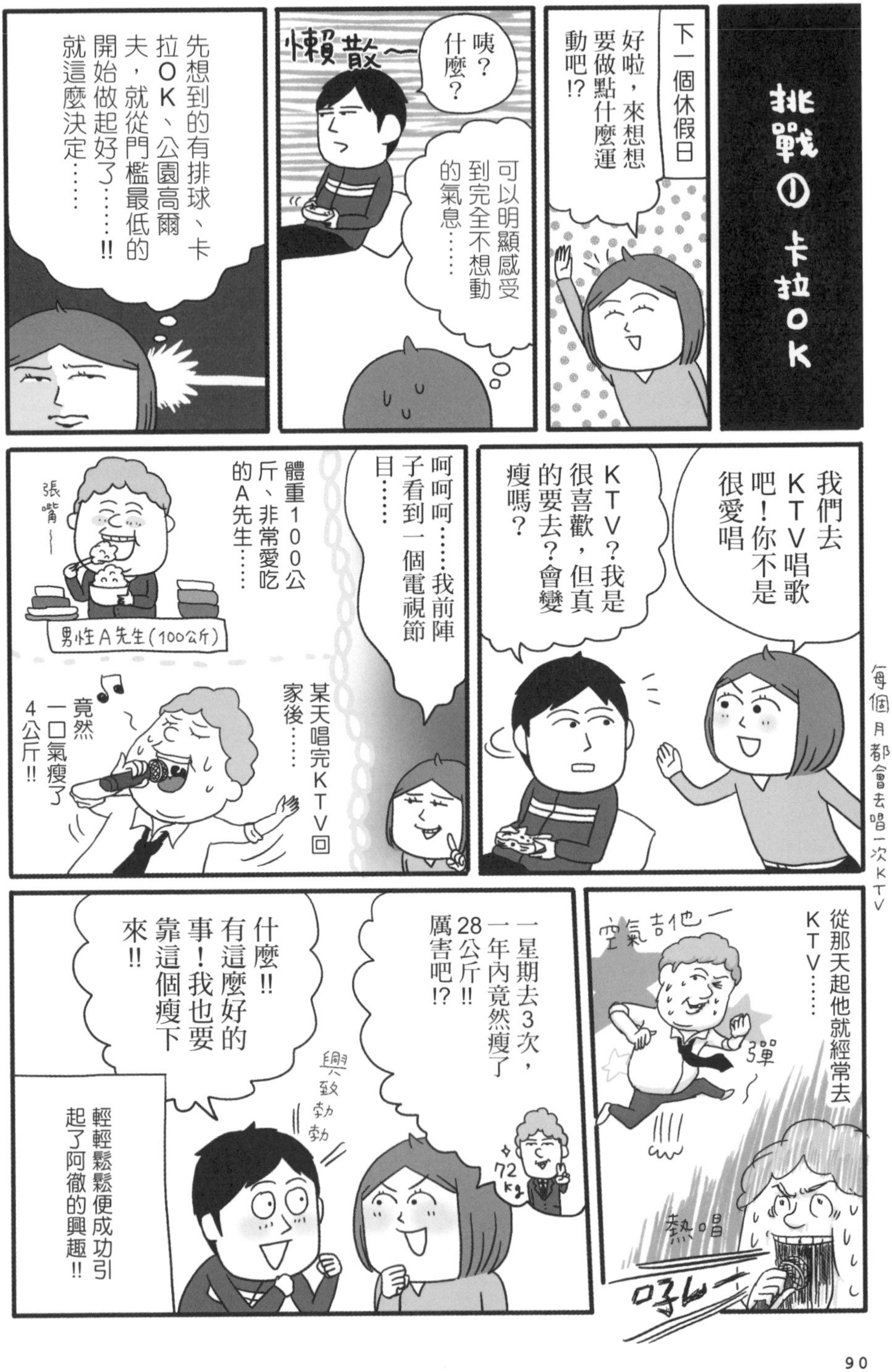
挑戰① 卡拉OK
下一個休假日
好啦，來想想要做點什麼運動吧!?
懶散～
咦？什麼？
可以明顯感受到完全不想動的氣息……
先想到的有排球、卡拉OK、公園高爾夫，就從門檻最低的開始做起好了……!!就這麼決定……
我們去KTV唱歌吧！你不是很愛唱
每個月都會去唱一次KTV
KTV？我是很喜歡，但真的要去？會變瘦嗎？
呵呵呵……我前陣子看到一個電視節目……
體重100公斤、非常愛吃的A先生……
張嘴～
男性A先生(100公斤)
某天唱完KTV回家後……
竟然一口氣瘦了4公斤!!
從那天起他就經常去KTV……
空氣吉他ー
彈
熱唱
吼ー
一星期去3次，一年內竟然瘦了28公斤!!厲害吧!?
72kg
興致勃勃
什麼!!有這麼好的事！我也要靠這個瘦下來!!
輕輕鬆鬆便成功引起了阿徹的興趣!!

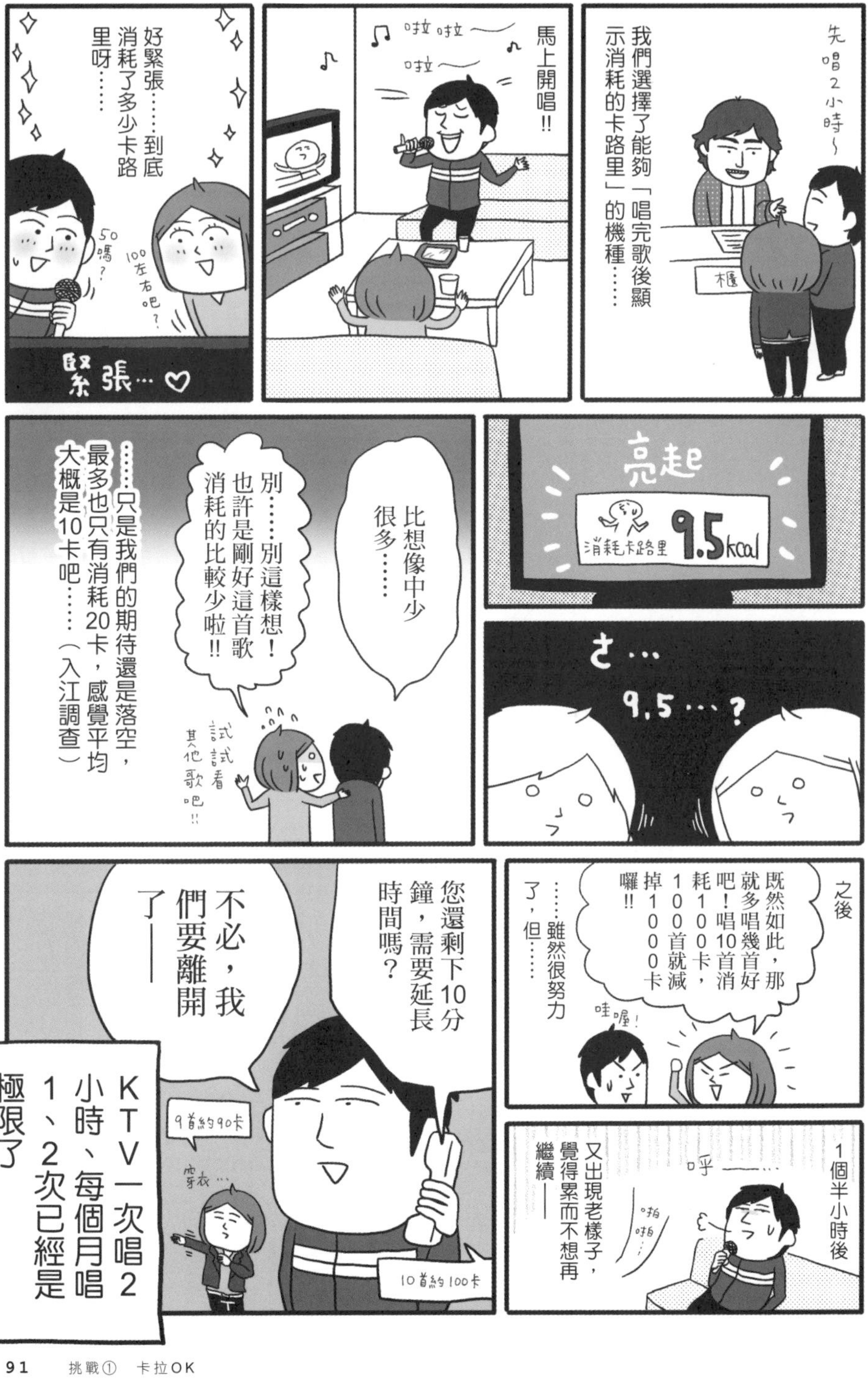
先唱2小時～
我們選擇了能夠「唱完歌後顯示消耗的卡路里」的機種……
櫃
馬上開唱!!
啦啦～
啦～
好緊張……到底消耗了多少卡路里呀……
50嗎?!
100左右吧?!
緊張…♡
亮起
消耗卡路里 9.5kcal
さ…
9.5…?
比想像中少很多……
別……別這樣想！也許是剛好這首歌消耗的比較少啦!!
試試看其他歌吧!!
……只是我們的期待還是落空，最多也只有消耗20卡，感覺平均大概是10卡吧……（入江調查）
之後
既然如此，那就多唱幾首好吧！唱10首消耗100卡，1000首就減掉10000卡囉!!
哇喔！
……雖然很努力了，但……
1個半小時後
呼——…
啪啪…
又出現老樣子，覺得累而不想再繼續——
您還剩下10分鐘，需要延長時間嗎？
不必，我們要離開了——
9首約90卡
穿衣…
10首約100卡
KTV一次唱2小時、每個月唱1、2次已經是極限了

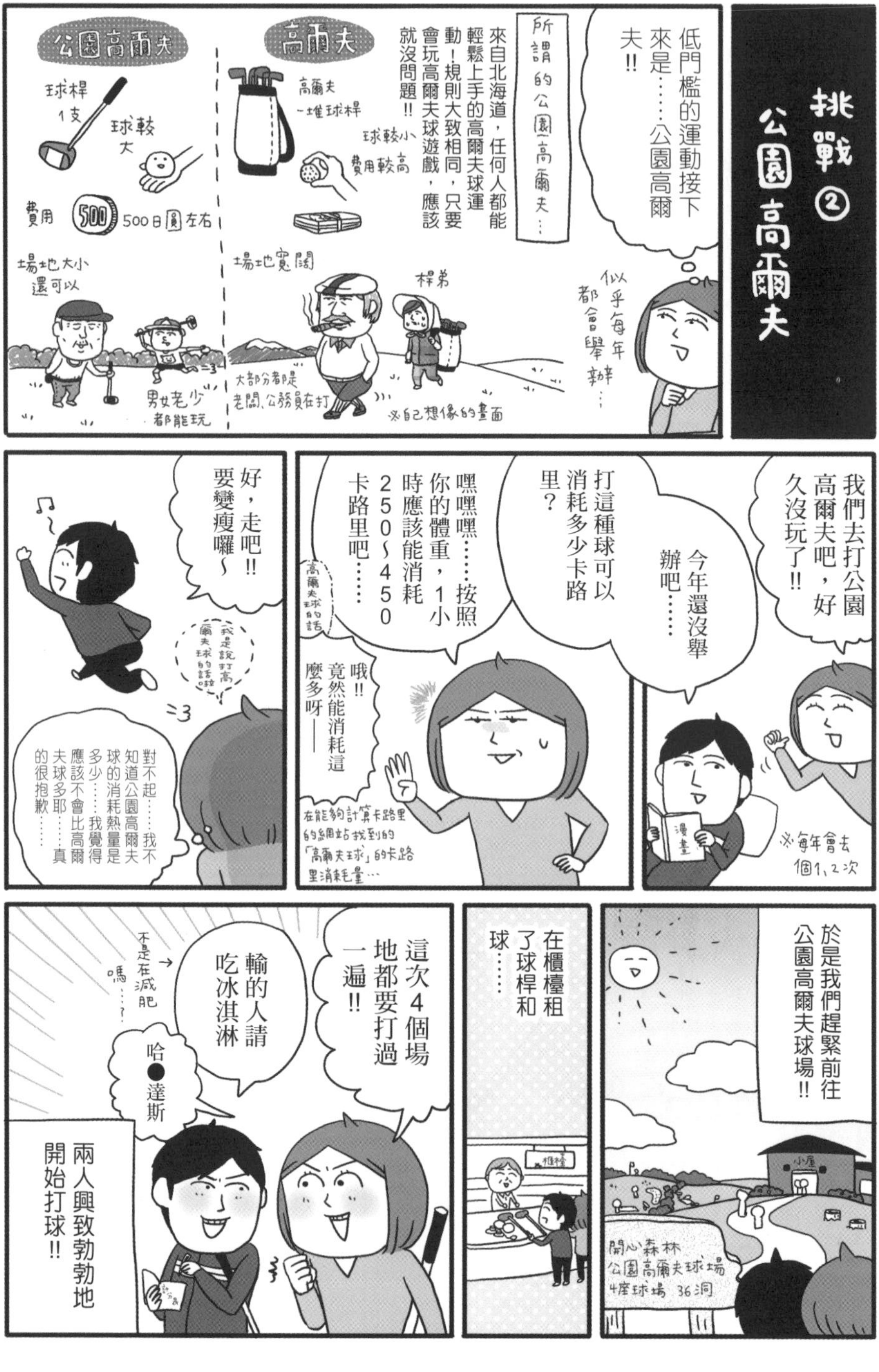
挑戰② 公園高爾夫
低門檻的運動接下來是……公園高爾夫!!
似乎每年都會舉辦…
所謂的公園高爾夫…
來自北海道，任何人都能輕鬆上手的高爾夫球運動！規則大致相同，只要會玩高爾夫球遊戲，應該就沒問題!!
高爾夫
高爾夫一堆球桿
球較小
費用較高
場地寬闊
桿弟
大部分都是老闆、公務員在打
※自己想像的畫面
公園高爾夫
球桿1支
球較大
費用 500 500日圓左右
場地大小還可以
男女老少都能玩
我們去打公園高爾夫吧，好久沒玩了!!
今年還沒舉辦吧……
漫畫
※每年會去個1、2次
打這種球可以消耗多少卡路里？
嘿嘿嘿……按照你的體重，1小時應該能消耗250~450卡路里吧……
高爾夫球的話
哦!!竟然能消耗這麼多呀——
在能夠計算卡路里的網站找到的「高爾夫球」的卡路里消耗量…
好，走吧!!要變瘦囉~
我是說打高爾夫球的話啦
對不起……我不知道公園高爾夫球的消耗熱量是多少……我覺得應該不會比高爾夫球多耶……真的很抱歉……
於是我們趕緊前往公園高爾夫球場!!
小屋
開心森林 公園高爾夫球場 4座球場 36洞
在櫃檯租了球桿和球……
櫃檯
這次4個場地都要打過一遍!!
輸的人請吃冰淇淋
哈●達斯
不是在減肥嗎…？
兩人興致勃勃地開始打球!!

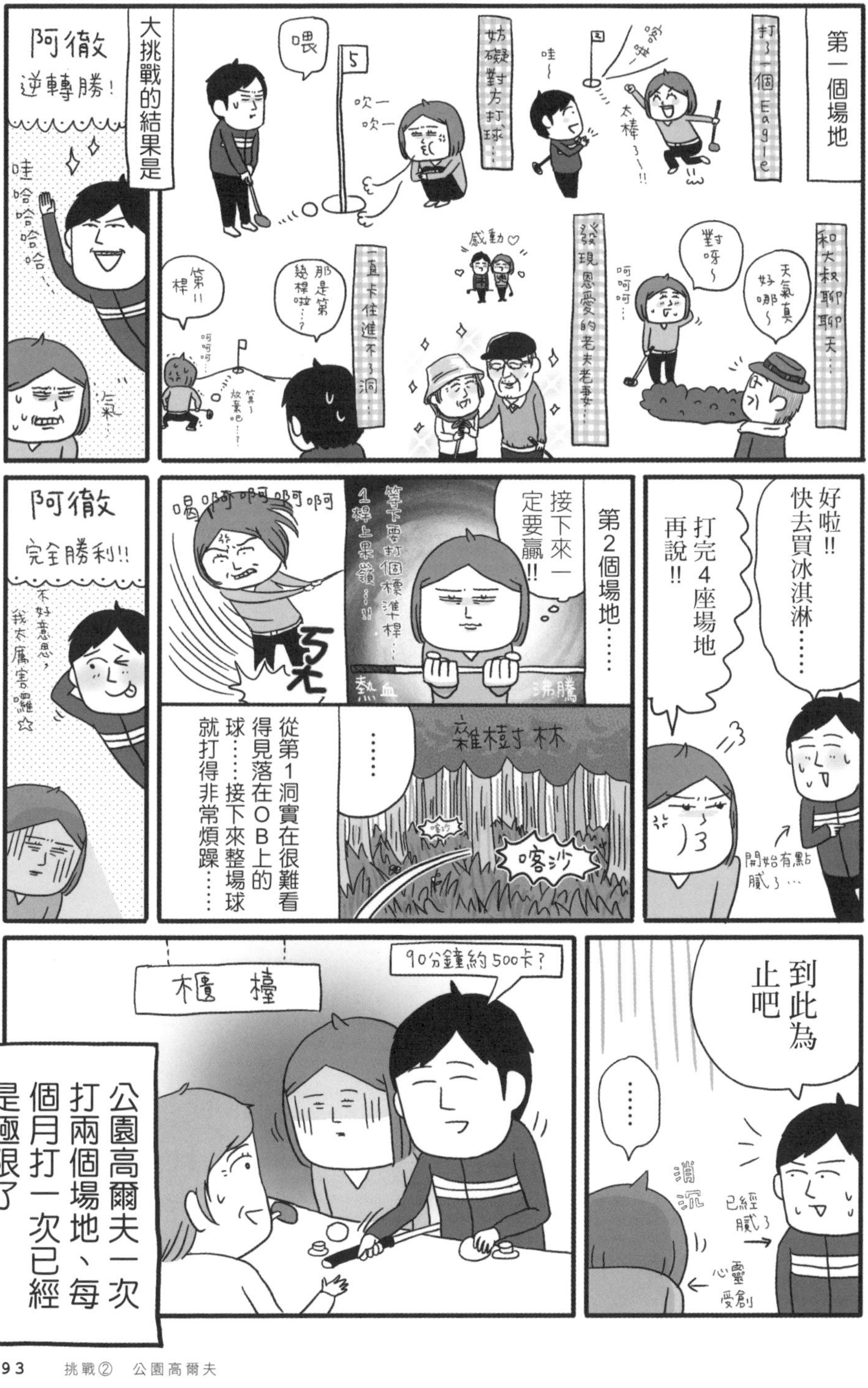
第一個場地
打了一個Eagle
好耶~
太棒了~!!
哇~
妨礙對方打球…
吹一
吹一
喂
大挑戰的結果是
阿徹逆轉勝!
哇哈哈哈哈…
氣
和大叔聊聊天…
天氣真好哪~
對呀~
呵呵呵…
發現恩愛的老夫老妻…
感動♡
一直卡住進不了洞…
那是第幾桿啦…?
第!!桿
呵呵呵…
算了放棄吧…?
好啦!! 快去買冰淇淋……
打完4座場地再說!!
開始有點膩了…
第2個場地……
接下來一定要贏!!
等下要打個標準桿1桿上果嶺…!!
熱血 沸騰
喝啊啊啊啊啊
雜樹林
喀沙
喀沙
……
從第1洞實在很難看得見落在OB上的球……接下來整場球就打得非常煩躁……
阿徹完全勝利!!
不好意思，我太厲害囉☆
到此為止吧
……
已經膩了
消沉
心靈受創
90分鐘約500卡?
櫃檯
公園高爾夫一次打兩個場地、每個月打一次已經是極限了

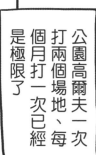

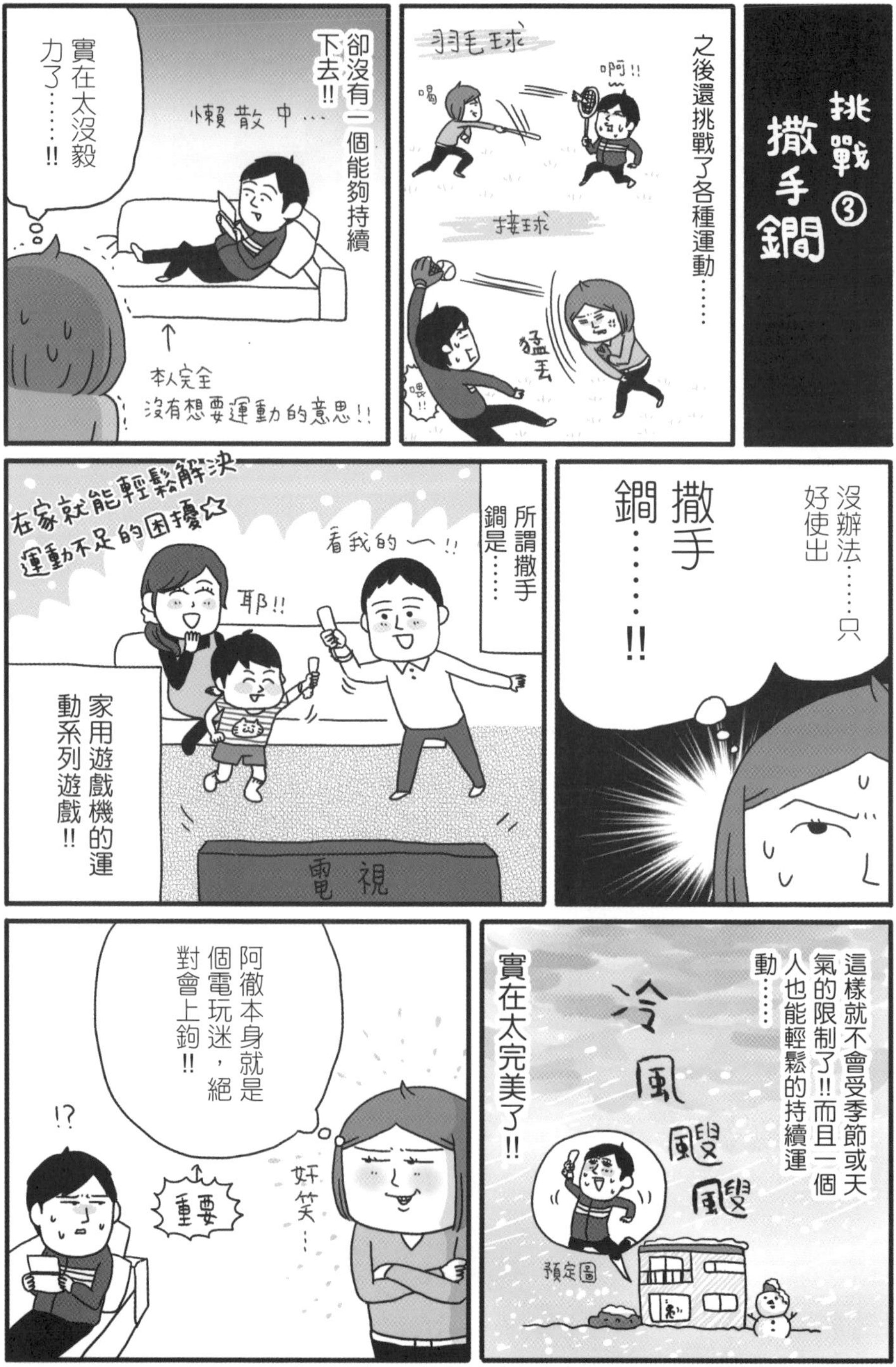
挑戰③
撒手鐧
之後還挑戰了各種運動……
羽毛球
喝
啊!!
接球
猛丟
喂!!
卻沒有一個能夠持續下去!!
懶散中…
本人完全沒有想要運動的意思!!
實在太沒毅力了……!!
沒辦法……只好使出
撒手鐧……!!
所謂撒手鐧是……
在家就能輕鬆解決運動不足的困擾☆
看我的一!!
耶!!
家用遊戲機的運動系列遊戲!!
電視
這樣就不會受季節或天氣的限制了!!而且一個人也能輕鬆的持續運動……
冷風颼颼
預定圖
實在太完美了!!
阿徹本身就是個電玩迷，絕對會上鉤!!
重要
奸笑…
!?

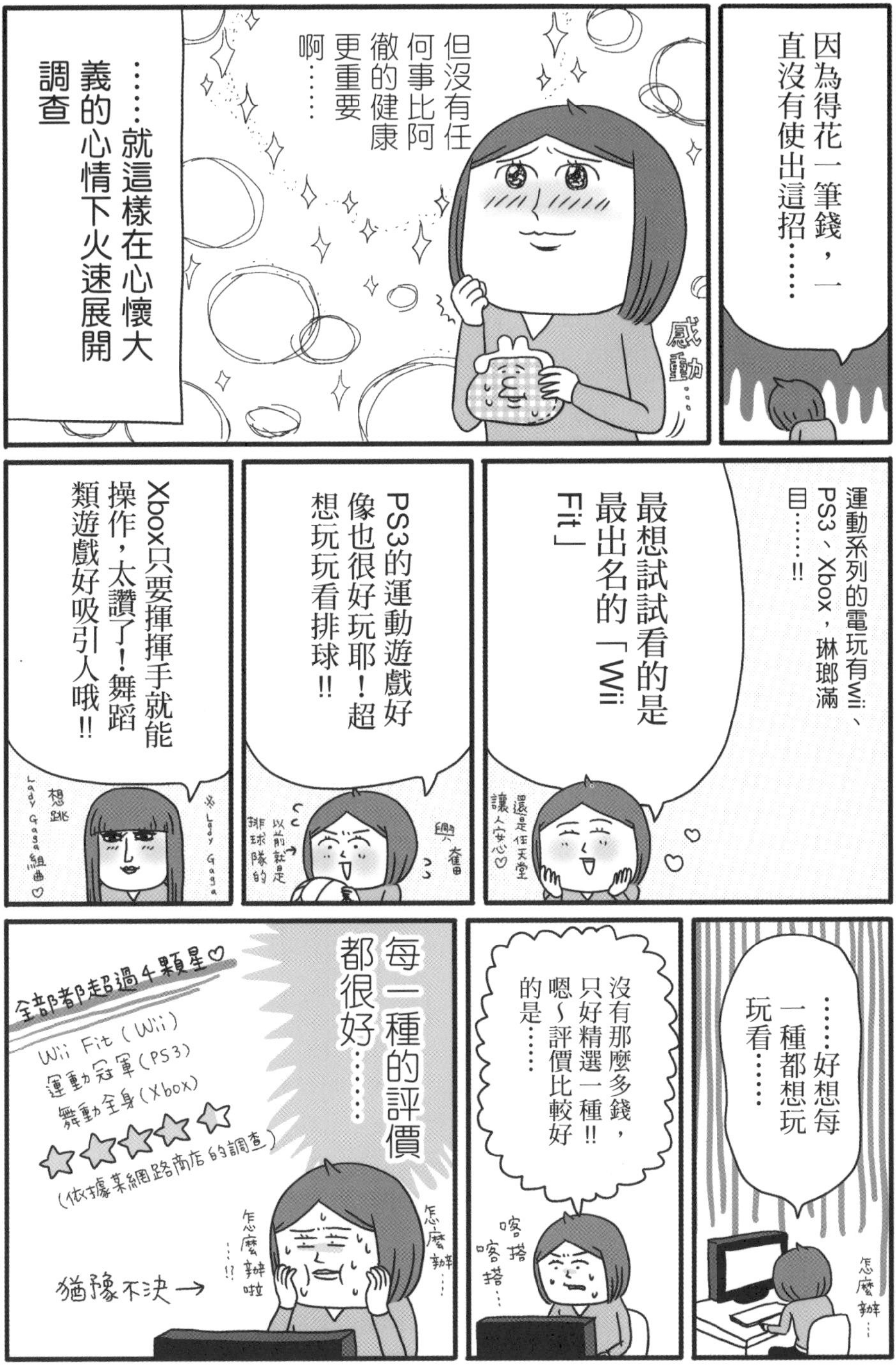
因為得花一筆錢，一直沒有使出這招……
但沒有任何事比阿徹的健康更重要啊……
感動…
……就這樣在心懷大義的心情下火速展開調查
運動系列的電玩有Wii、PS3、Xbox，琳瑯滿目……!!
最想試試看的是最出名的「Wii Fit」
還是任天堂讓人安心♡
PS3的運動遊戲好像也很好玩耶！超想玩玩看排球!!
興奮
以前就是排球隊的
Xbox只要揮揮手就能操作，太讚了！舞蹈類遊戲好吸引人哦!!
※Lady Gaga
想跳Lady Gaga組曲♡
……好想每一種都想玩玩看……
怎麼辦…
沒有那麼多錢，只好精選一種!!嗯～評價比較好的是……
喀搭喀搭…
每一種的評價都很好……
全部都超過4顆星♡
Wii Fit (Wii)
運動冠軍 (PS3)
舞動全身 (Xbox)
(依據某網路商店的調查)
怎麼辦…
怎麼辦啦…!?
猶豫不決→

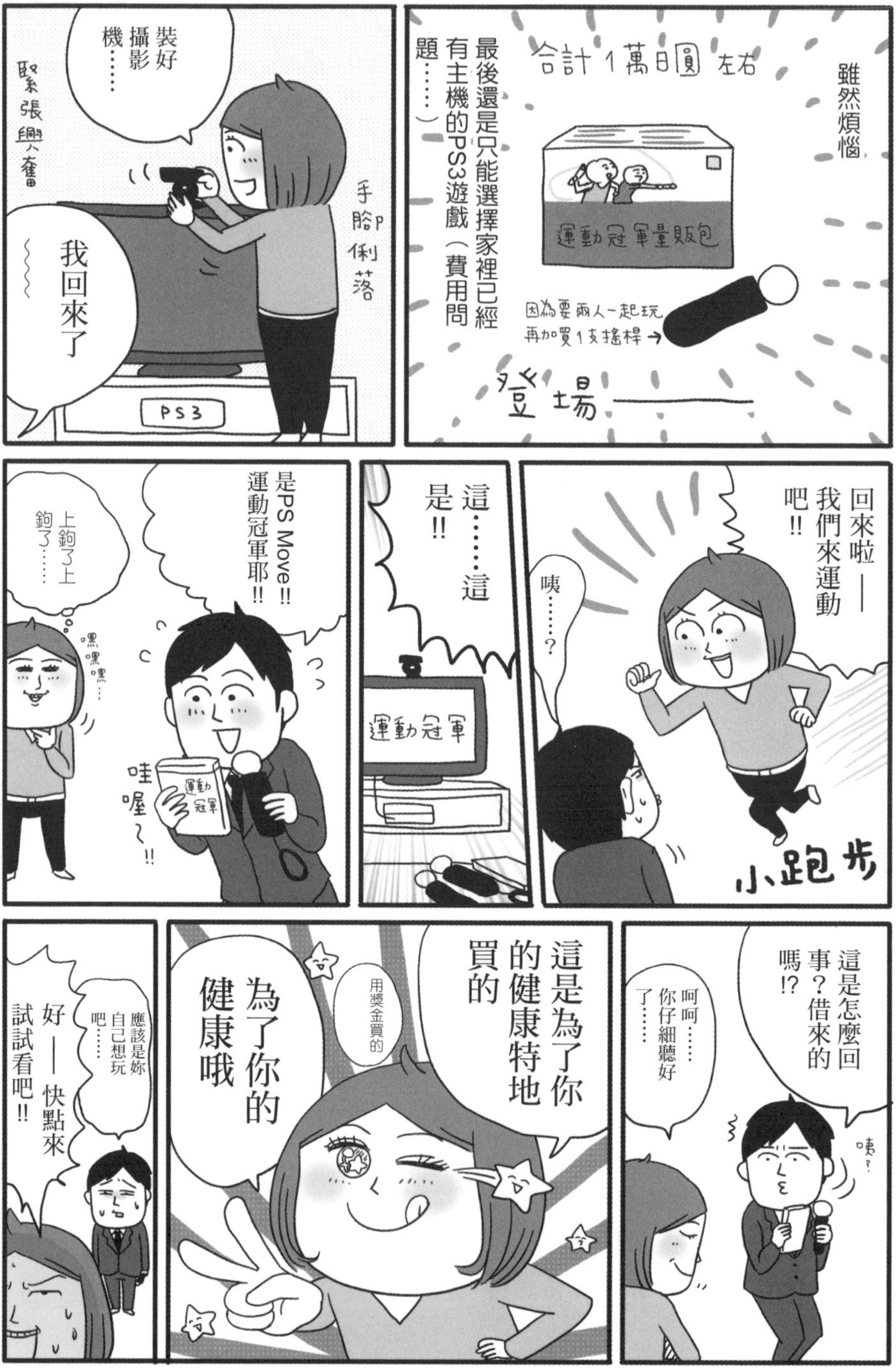
雖然煩惱
合計1萬日圓左右
運動冠軍量販包
因為要兩人一起玩再加買1支搖桿→
登場——
最後還是只能選擇家裡已經有主機的PS3遊戲（費用問題……）
裝好攝影機……
緊張興奮
手腳俐落
PS3
我回來了~~~
回來啦——我們來運動吧!!
咦……？
小跑步
這……這是!!
運動冠軍
是PS Move!!運動冠軍耶!!
運動冠軍
哇喔~!!
上鉤了上鉤了……
嘿嘿嘿……
這是怎麼回事？借來的嗎!?
呵呵……你仔細聽好了……
咦？
這是為了你的健康特地買的
用獎金買的
為了你的健康哦
應該是妳自己想玩吧……
好——快點來試試看吧!!

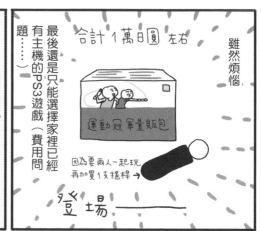

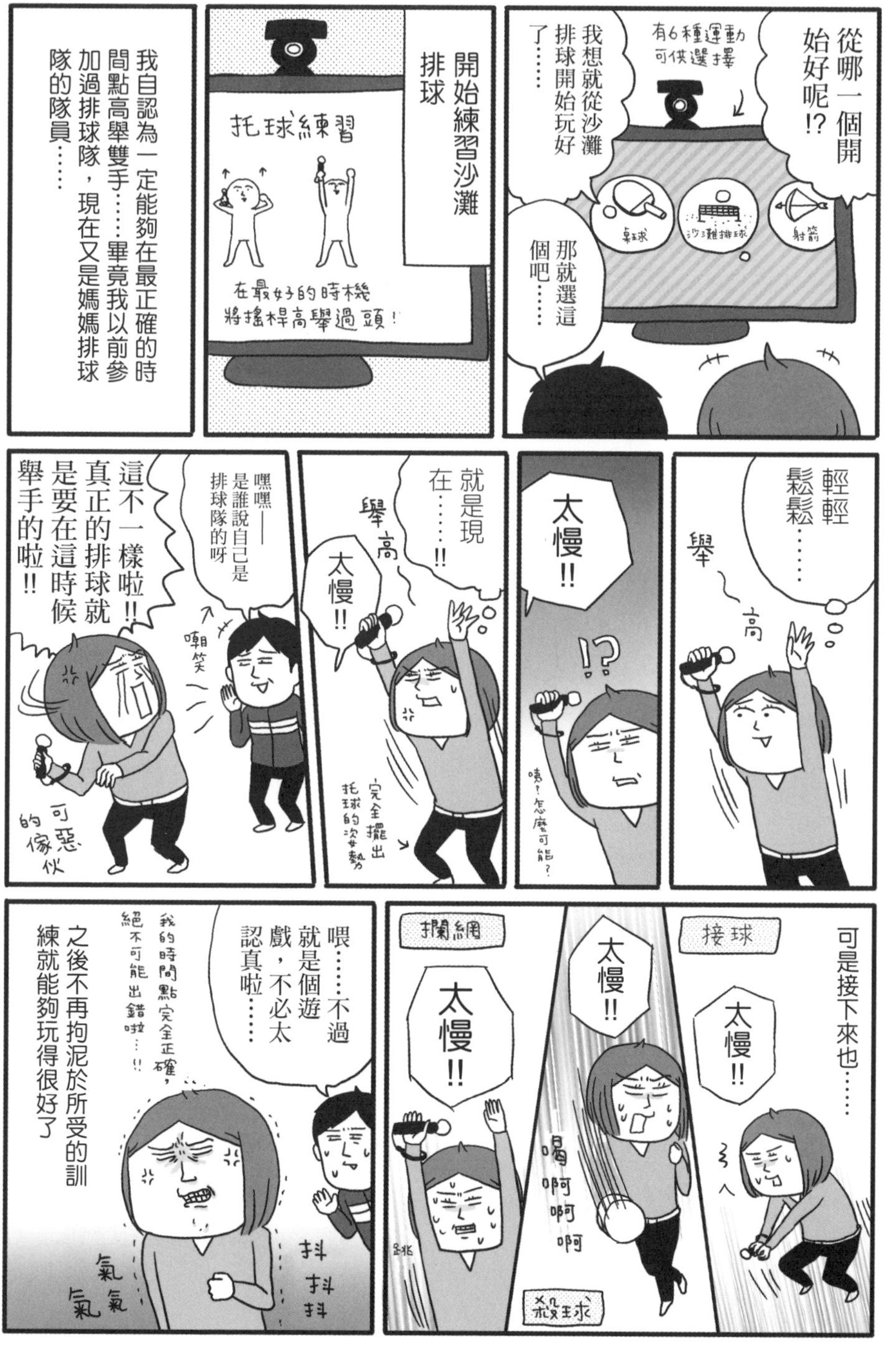
從哪一個開始好呢!?
有6種運動可供選擇
我想就從沙灘排球開始玩好了……
桌球
沙灘排球
射箭
那就選這個吧……
開始練習沙灘排球
托球練習
在最好的時機將搖桿高舉過頭!
我自認為一定能夠在最正確的時間點高舉雙手……畢竟我以前參加過排球隊，現在又是媽媽排球隊的隊員……
輕輕鬆鬆……
舉
高
太慢!!
!?
咦?怎麼可能?
就是現在……!!
舉高
太慢!!
完全擺出托球的姿勢
嘿嘿——是誰說自己是排球隊的呀
嘲笑
這不一樣啦!!
真正的排球就是要在這時候舉手的啦!!
可惡的傢伙
可是接下來也……
接球
太慢!!
太慢!!
喝啊啊啊
殺球
攔網
太慢!!
跳
喂……不過就是個遊戲，不必太認真啦……
我的時間點完全正確，絕不可能出錯啦……!!
抖抖抖
氣氣氣
之後不再拘泥於所受的訓練就能夠玩得很好了

（譯註：日本桌球選手福島愛。）

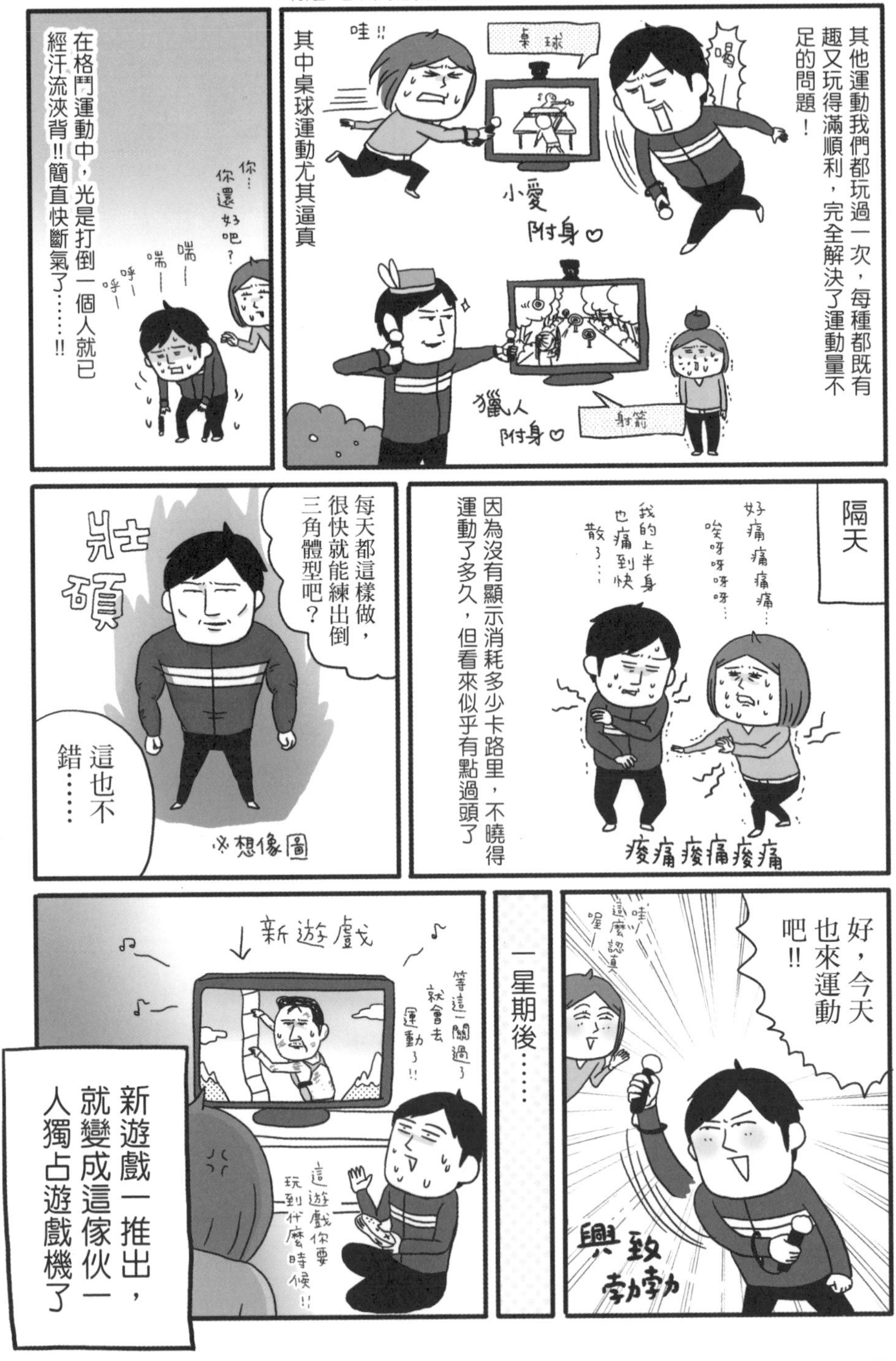

其他運動我們都玩過一次，每種都既有趣又玩得滿順利，完全解決了運動量不足的問題！
喝
桌球
哇!!
小愛附身♡
其中桌球運動尤其逼真
獵人附身♡
射箭
在格鬥運動中，光是打倒一個人就已經汗流浹背!!簡直快斷氣了……!!
你…你還好吧？
喘— 喘— 呼— 呼—
隔天
好痛痛痛痛…
唉呀呀呀呀…
我的上半身也痛到快散了…
因為沒有顯示消耗多少卡路里，不曉得運動了多久，但看來似乎有點過頭了
痠痛痠痛痠痛
每天都這樣做，很快就能練出倒三角體型吧？
壯碩
這也不錯……
※想像圖
好，今天也來運動吧!!
哇!這麼認真
喔—
興致勃勃
一星期後……
新遊戲
等這一關過了就會去運動了!!
這遊戲你要玩到什麼時候!!
新遊戲一推出，就變成這傢伙一人獨占遊戲機了

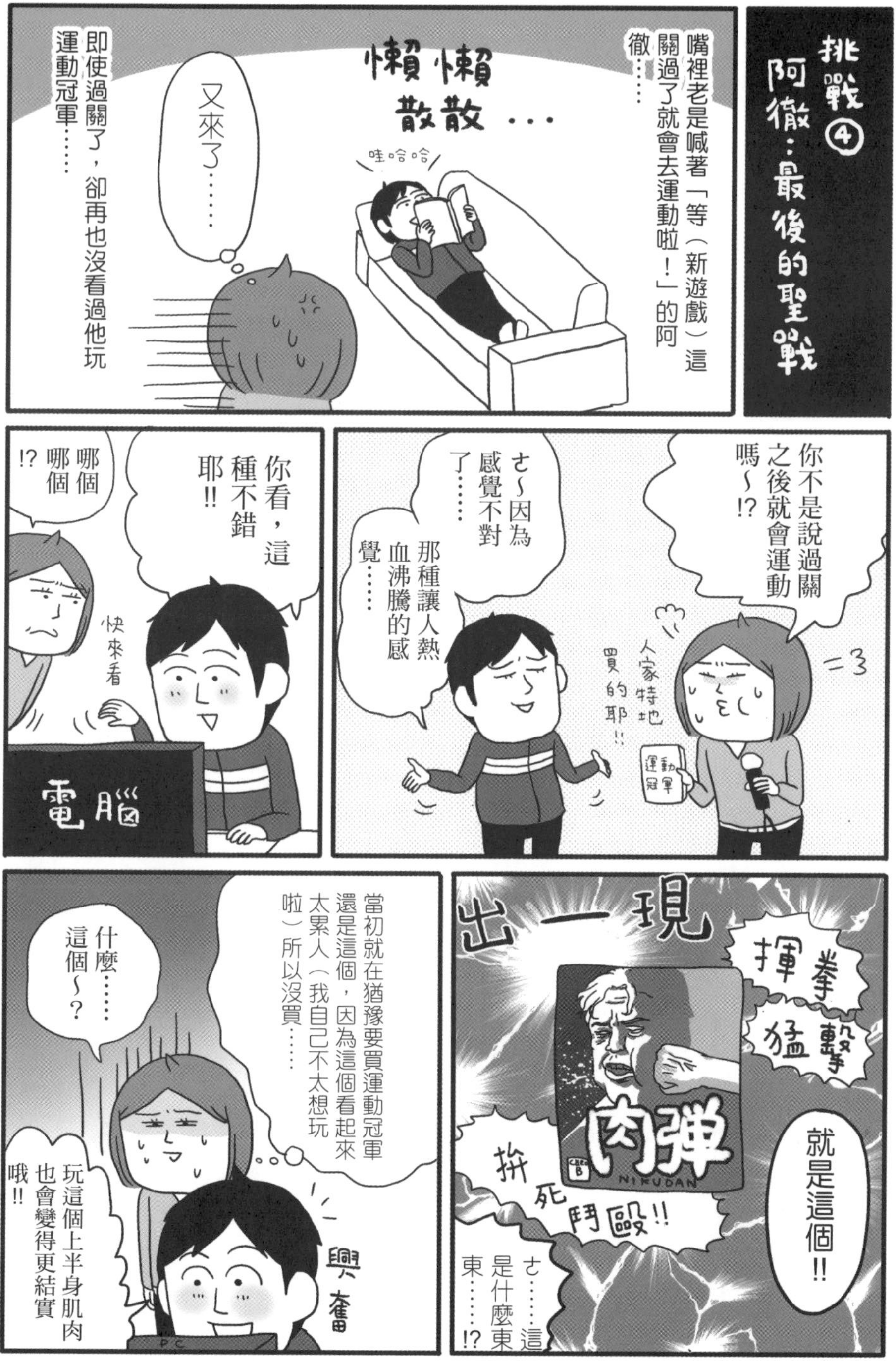
挑戰④
阿徹：最後的聖戰
嘴裡老是喊著「等（新遊戲）這關過了就會去運動啦！」的阿徹……
懶懶散散…
哇哈哈
又來了……
即使過關了，卻再也沒看過他玩運動冠軍……
你不是說過關之後就會運動嗎～!?
人家特地買的耶!!
運動冠軍
ㄜ~因為感覺不對了……
那種讓人熱血沸騰的感覺……
你看，這種不錯耶!!
快來看
哪個哪個!?
電腦
出一現
揮拳猛擊
就是這個!!
肉弾
NIFUDAN
拚死鬥毆!!
ㄜ……這是什麼東東……!?
當初就在猶豫要買運動冠軍還是這個，因為這個看起來太累人（我自己不太想玩啦）所以沒買……
什麼……這個～?
興奮
玩這個上半身肌肉也會變得更結實哦!!

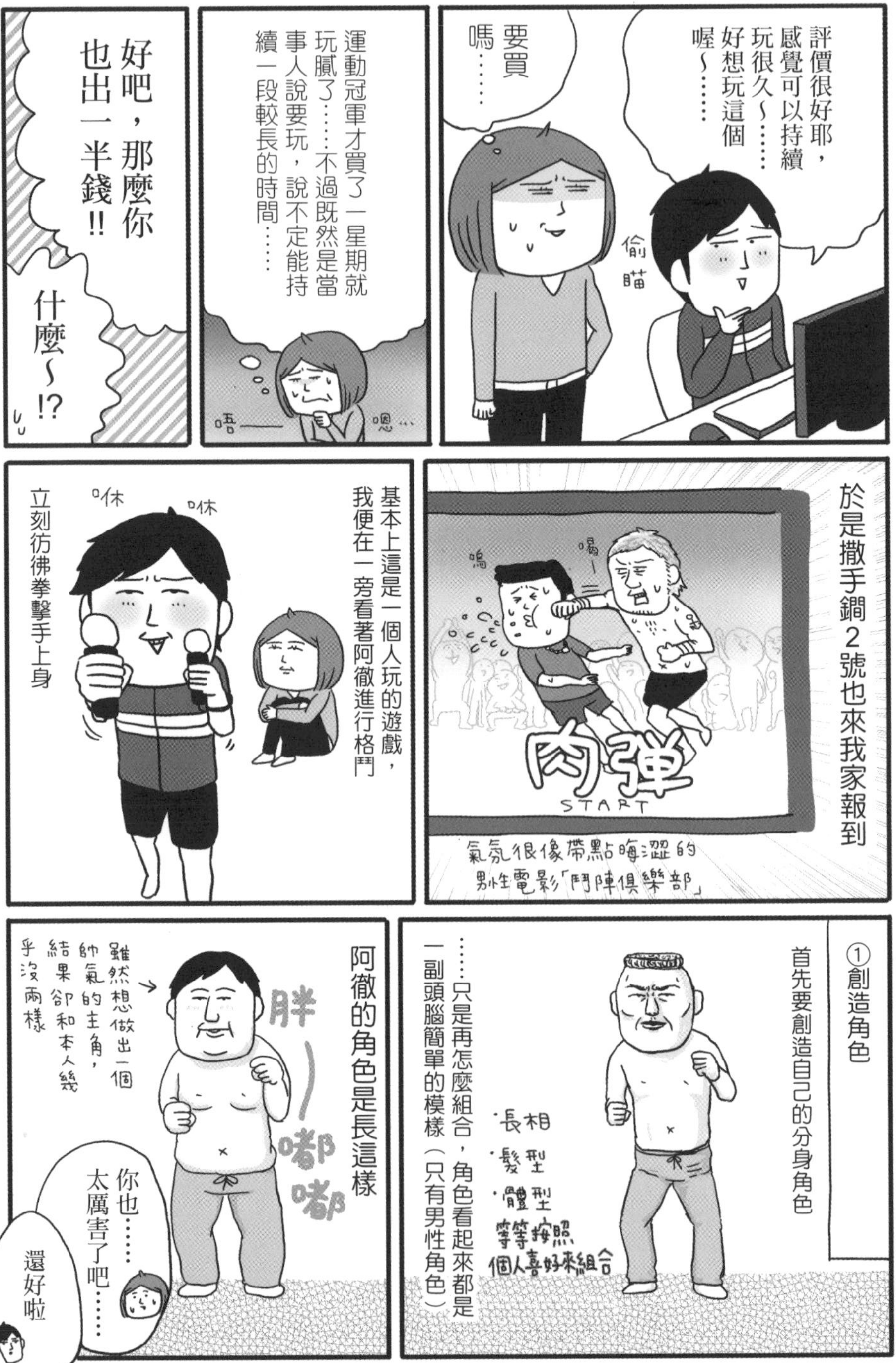
評價很好耶，感覺可以持續玩很久～……好想玩這個喔～……
偷瞄
要買嗎……
運動冠軍才買了一星期就玩膩了……不過既然是當事人說要玩，說不定能持續一段較長的時間……
唔——
嗯…
好吧，那麼你也出一半錢!!
什麼～!?
於是撒手鐗2號也來我家報到
嗚
喝—
肉彈
START
氣氛很像帶點晦澀的男性電影「鬥陣俱樂部」
基本上這是一個人玩的遊戲，我便在一旁看著阿徹進行格鬥
咻
咻
立刻彷彿拳擊手上身
①創造角色
首先要創造自己的分身角色
・長相
・髮型
・體型
等等按照個人喜好來組合
……只是再怎麼組合，角色看起來都是一副頭腦簡單的模樣（只有男性角色）
阿徹的角色是長這樣
胖—嘟嘟
雖然想做出一個帥氣的主角，結果卻和本人幾乎沒兩樣
你也……太厲害了吧……
還好啦

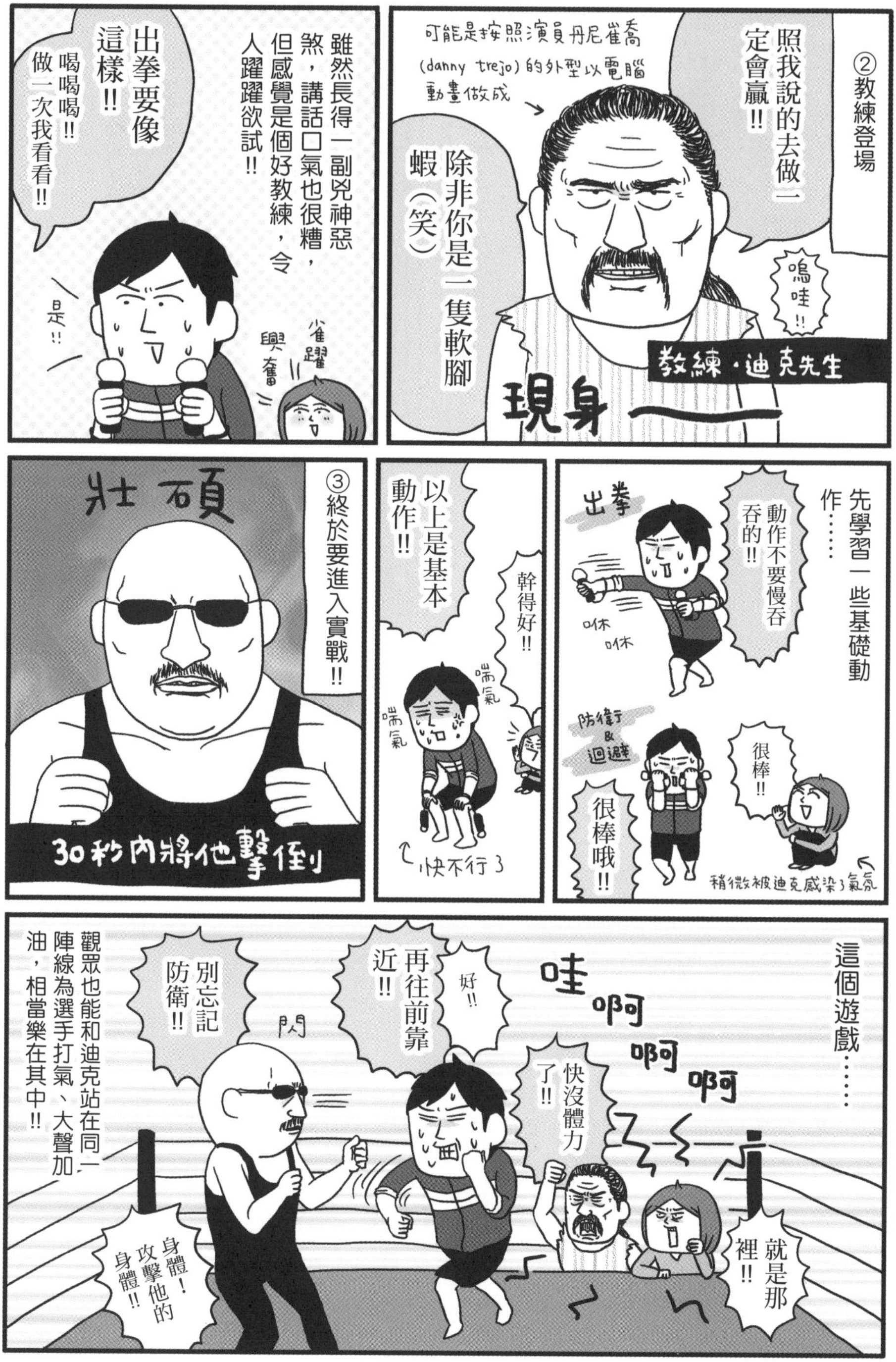
②教練登場
照我說的去做一定會贏!!
嗚哇!!
可能是按照演員丹尼崔喬(danny trejo)的外型以電腦動畫做成
除非你是一隻軟腳蝦(笑)
教練・迪克先生
現身——
雖然長得一副兇神惡煞，講話口氣也很糟，但感覺是個好教練，令人躍躍欲試!!
出拳要像這樣!!
喝喝喝!!做一次我看看!!
是!!
雀躍
興奮
先學習一些基礎動作……
出拳
動作不要慢吞吞的!!
咻
咻
防衛&迴避
很棒!!
很棒哦!!
稍微被迪克感染了氣氛
以上是基本動作!!
幹得好!!
喘氣
喘氣
快不行了
③終於要進入實戰!!
壯碩
30秒內將他擊倒
這個遊戲……
哇啊啊啊
好!!
再往前靠近!!
別忘記防衛!!
閃
快沒體力了!!
觀眾也能和迪克站在同一陣線為選手打氣、大聲加油，相當樂在其中!!
就是那裡!!
身體!攻擊他的身體!!

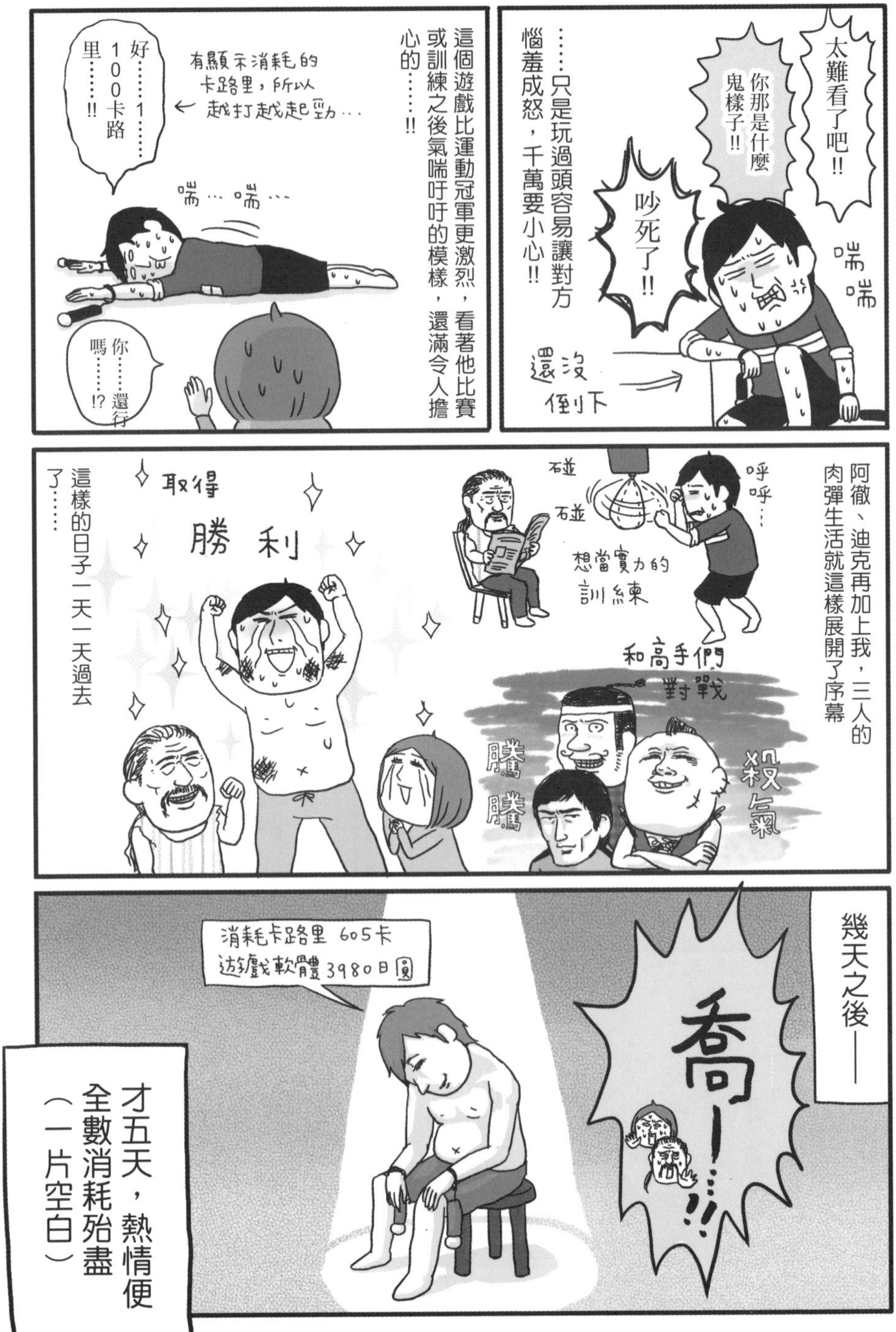
太難看了吧!!
你那是什麼鬼樣子!!
吵死了!!
喘喘
……只是玩過頭容易讓對方惱羞成怒，千萬要小心!!
還沒倒下
這個遊戲比運動冠軍更激烈，看著他比賽或訓練之後氣喘吁吁的模樣，還滿令人擔心的……!!
有顯示消耗的卡路里，所以越打越起勁…
好……100卡路里……!!
喘…喘…
你……還行嗎……!?
阿徹、迪克再加上我，三人的肉彈生活就這樣展開了序幕
呼呼…
碰
碰
想當實力的訓練
和高手們對戰
殺氣
騰騰
取得勝利
這樣的日子一天一天過去了……
幾天之後——
喬ー……!!
消耗卡路里 605卡
遊戲軟體3980日圓
才五天，熱情便全數消耗殆盡（一片空白）

具有瘦身效果的運動

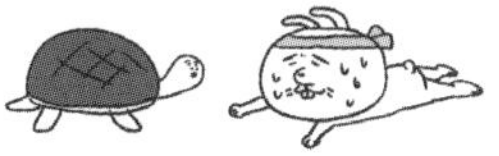

在阿徹身上似乎看不到運動所發揮的效果……。但我並不放棄，馬上向《不會出人命的減肥法》求救，看看有沒有什麼好方法。於是我們決定做做看透過拉筋輕鬆提高肌力的「慢運動（slow training）」。將這種慢運動搭配有氧運動一起做，聽說減肥效果一級棒！而將這兩種運動合而為一的，就是終極運動「慢～～～慢跑」。

❗ 已經有點瘦下來之後再開始做運動，效果最好！

進行慢～～～跑時的重點

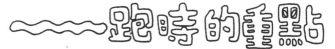

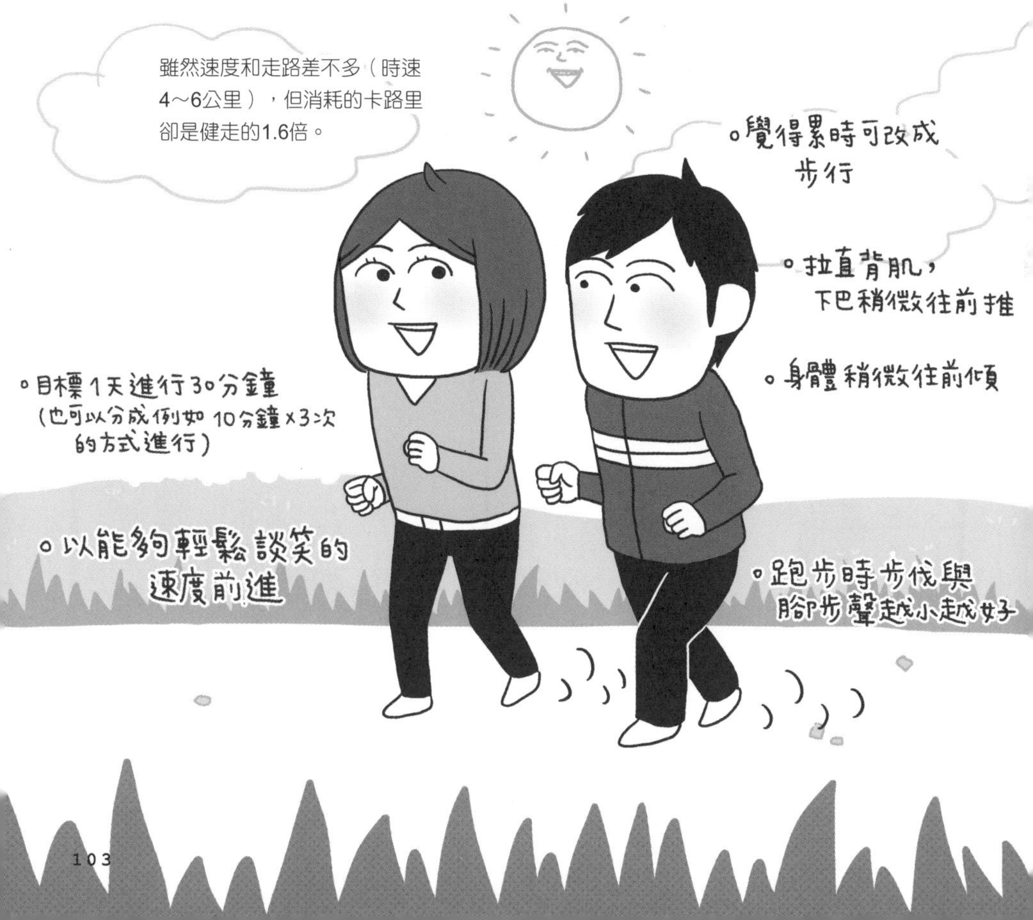
雖然速度和走路差不多（時速4～6公里），但消耗的卡路里卻是健走的1.6倍。
。覺得累時可改成步行
。拉直背肌，下巴稍微往前推
。身體稍微往前傾
。目標1天進行30分鐘（也可以分成例如10分鐘×3次的方式進行）
。以能夠輕鬆談笑的速度前進
。跑步時步伐與腳步聲越小越好

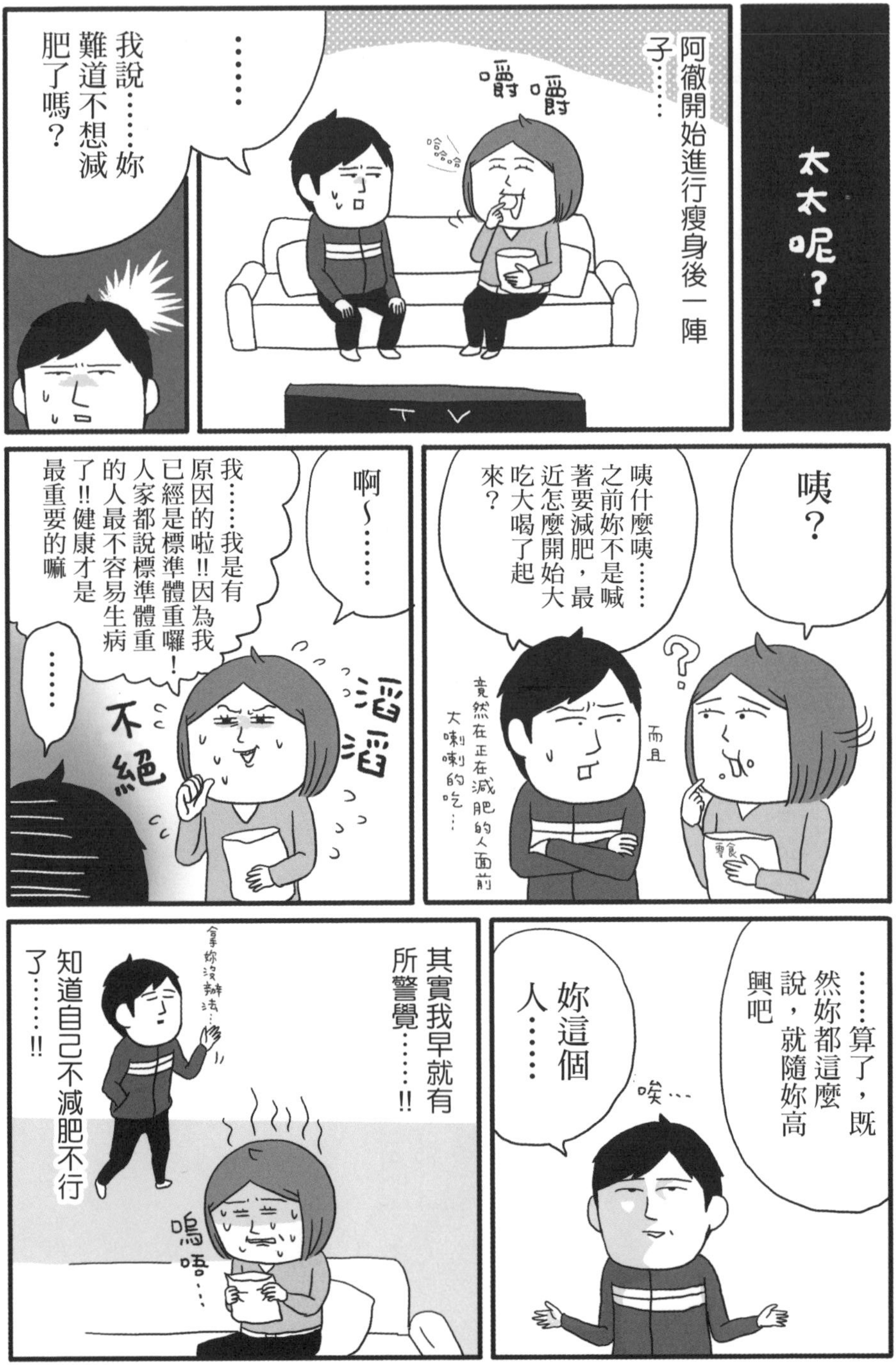
太太呢？
阿徹開始進行瘦身後一陣子……
嚼嚼
哈哈哈
……
我說……妳難道不想減肥了嗎？
咦？
咦什麼咦……之前妳不是喊著要減肥，最近怎麼開始大吃大喝了起來？
而且
竟然在正在減肥的人面前大喇喇的吃…
零食
啊～……
我……我是有原因的啦!!因為我已經是標準體重囉！人家都說標準體重的人最不容易生病了!!健康才是最重要的嘛
滔滔
不絕
……
……算了，既然妳都這麼說，就隨妳高興吧
妳這個人……
唉…
其實我早就有所警覺……!!
知道自己不減肥不行了……!!
拿妳沒辦法…
嗚唔…

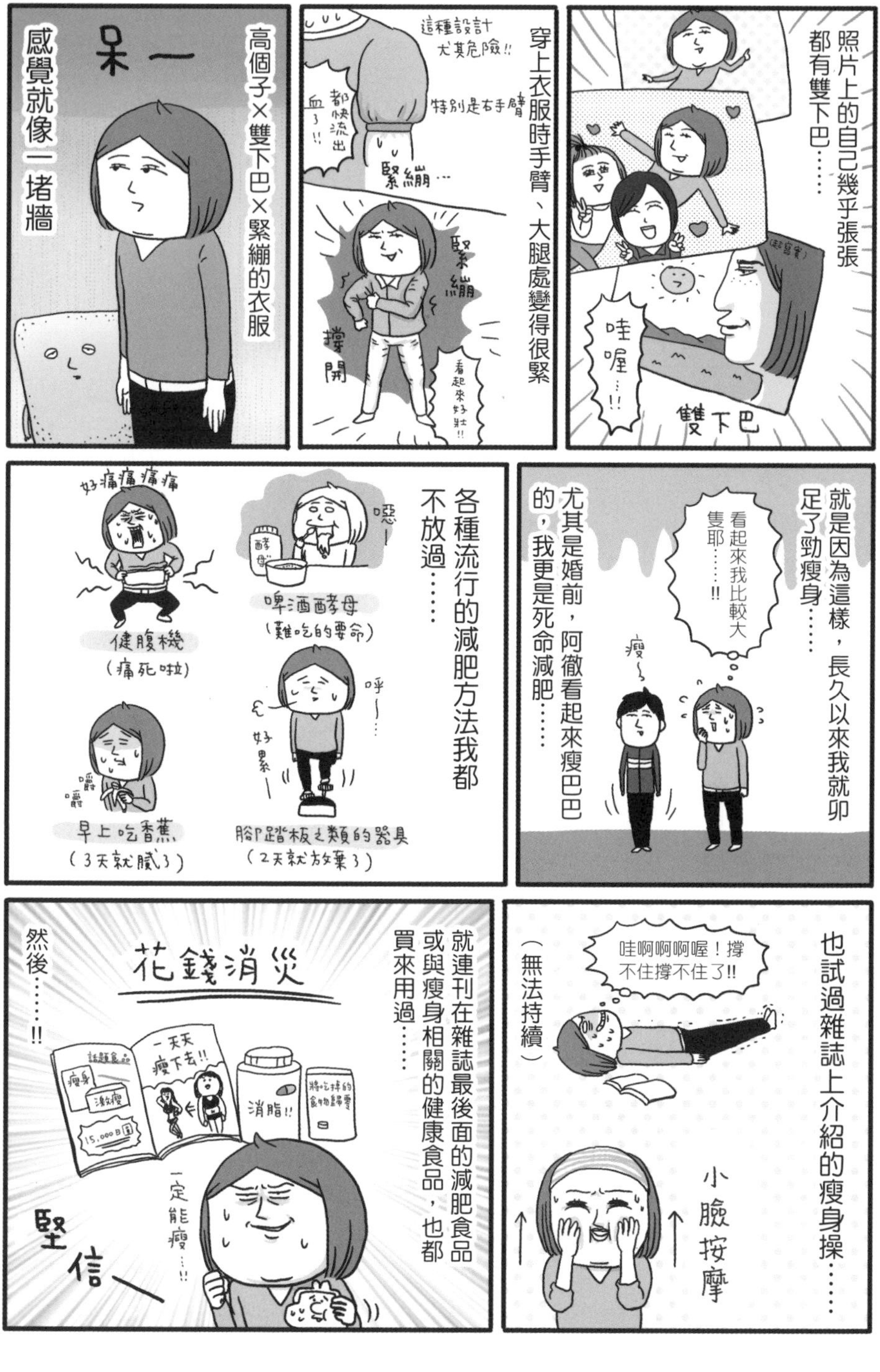
照片上的自己幾乎張張都有雙下巴……
哇喔……!!
雙下巴
穿上衣服時手臂、大腿處變得很緊
這種設計尤其危險!!
特別是右手臂
血都快流出了!!
緊繃…
緊繃
撐開
看起來好壯!!
高個子×雙下巴×緊繃的衣服
呆—
感覺就像一堵牆
就是因為這樣，長久以來我就卯足了勁瘦身……
看起來我比較大隻耶……!!
瘦~
尤其是婚前，阿徹看起來瘦巴巴的，我更是死命減肥……
各種流行的減肥方法我都不放過……
嗯—
酵母
啤酒酵母
（難吃的要命）
好痛痛痛痛
健腹機
（痛死啦）
呼—…
好累—
腳踏板之類的器具
（2天就放棄了）
嚼嚼
早上吃香蕉
（3天就膩了）
也試過雜誌上介紹的瘦身操……
哇啊啊啊喔！撐不住撐不住了!!
（無法持續）
小臉按摩
就連刊在雜誌最後面的減肥食品或與瘦身相關的健康食品，也都買來用過……
花錢消災
話題食品
瘦身
激瘦
15,000日圓
一天天瘦下去!!
消脂!!
將吃掉的食物歸零
一定能瘦……!!
堅信—
然後……!!

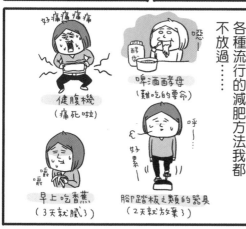

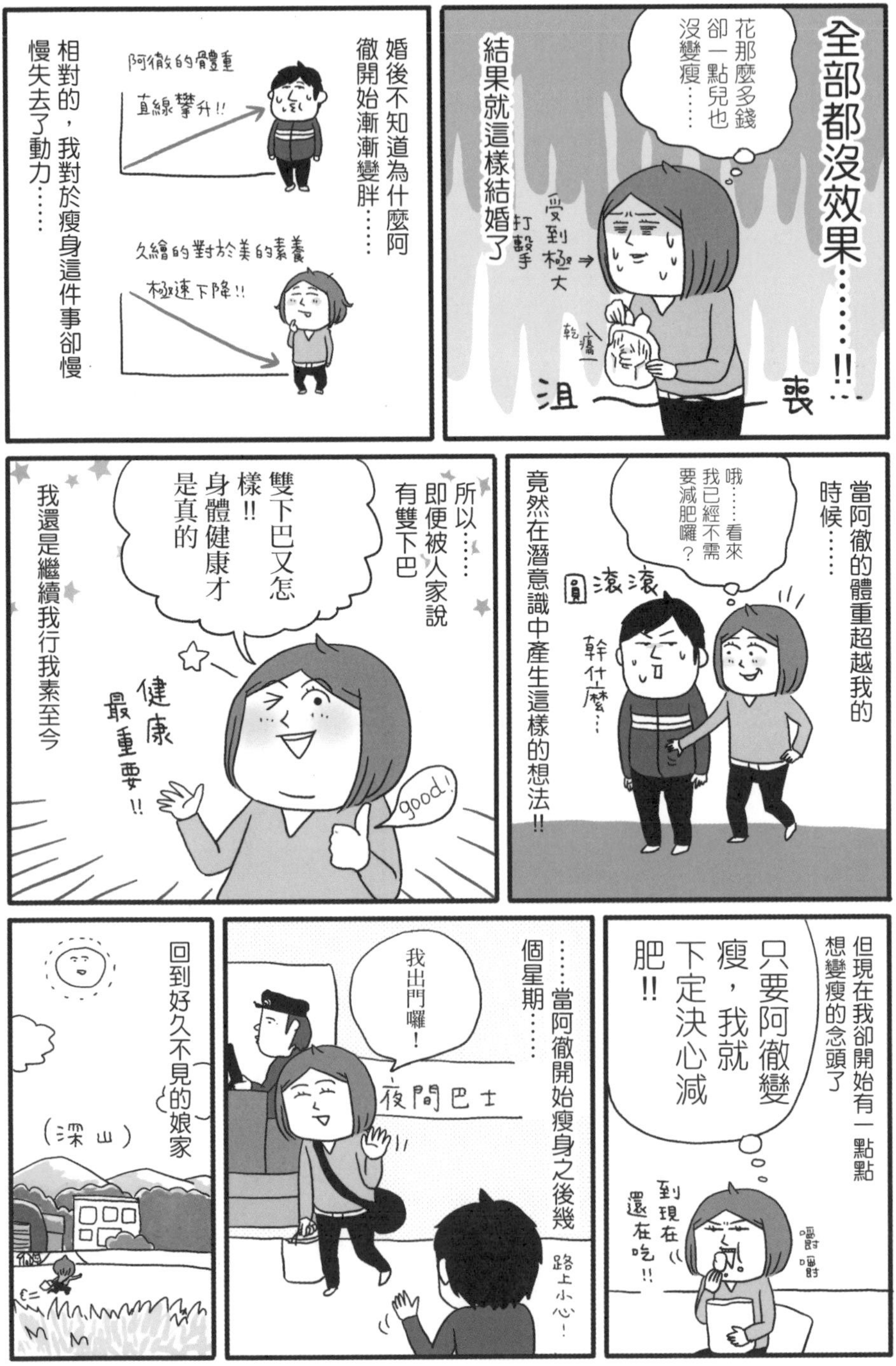
全部都沒效果……!!
花那麼多錢卻一點兒也沒變瘦……
受到極大打擊
乾癟
沮喪
結果就這樣結婚了
婚後不知道為什麼阿徹開始漸漸變胖……
阿徹的體重
直線攀升!!
久違的對於美的素養
極速下降!!
相對的，我對於瘦身這件事卻慢慢失去了動力……
當阿徹的體重超越我的時候……
哦……看來我已經不需要減肥囉？
圓滾滾
幹什麼…
竟然在潛意識中產生這樣的想法!!
所以……即便被人家說有雙下巴
雙下巴又怎樣!! 身體健康才是真的
健康最重要!!
good!
我還是繼續我行我素至今
但現在我卻開始有一點點想變瘦的念頭了
只要阿徹變瘦，我就下定決心減肥!!
到現在還在吃!!
嚼嚼
……當阿徹開始瘦身之後幾個星期……
我出門囉！
夜間巴士
路上小心！
回到好久不見的娘家
(深山)

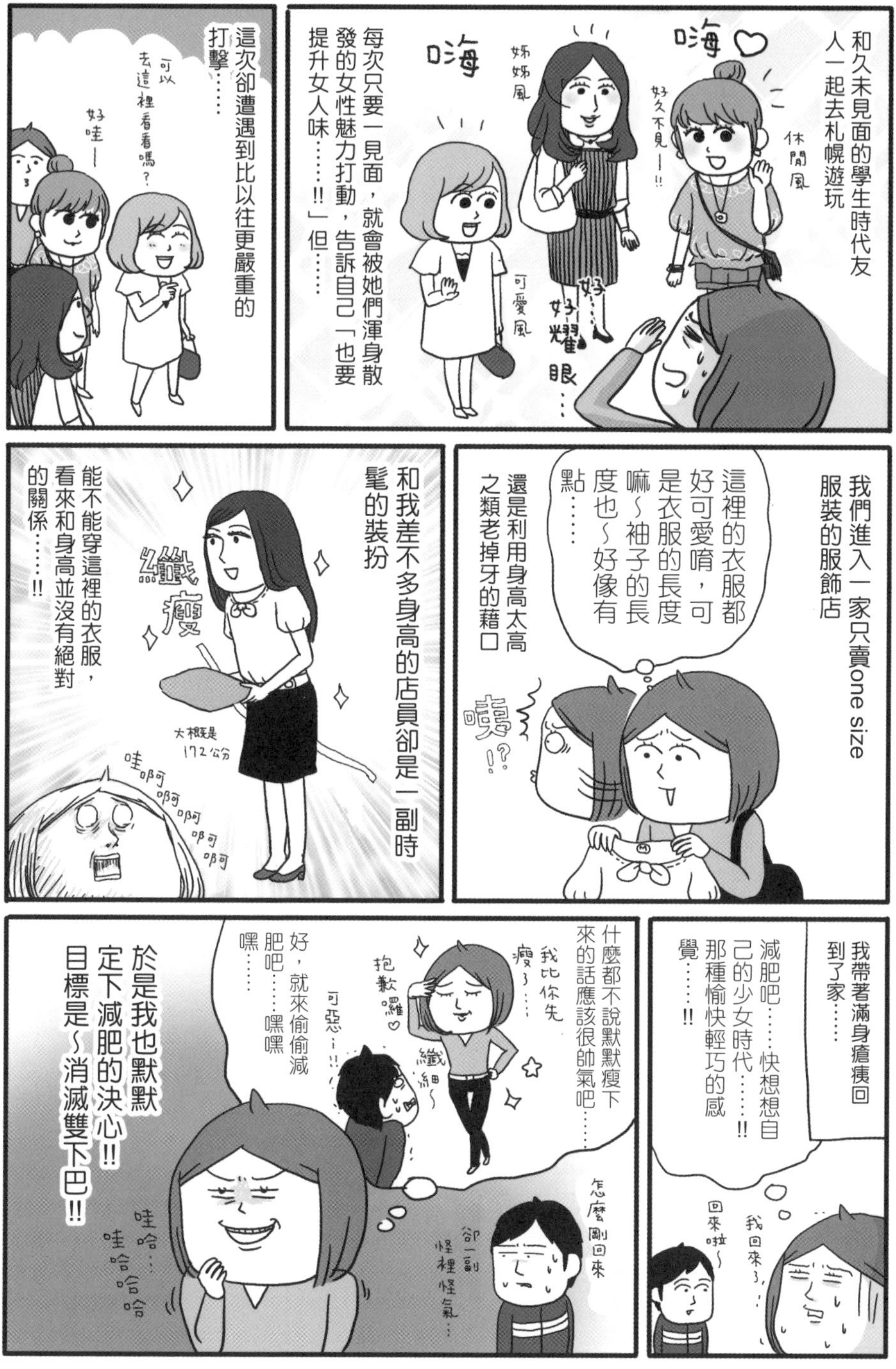
和久未見面的學生時代友人一起去札幌遊玩
嗨♡
好久不見ー!!
休閒風
姊姊風
嗨
可愛風
好耀眼……
每次只要一見面，就會被她們渾身散發的女性魅力打動，告訴自己「也要提升女人味……!!」但……
這次卻遭遇到比以往更嚴重的打擊……
可以去這裡看看嗎？
好哇ー
我們進入一家只賣one size服裝的服飾店
這裡的衣服都好可愛唷，可是衣服的長度嘛～袖子的長度也～好像有點……
還是利用身高太高之類老掉牙的藉口
噢!?
和我差不多身高的店員卻是一副時髦的裝扮
纖瘦
大概是172公分
哇啊啊啊啊啊
能不能穿這裡的衣服，看來和身高並沒有絕對的關係……!!
我帶著滿身瘡痍回到了家……
減肥吧……快想想自己的少女時代……!! 那種愉快輕巧的感覺……!!
我回來了…
回來啦～
什麼都不說默默瘦下來的話應該很帥氣吧……
我比你先瘦了…
抱歉囉♡
纖細～
可惡…!!
好，就來偷偷減肥吧……嘿嘿嘿……
怎麼剛回來卻一副怪裡怪氣…
哇哈…哇哈哈哈
於是我也默默定下減肥的決心!!目標是～消滅雙下巴!!

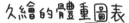

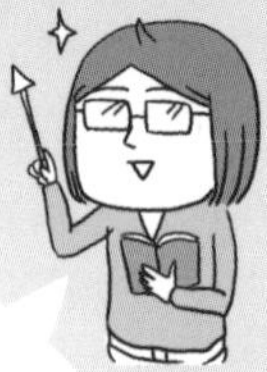

太太的小筆記

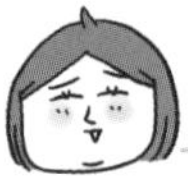

久違的體重(目標)

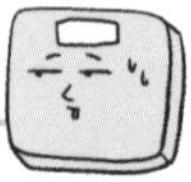

久違的體重圖表

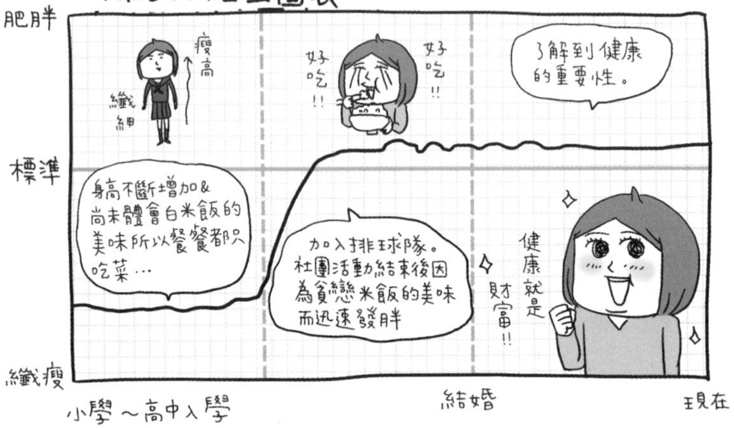

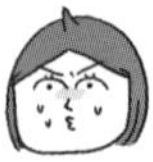

身為萬年減肥人的我，

一方面卻又秉持著「標準體重的人最長壽、最不容易生病」的信念，認為「健康就好！健康最重要」，因此並沒有真的多麼努力減肥。

就在我已經漸漸遺忘自己是個女人的時候，有一天
我竟然在一個和我差不多身高的女店員身上看到了光芒……☆
仔細一看，是一位身材結實、身形高䠷的美麗女子……☆
相較之下，
我根本就是個壯碩歐巴桑啊……！
這個事件再次激起我
想要成為完美人妻的慾望……！
目標是完美臉蛋體重輕盈！要再瘦下5公斤！
當然還有消滅雙下巴！（最重要！）
我一定要比阿徹更快瘦下來，
讓他瞧瞧我的厲害！

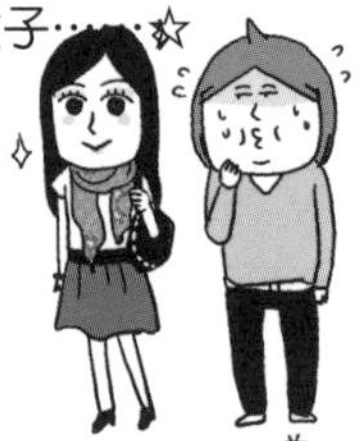

兩人至少相差了10公斤以上…

第4章

改善體質瘦身法

阿徹竟然具有男性少見（？）的便祕體質。

從前就會便祕的我，

決定幫他輕～鬆解決這個問題。

除了要減肥，身體也必須保持健康。

這是太太我最大的願望。

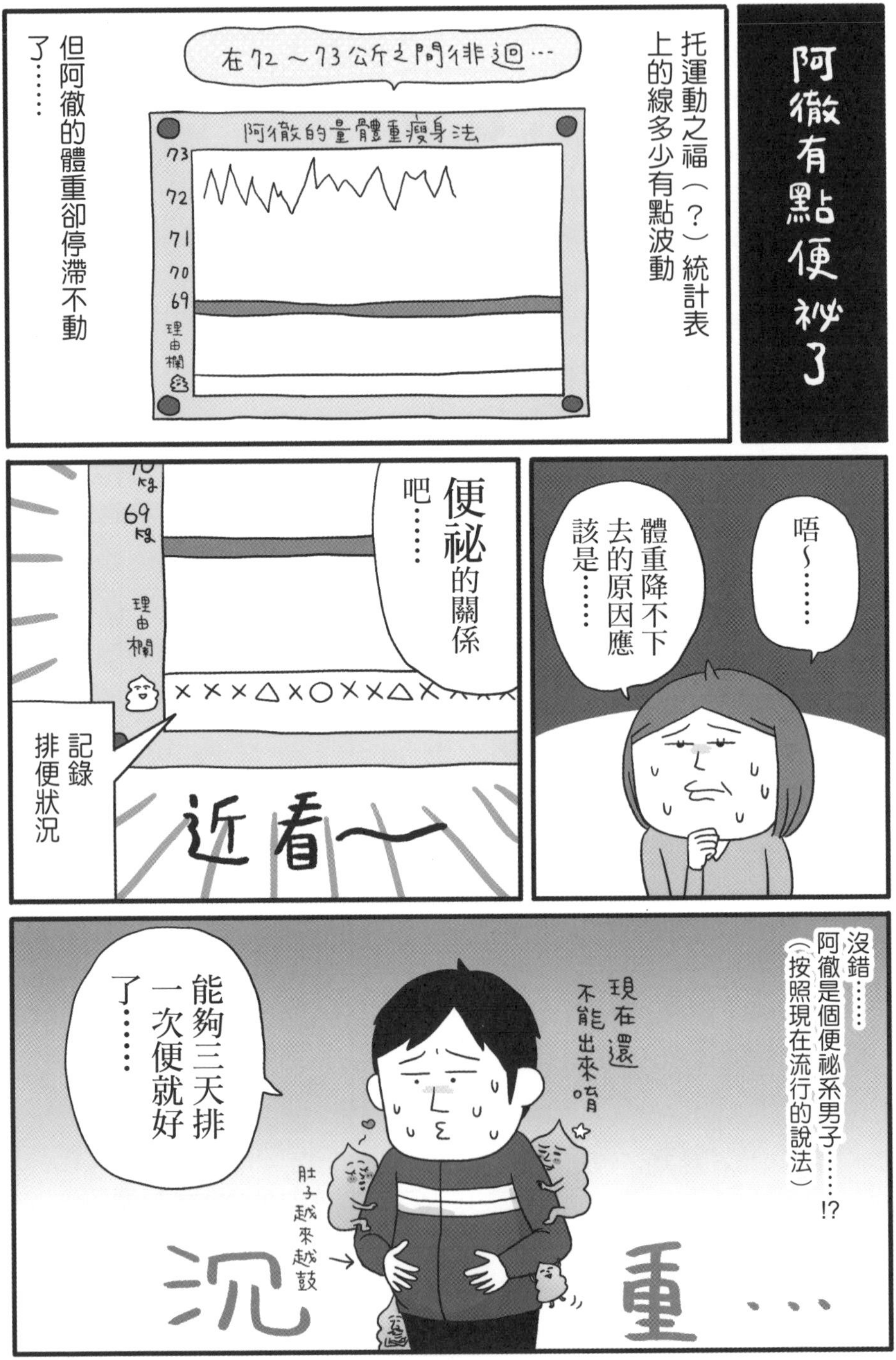
阿徹有點便祕了
托運動之福（？）統計表上的線多少有點波動
在72～73公斤之間徘迴…
阿徹的量體重瘦身法
73
72
71
70
69
理由欄
但阿徹的體重卻停滯不動了……
唔～……
體重降不下去的原因應該是……
便祕的關係吧……
70kg
69kg
理由欄
×××△×○××△×
記錄排便狀況
近看～
沒錯……阿徹是個便祕系男子……!?
（按照現在流行的說法）
現在還不能出來唷
能夠三天排一次便就好了……
肚子越來越鼓
沉重…

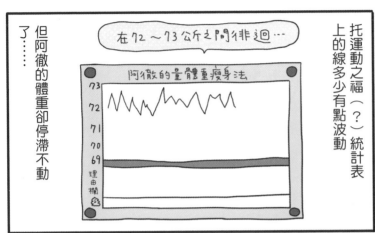

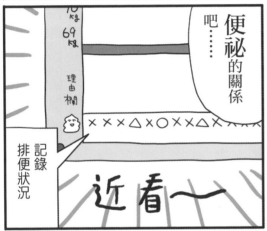

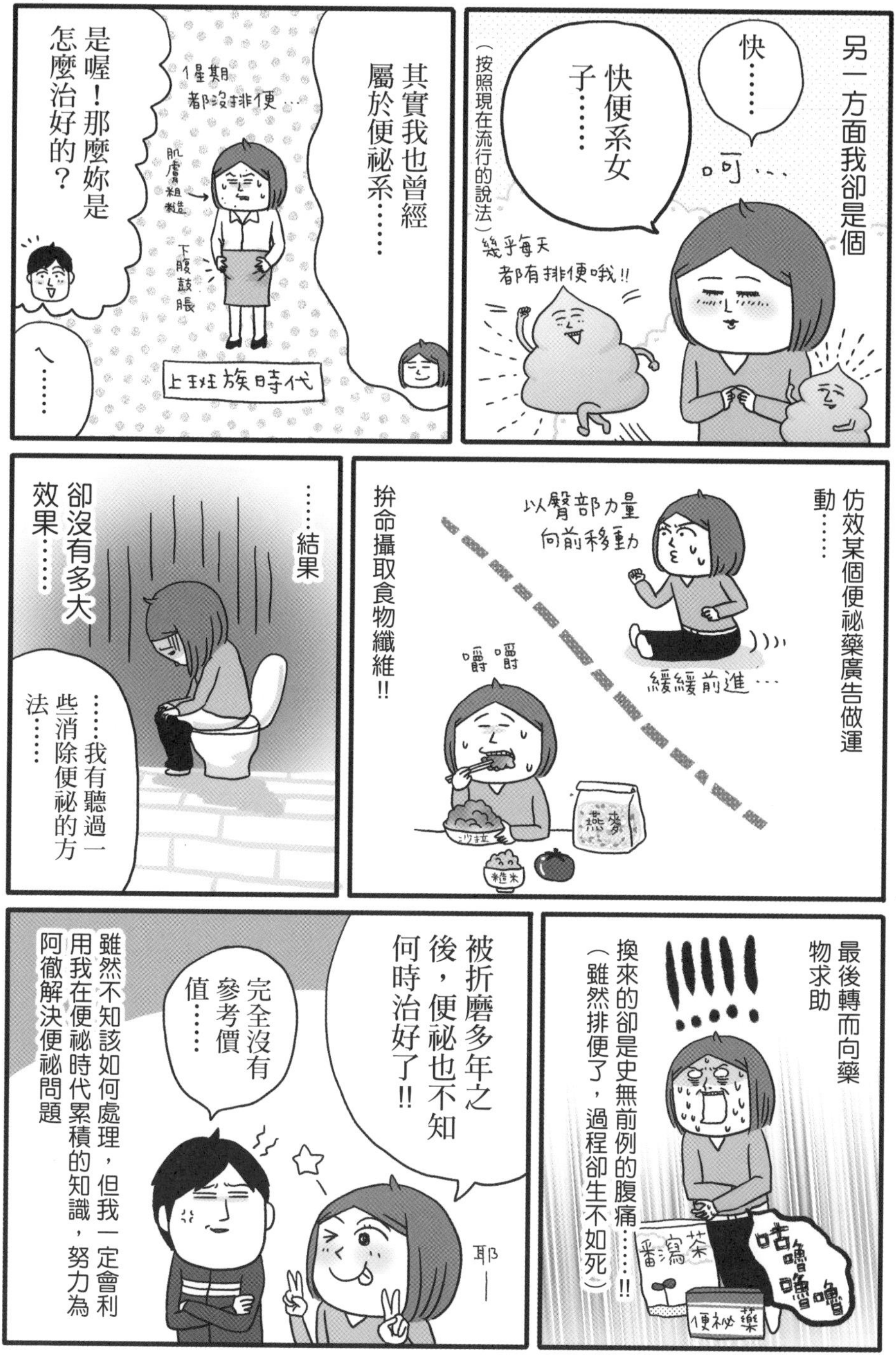
另一方面我卻是個
快……
快便系女子……
呵…
(按照現在流行的說法)
幾乎每天都有排便哦!!
其實我也曾經屬於便祕系……
1星期都沒排便…
肌膚粗糙
下腹鼓脹
上班族時代
是喔！那麼妳是怎麼治好的？
ㄟ……
仿效某個便祕藥廣告做運動……
以臀部力量向前移動
緩緩前進…
拚命攝取食物纖維!!
嚼嚼
燕麥
沙拉
糙米
……結果
卻沒有多大效果……
……我有聽過一些消除便祕的方法……
最後轉而向藥物求助
換來的卻是史無前例的腹痛……!!
(雖然排便了，過程卻生不如死)
番瀉茶
便祕藥
咕嚕嚕嚕
被折磨多年之後，便祕也不知何時治好了!!
完全沒有參考價值……
耶—
雖然不知該如何處理，但我一定會利用我在便祕時代累積的知識，努力為阿徹解決便祕問題

關於排便

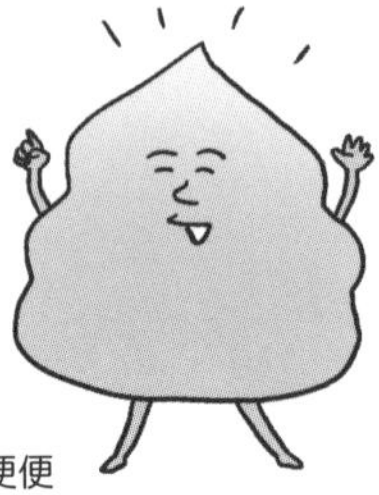

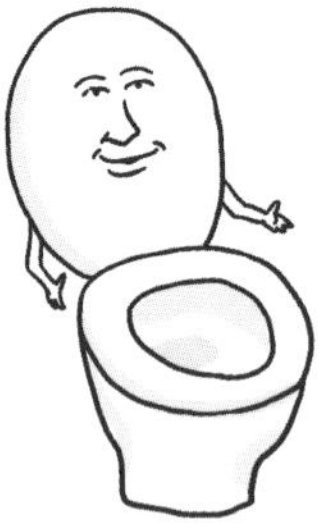

因為便祕的緣故，阿徹的體重一直沒有明顯的變化……。便便的重量到底有多少？我真的很想知道。當你的便便能夠完全排出來之後，體質也會有所改善，當然也就朝著瘦身成功的目標邁進了一大步！

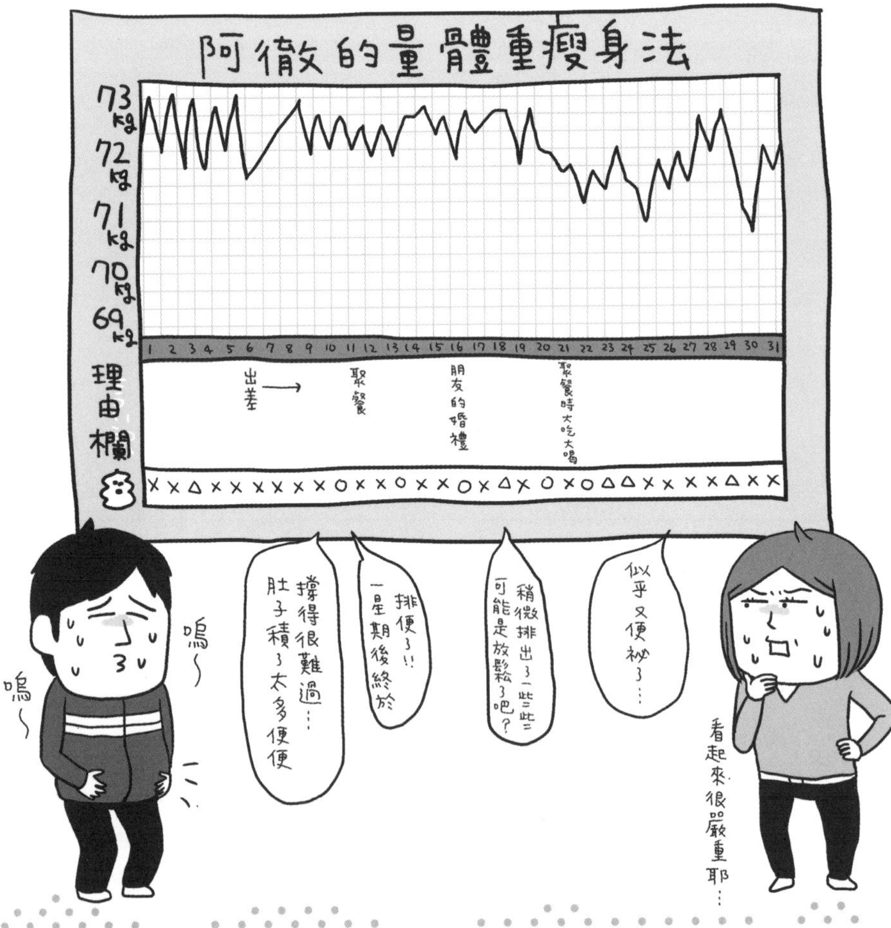

計量糞便的方法

～記錄兩個體重～

① 吃完早餐後、尚未排便時的體重

② 排便之後的體重

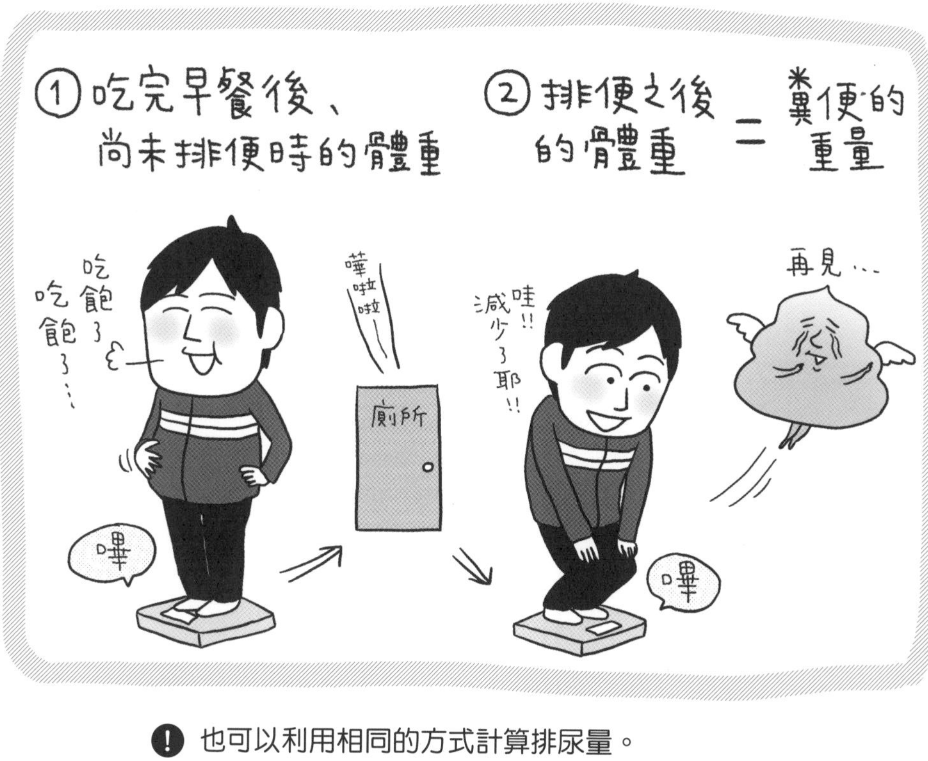
①吃完早餐後、尚未排便時的體重
②排便之後的體重 ＝ 糞便的重量
吃飽吃飽了…
嗶
嘩啦啦
廁所
哇!!減少了耶!!
嗶
再見…

❗ 也可以利用相同的方式計算排尿量。

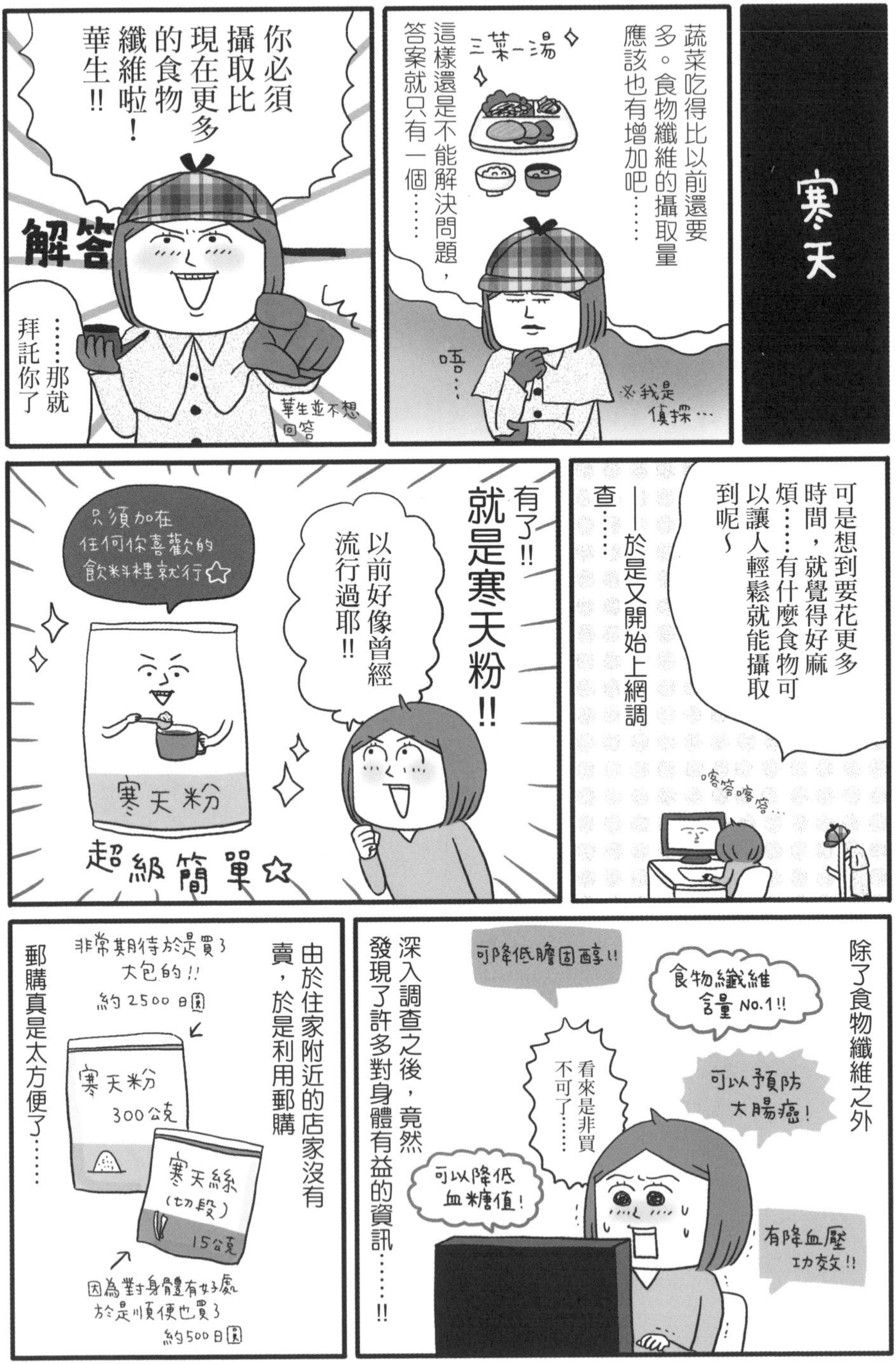
寒天
蔬菜吃得比以前還要多。食物纖維的攝取量應該也有增加吧……
三菜一湯
這樣還是不能解決問題，答案就只有一個……
唔……
※我是偵探…
你必須攝取比現在更多的食物纖維啦！華生!!
解答
……那就拜託你了
華生並不想回答
可是想到要花更多時間，就覺得好麻煩……有什麼食物可以讓人輕鬆就能攝取到呢～
——於是又開始上網調查……
喀答喀答…
有了!!
就是寒天粉!!
以前好像曾經流行過耶!!
只須加在任何你喜歡的飲料裡就行☆
寒天粉
超級簡單☆
除了食物纖維之外
可降低膽固醇!!
食物纖維含量No.1!!
看來是非買不可了……
可以預防大腸癌!
可以降低血糖值!
有降血壓功效!!
深入調查之後，竟然發現了許多對身體有益的資訊……!!
由於住家附近的店家沒有賣，於是利用郵購
非常期待於是買了大包的!!
約2500日圓
寒天粉
300公克
寒天絲
(切段)
15公克
因為對身體有好處於是順便也買了
約500日圓
郵購真是太方便了……

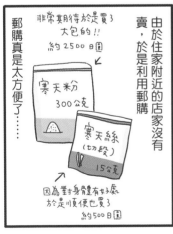

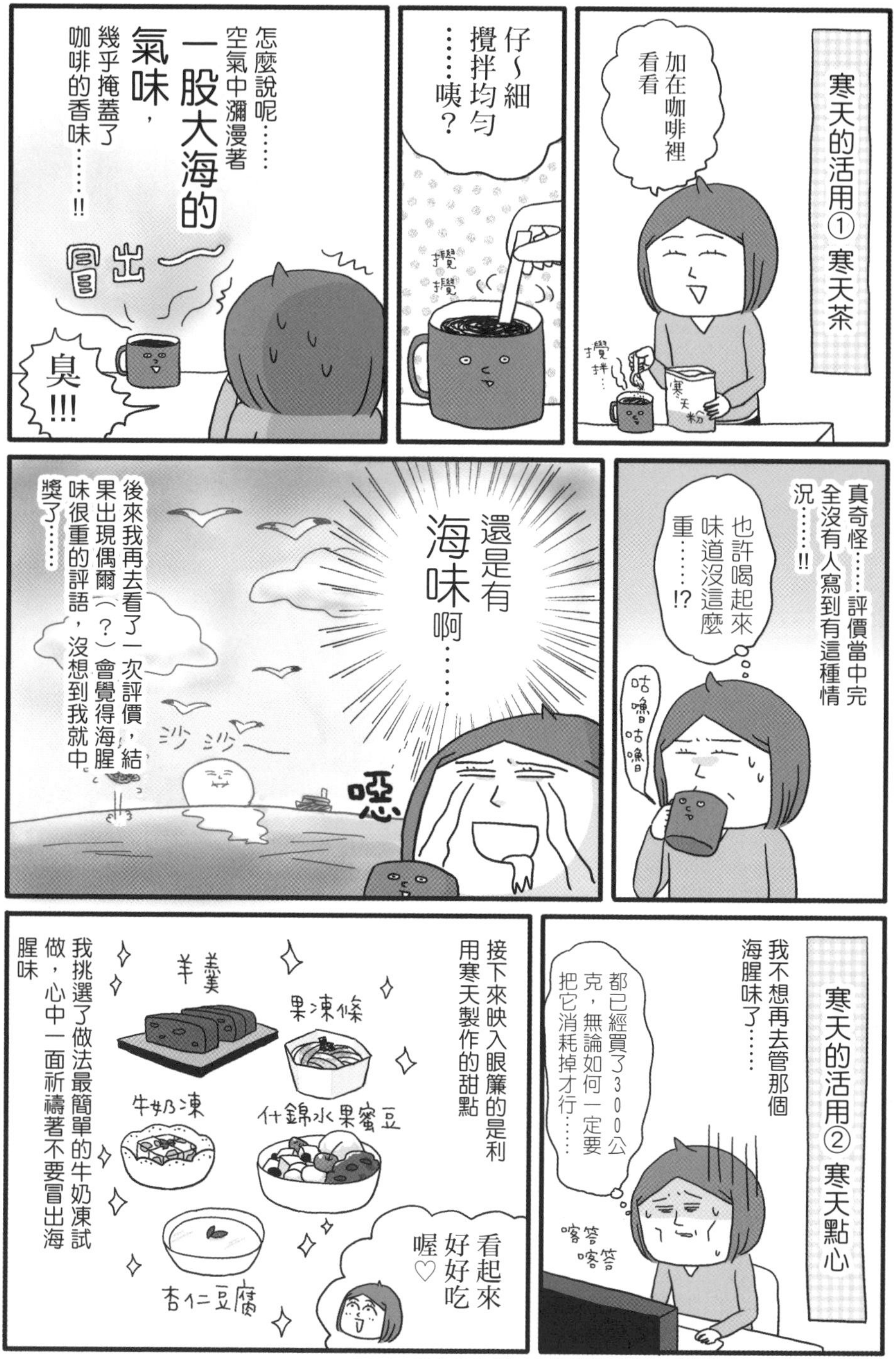

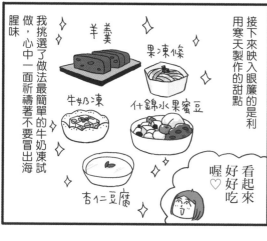

寒天的活用① 寒天茶
加在咖啡裡看看
攪拌…
寒天粉
仔~細攪拌均勻……咦？
攪攪
怎麼說呢……空氣中瀰漫著一股大海的氣味，幾乎掩蓋了咖啡的香味……!!
冒出
臭!!!
真奇怪……評價當中完全沒有人寫到有這種情況……!!
也許喝起來味道沒這麼重……!?
咕嚕咕嚕
還是有海味啊……
嗯
後來我再去看了一次評價，結果出現偶爾(？)會覺得海腥味很重的評語，沒想到我就中獎了……
沙沙
寒天的活用② 寒天點心
我不想再去管那個海腥味了……
都已經買了300公克，無論如何一定要把它消耗掉才行……
喀答喀答
接下來映入眼簾的是利用寒天製作的甜點
羊羹
果凍條
牛奶凍
什錦水果蜜豆
杏仁豆腐
看起來好好吃喔♡
我挑選了做法最簡單的牛奶凍試做，心中一面祈禱著不要冒出海腥味

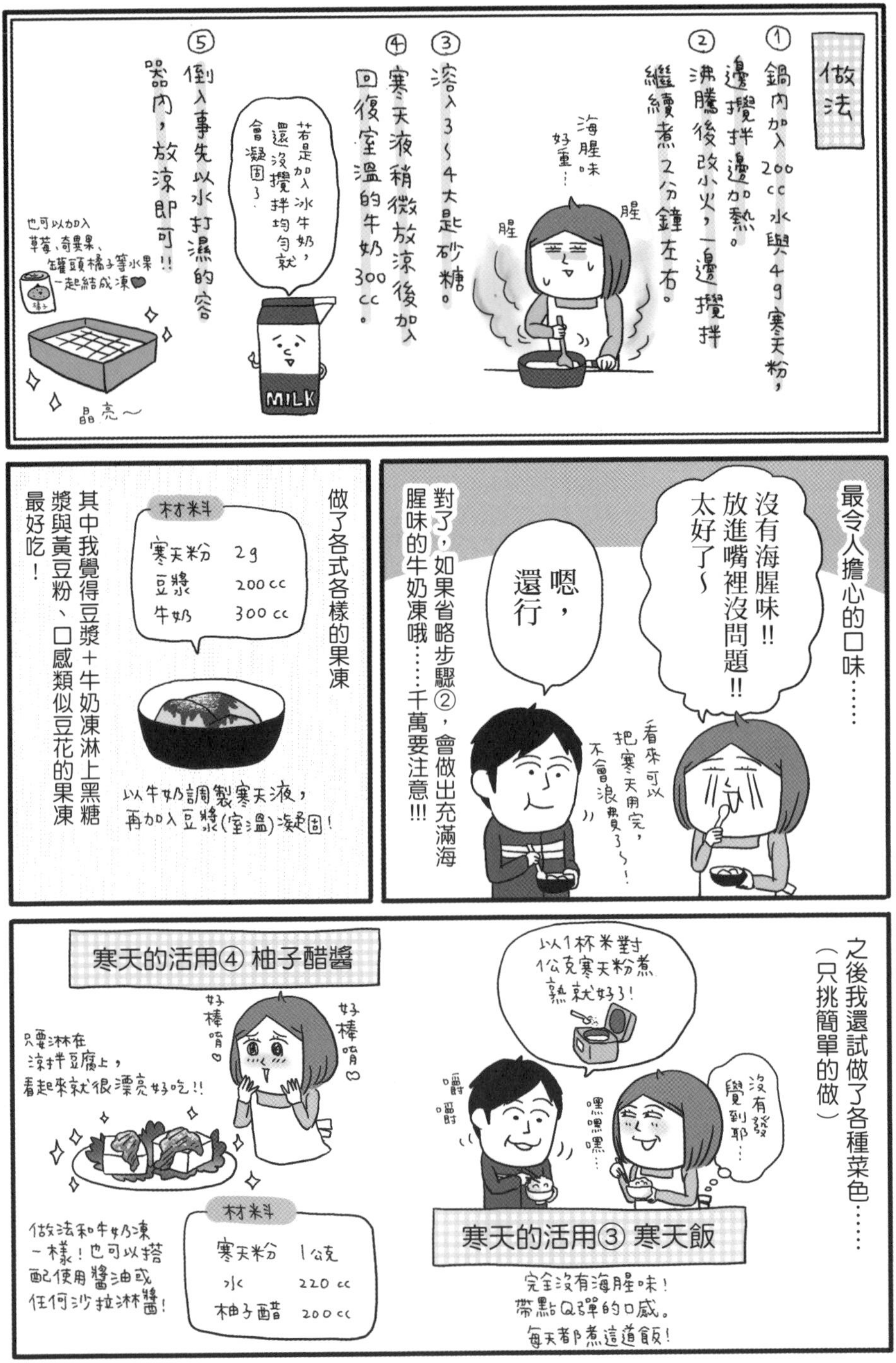
做法
①鍋內加入200cc水與4g寒天粉，邊攪拌邊加熱。
②沸騰後改小火，一邊攪拌繼續煮2分鐘左右。
海腥味好重……
腥
腥
③溶入3～4大匙砂糖。
④寒天液稍微放涼後加入回復室溫的牛奶300cc。
若是加入冰牛奶，還沒攪拌均勻就會凝固了。
MILK
⑤倒入事先以水打濕的容器內，放涼即可!!
也可以加入草莓、奇異果、罐頭橘子等水果!!一起結成凍♥
橘子
晶亮～
最令人擔心的口味……
沒有海腥味!!放進嘴裡沒問題!!太好了～
嗯，還行
看來可以把寒天用完，不會浪費了～!
對了，如果省略步驟②，會做出充滿海腥味的牛奶凍哦……千萬要注意!!!
做了各式各樣的果凍
材料
寒天粉 2g
豆漿 200cc
牛奶 300cc
其中我覺得豆漿＋牛奶凍淋上黑糖漿與黃豆粉、口感類似豆花的果凍最好吃!
以牛奶調製寒天液，再加入豆漿(室溫)凝固!
之後我還試做了各種菜色……(只挑簡單的做)
以1杯米對1公克寒天粉煮熟就好了!
沒有發覺到耶……
嘿嘿嘿……
嚼嚼
寒天的活用③ 寒天飯
完全沒有海腥味!帶點Q彈的口感。每天都煮這道飯!
寒天的活用④ 柚子醋醬
好棒唷♡
好棒唷♡
只要淋在涼拌豆腐上，看起來就很漂亮好吃!!
材料
寒天粉 1公克
水 220cc
柚子醋 200cc
做法和牛奶凍一樣!也可以搭配使用醬油或任何沙拉淋醬!

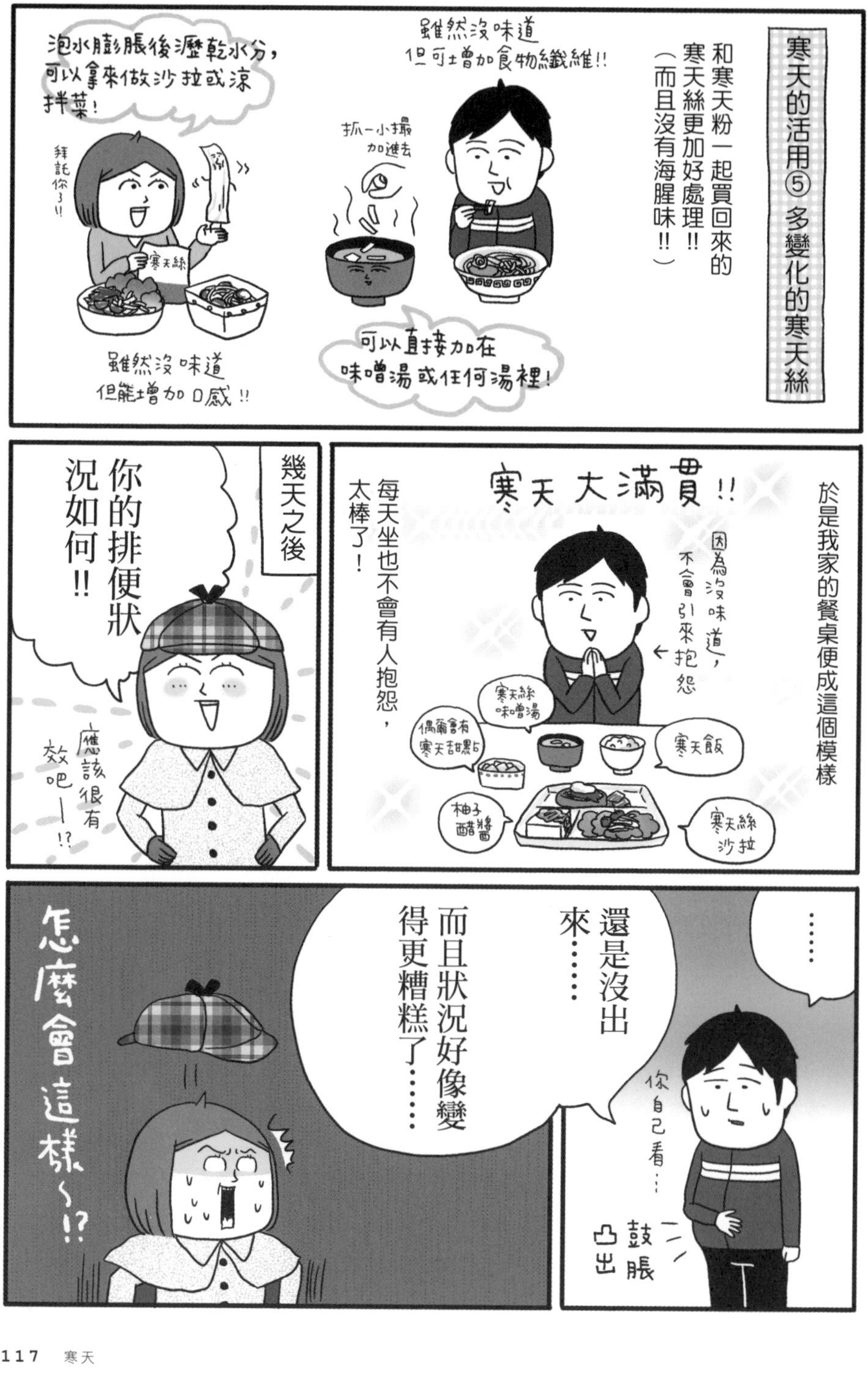
寒天的活用⑤ 多變化的寒天絲
和寒天粉一起買回來的寒天絲更加好處理!!
(而且沒有海腥味!!)
雖然沒味道
但可增加食物纖維!!
抓一小撮加進去
可以直接加在味噌湯或任何湯裡!
泡水膨脹後瀝乾水分，可以拿來做沙拉或涼拌菜!
拜託你了!!
寒天絲
雖然沒味道
但能增加口感!!
於是我家的餐桌便成這個模樣
寒天大滿貫!!
因為沒味道，不會引來抱怨
寒天絲味噌湯
偶爾會有寒天甜點
寒天飯
柚子醋醬
寒天絲沙拉
每天坐也不會有人抱怨，太棒了!
幾天之後
你的排便狀況如何!!
應該很有效吧——!?
……
還是沒出來……
而且狀況好像變得更糟糕了……
你自己看……
鼓脹
凸出
怎麼會這樣~!?

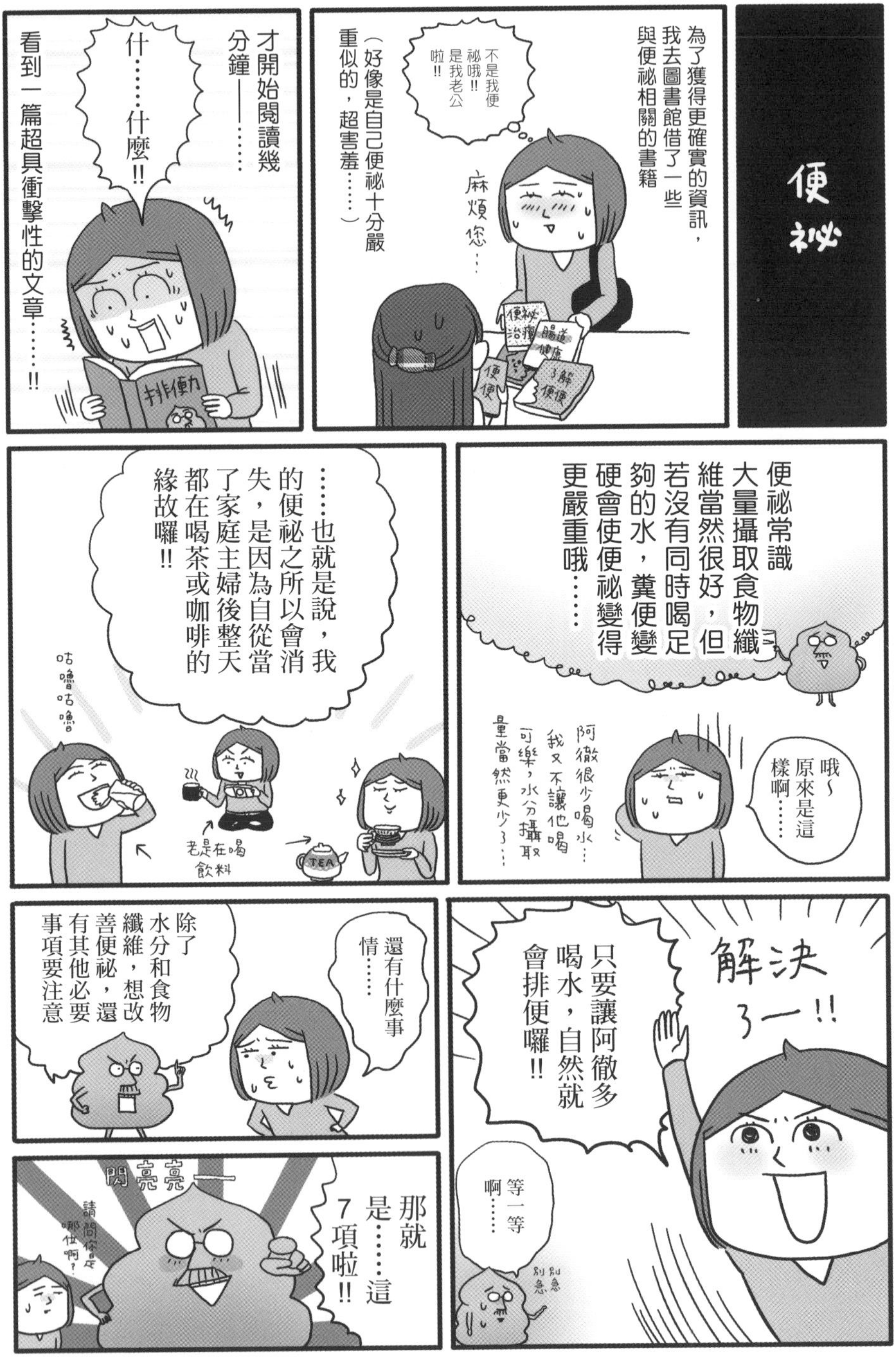
便祕
為了獲得更確實的資訊，我去圖書館借了一些與便祕相關的書籍
不是我便祕哦!!是我老公啦!!
麻煩您…
（好像是自己便祕十分嚴重似的，超害羞……）
才開始閱讀幾分鐘——……
什……什麼!!
看到一篇超具衝擊性的文章……!!
便祕常識
大量攝取食物纖維當然很好，但若沒有同時喝足夠的水，糞便變硬會使便祕變得更嚴重哦……
哦～原來是這樣啊……
阿徹很少喝水…我又不讓他喝可樂，水分攝取量當然更少了…
……也就是說，我的便祕之所以會消失，是因為自從當了家庭主婦後整天都在喝茶或咖啡的緣故囉!!
咕嚕咕嚕
老是在喝飲料
TEA
解決了——!!
只要讓阿徹多喝水，自然就會排便囉!!
等一等啊……
別急別急
還有什麼事情……
除了水分和食物纖維，想改善便祕，還有其他必要事項要注意
閃亮亮——
請問你是哪位啊？
那就是……這7項啦!!

1. 水分

功效　讓糞便變得柔軟，刺激腸道蠕動。早上起床後立刻喝一杯冷水，可以有效促進腸道蠕動！

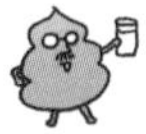

1天的攝取量　1.5～2公升

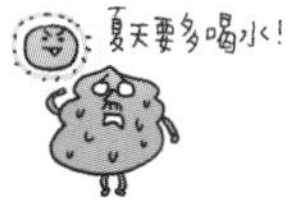
夏天要多喝水！

推薦的攝取方法
・礦泉水
・苦汁水

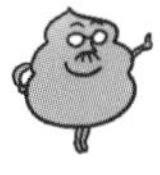
推薦的理由是裡面含有消解便祕的礦物質成分。苦汁水中含有大量的鈉，注意別攝取過量！

2. 膳食纖維

功效　增加糞便量、軟化糞便。

1天的攝取量　25公克以上

推薦的攝取方法　非水溶性膳食纖維與水溶性膳食纖維的比例為2：1是最理想的。

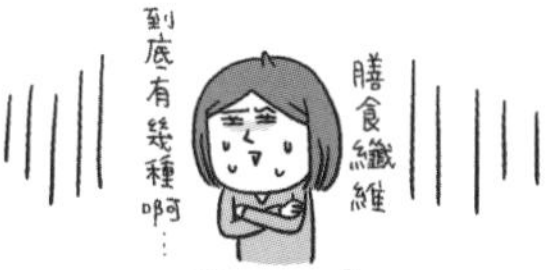
到底有幾種啊……
膳食纖維

3. 乳酸菌

功效　維持腸道內的菌種均衡。

1天的攝取量　請參考各類製品的說明書。

推薦的攝取方法　乳酸菌藥劑、含有植物性乳酸菌的優格、飲料等。

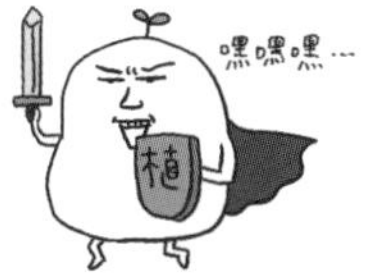
嘿嘿嘿…
植
植物性的乳酸菌生命力強，活菌很容易就能抵達腸道！

4. 橄欖油

功效　刺激小腸。

1天的攝取量　15～30毫升

推薦的攝取方法　可以沾麵包或淋在沙拉上……

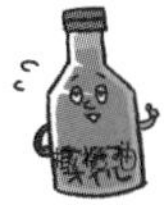
橄欖油的熱量高，因此要記得調整其他食物的熱量哦

5. 寡糖

功效　可作為腸道內比菲德氏菌的糧食。

1天的攝取量　最少3～5公克

推薦的攝取方法
・水果、豆漿等含有寡糖的食品
・可以市售的寡糖取代砂糖作為甜味來源。

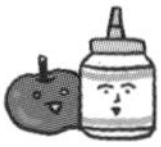

6. 鎂

功效　讓腸道的運作保持順暢。

1天的攝取量　可以每天攝取一種以上含豐富鎂的昆布、菠菜、羊栖菜、糙米、納豆、牡蠣、柴魚、芝麻、地瓜、花生等食物。

7. 維他命C

功效　可產生氣體，促進腸道的蠕動。

推薦的攝取方法　最好是從蔬果類攝取。
如果不方便，也可以多利用健康食品補充。
早上起床趁空腹時攝取1～2公克，十分有效。

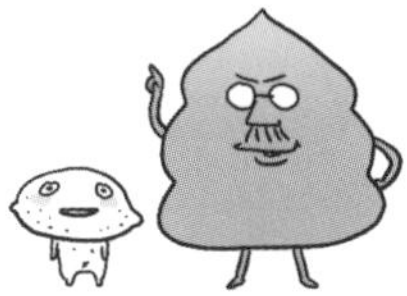

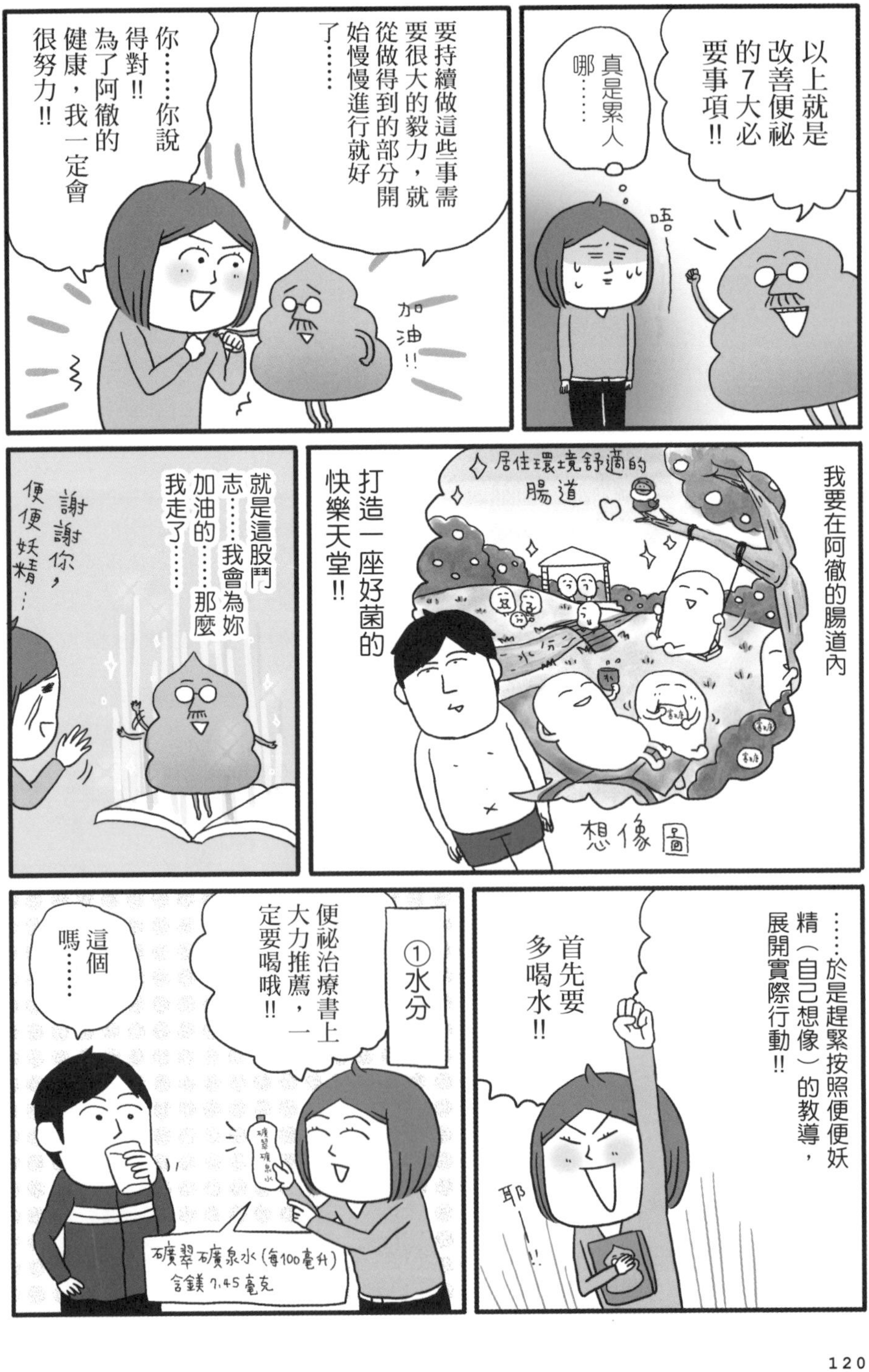
以上就是改善便祕的7大必要事項!!
真是累人哪……
唔—
要持續做這些事需要很大的毅力，就從做得到的部分開始慢慢進行就好了……
你……你說得對!! 為了阿徹的健康，我一定會很努力!!
加油!!
我要在阿徹的腸道內打造一座好菌的快樂天堂!!
居住環境舒適的腸道
想像圖
就是這股鬥志……我會為妳加油的……那麼我走了……
謝謝你，便便妖精…
……於是趕緊按照便便妖精（自己想像）的教導，展開實際行動!!
首先要多喝水!!
耶—!!
①水分
便祕治療書上大力推薦，一定要喝哦!!
這個嗎……
礦翠礦泉水(每100毫升)
含鎂7.45毫克

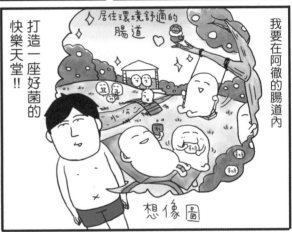

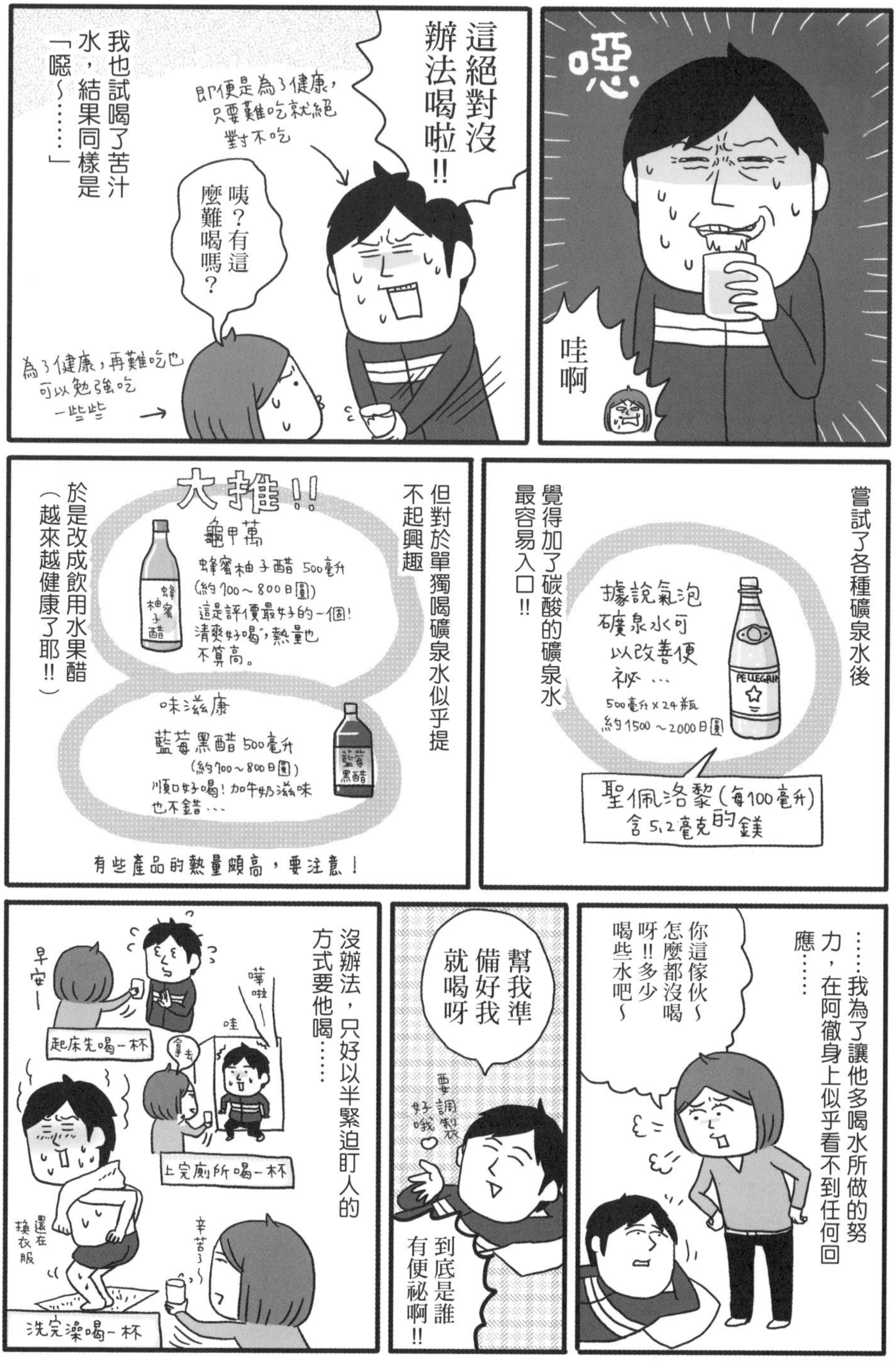
嗯
哇啊
這絕對沒辦法喝啦!!
即便是為了健康，只要難吃就絕對不吃
咦？有這麼難喝嗎？
為了健康，再難吃也可以勉強吃一些些
我也試喝了苦汁水，結果同樣是「嗯～……」
嘗試了各種礦泉水後
覺得加了碳酸的礦泉水最容易入口!!
據說氣泡礦泉水可以改善便祕…
500毫升×24瓶
約1500～2000日圓
聖佩洛黎(每100毫升)含5.2毫克的鎂
但對於單獨喝礦泉水似乎提不起興趣
大推!!
龜甲萬
蜂蜜柚子醋 500毫升
(約700～800日圓)
這是評價最好的一個！清爽好喝，熱量也不算高。
蜂蜜柚子醋
味滋康
藍莓黑醋 500毫升
(約700～800日圓)
順口好喝！加牛奶滋味也不錯…
藍莓黑醋
於是改成飲用水果醋
（越來越健康了耶!!）
有些產品的熱量頗高，要注意！
……我為了讓他多喝水所做的努力，在阿徹身上似乎看不到任何回應……
你這傢伙～怎麼都沒喝呀!!多少喝些水吧～
幫我準備好我就喝呀
要調製好哦
到底是誰有便祕啊!!
沒辦法，只好以半緊迫盯人的方式要他喝……
早安～
起床先喝一杯
嘩啦～
哇
拿去
上完廁所喝一杯
還在換衣服
辛苦了～
洗完澡喝一杯

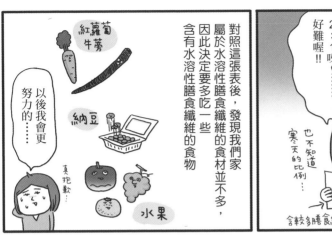

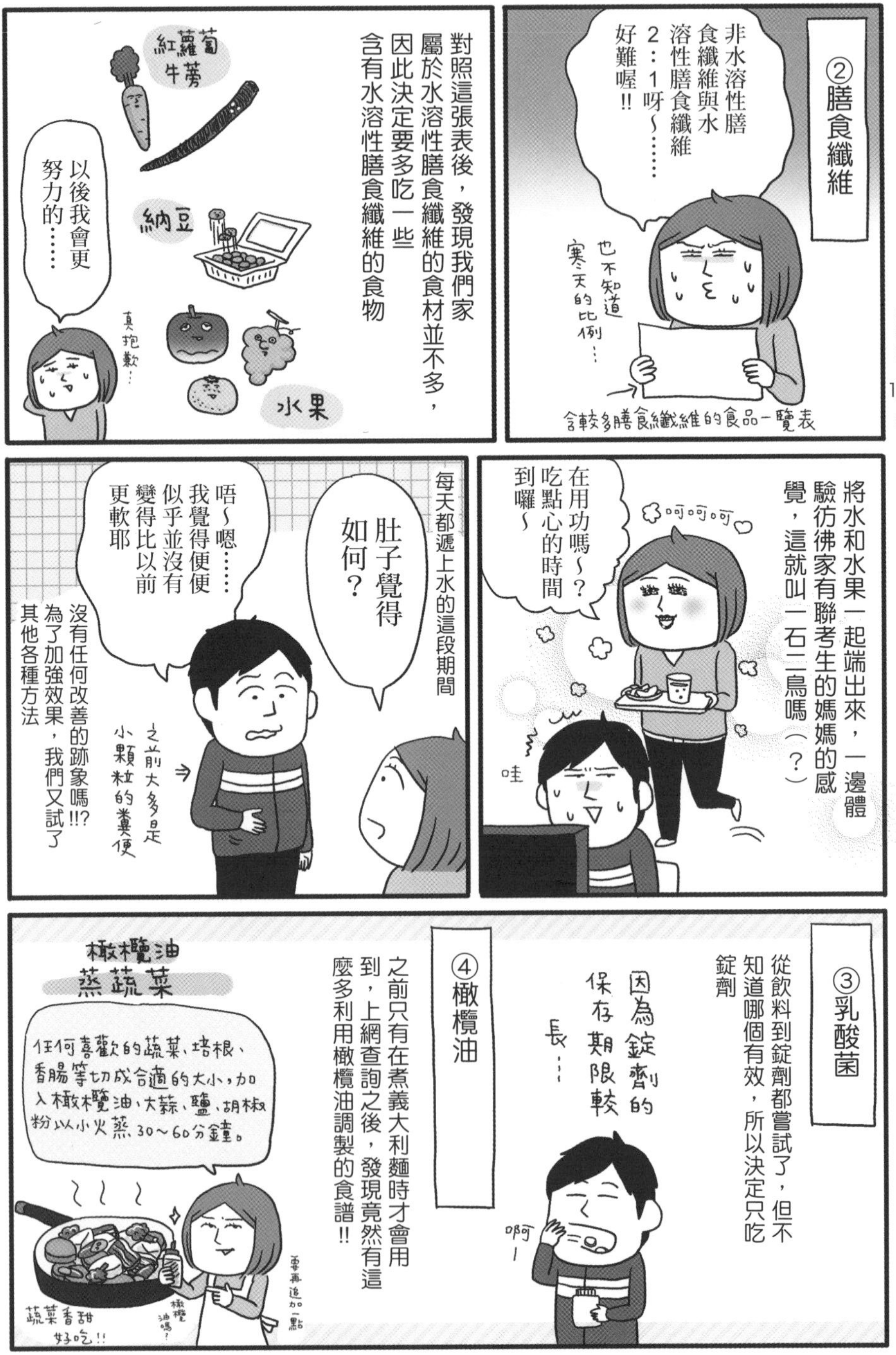
②膳食纖維
非水溶性膳食纖維與水溶性膳食纖維2：1呀～……好難喔!!
也不知道寒天的比例…
含較多膳食纖維的食品一覽表
對照這張表後，發現我們家屬於水溶性膳食纖維的食材並不多，因此決定要多吃一些含有水溶性膳食纖維的食物
紅蘿蔔
牛蒡
納豆
水果
以後我會更努力的……
真抱歉…
將水和水果一起端出來，一邊體驗彷彿家有聯考生的媽媽的感覺，這就叫一石二鳥嗎（？）
呵呵呵
在用功嗎～？吃點心的時間到囉～
哇
每天都遞上水的這段期間
肚子覺得如何？
唔～嗯……我覺得便便似乎並沒有變得比以前更軟耶
之前大多是小顆粒的糞便
沒有任何改善的跡象嗎!!?為了加強效果，我們又試了其他各種方法
③乳酸菌
從飲料到錠劑都嘗試了，但不知道哪個有效，所以決定只吃錠劑
因為錠劑的保存期限較長…
啊!
④橄欖油
之前只有在煮義大利麵時才會用到，上網查詢之後，發現竟然有這麼多利用橄欖油調製的食譜!!
橄欖油蒸蔬菜
任何喜歡的蔬菜、培根、香腸等切成合適的大小，加入橄欖油、大蒜、鹽、胡椒粉以小火蒸30～60分鐘。
蔬菜香甜好吃!!
要再追加一點
橄欖油嗎？

詳情請見124頁♡

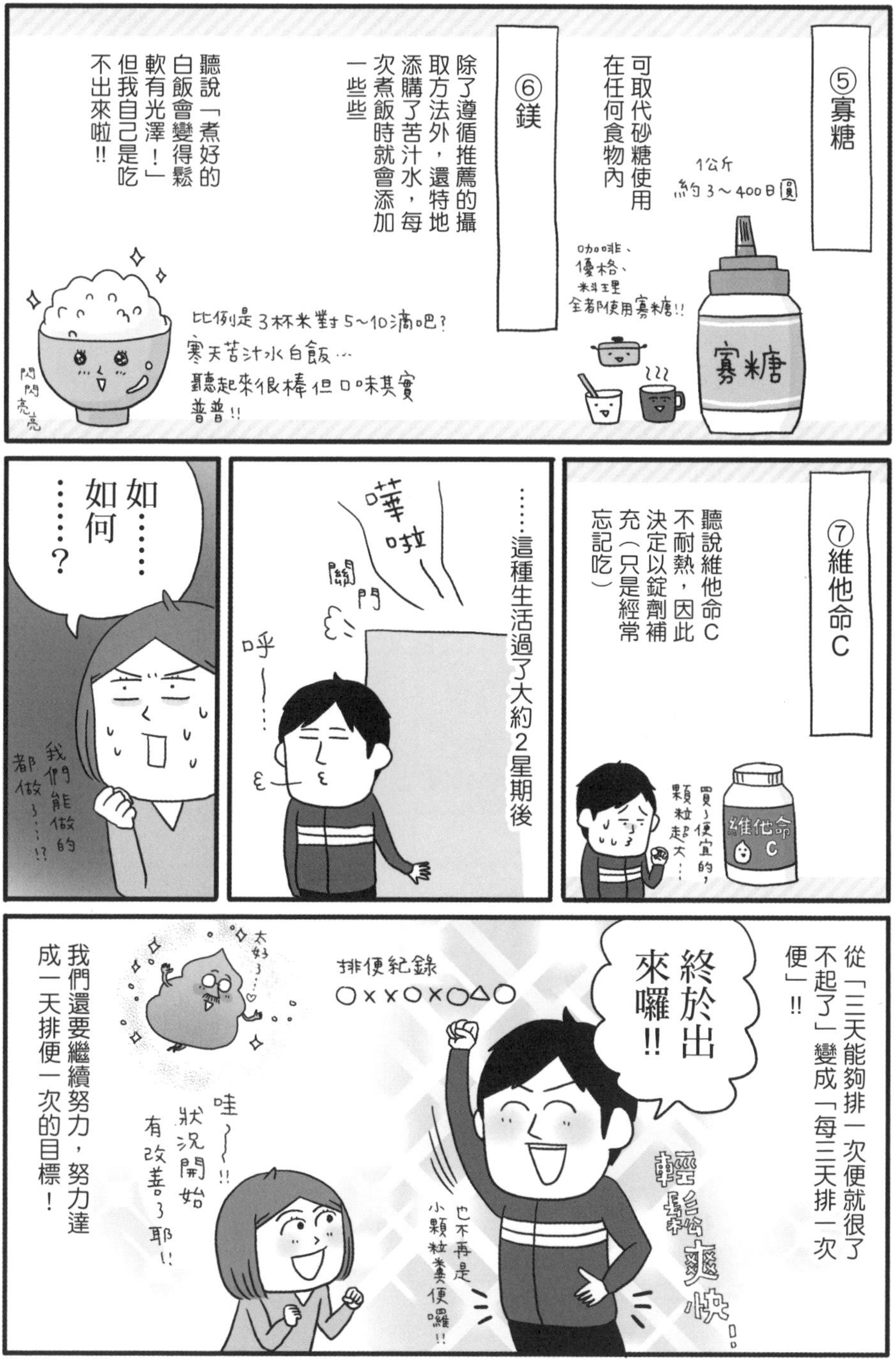
⑤寡糖
可取代砂糖使用在任何食物內
1公斤 約3～400日圓
咖啡、優格、料理全都使用寡糖!!
寡糖
⑥鎂
除了遵循推薦的攝取方法外，還特地添購了苦汁水，每次煮飯時就會添加一些些
聽說「煮好的白飯會變得鬆軟有光澤！」但我自己是吃不出來啦!!
比例是3杯米對5~10滴吧?
寒天苦汁水白飯…
聽起來很棒但口味其實普普!!
閃閃亮亮
⑦維他命C
聽說維他命C不耐熱，因此決定以錠劑補充（只是經常忘記吃）
維他命C
買了便宜的，顆粒超大…
……這種生活過了大約2星期後
嘩啦
關門
呼～……
如……如何……?
我們能做的都做了…!?
從「三天能夠排一次便就很了不起了」變成「每三天排一次便」!!
終於出來囉!!
輕鬆爽快!
也不再是小顆粒糞便囉!!
排便紀錄
○××○×○△○
太好了…
哇～!!
狀況開始有改善了耶!!
我們還要繼續努力，努力達成一天排便一次的目標！

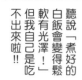

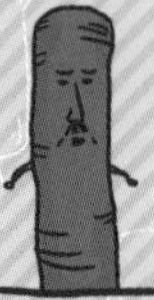

含有大量膳食纖維的食物一覽表

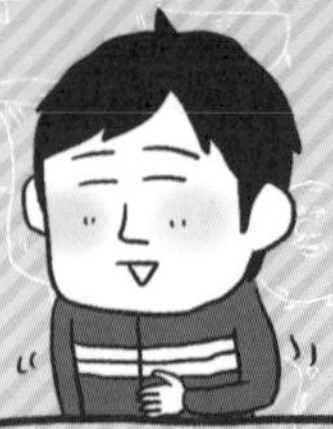

F.I值是指…

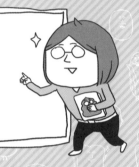

$$\frac{\text{卡路里（每100公克的食材當中所含）}}{\text{膳食纖維（每100公克的食材當中所含）}}$$

◎F.I值越低，熱量越低、膳食纖維也就越多！

S.F值是指…

膳食纖維總量中水溶性膳食纖維所占的百分比

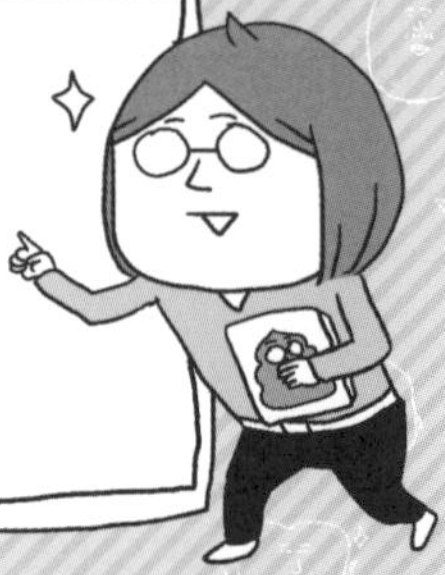

1. 穀類、麵類

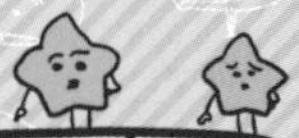

食品名稱	熱量（kcal）	食物纖維（公克）	水溶性膳食纖維（公克）	非水溶性膳食纖維（公克）	F.I值	S.I值
裸麥	264	5.6	2	3.6	47	36
蕎麥	132	2	0.5	1.5	66	20
稗	367	4.3	0.4	3.9	85	9
義大利麵（水煮）	149	1.5	0.4	1.1	99	27
粟	364	3.4	0.4	3	107	12
土司	264	2.3	0.4	1.9	115	17
烏龍麵（水煮）	105	0.8	0.2	0.6	131	25
白米	168	0.3	0	0.3	560	—

引用《利用「排便力」治療便祕》一書的資料（松生恆夫）。

2.水果類

食品名稱	熱量（Kcal）	食物纖維（公克）	水溶性膳食纖維（公克）	非水溶性膳食纖維（公克）	F.I值	S.I值
藍莓	49	3.3	0.5	2.8	15	15
奇異果	53	2.5	0.7	1.8	21	28
草莓	34	1.4	0.5	0.9	24	36
無花果	54	1.9	0.7	1.2	28	37
酪梨	187	5.3	1.7	3.6	35	32
蘋果	54	1.5	0.3	1.2	36	20
葡萄柚	38	0.6	0.2	0.4	63	33
香蕉	86	1.1	0.1	1	78	9
葡萄	59	0.5	0.2	0.3	118	40

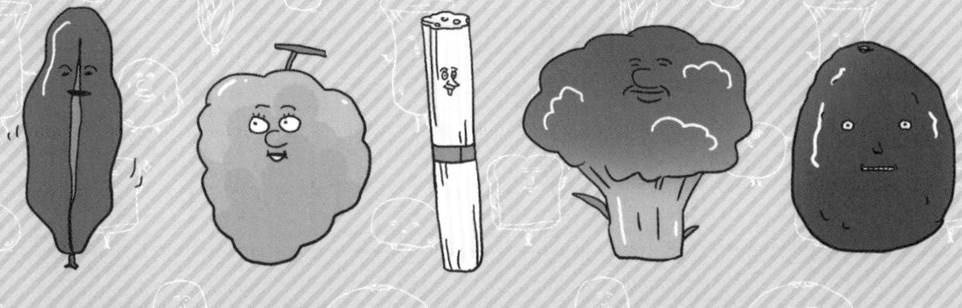

3. 豆類、藻類

食品名稱	熱量（kcal）	食物纖維（公克）	水溶性膳食纖維（公克）	非水溶性膳食纖維（公克）	F.I值	S.I值
寒天（泡水）	3	1.5	—	—	2	—
海藻	4	1.4	—	—	3	—
海帶芽（泡水）	17	5.8	—	—	3	—
豆腐渣	111	11.5	0.4	11.1	10	3
黃豆（水煮）	180	7	0.9	6.1	26	13
納豆	200	6.7	2.3	4.4	30	34
蠶豆（水煮）	112	4	0.4	3.6	28	10

4. 蔬菜類

食品名稱	熱量（kcal）	食物纖維（公克）	水溶性膳食纖維（公克）	非水溶性膳食纖維（公克）	F.I值	S.I值
鴻喜菇（水煮）	21	4.8	0.2	4.6	4	4
蘑菇（水煮）	16	3.3	0.1	3.2	5	3

食品名稱	熱量（Kcal）	食物纖維（公克）	水溶性膳食纖維（公克）	非水溶性膳食纖維（公克）	F.I值	S.I值
秋葵（水煮）	33	5.2	1.6	3.6	6	31
苦瓜	17	2.6	0.5	2.1	7	19
黃麻菜（水煮）	25	3.5	0.8	2.7	7	23
綠花椰菜（水煮）	27	3.7	0.8	2.9	7	22
牛蒡（水煮）	58	6.1	2.7	3.4	10	44
萵苣	12	1.1	0.1	1	11	9
小黃瓜	14	1.1	0.2	0.9	13	18
高麗菜（生）	23	1.8	0.4	1.4	13	22
紅蘿蔔（水煮）	39	3	1	2	13	33
南瓜（水煮）	60	3.6	0.8	2.8	17	22
洋蔥（水煮）	31	1.7	0.7	1	18	41
番茄	19	1	0.3	0.7	19	30
玉米（水煮）	99	3.1	0.3	2.8	32	10
地瓜（蒸）	131	3.8	1	2.8	34	26
馬鈴薯（蒸）	84	1.8	0.6	1.2	47	33

絕對不會引來抱怨!!

入江家的改善體質食譜

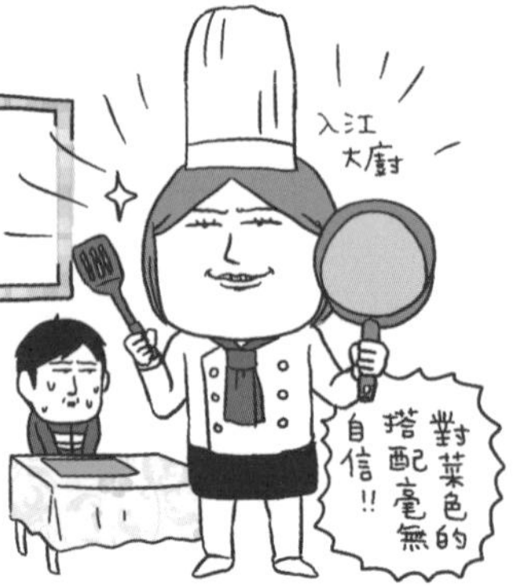
入江大廚
對菜色的搭配毫無自信!!

至今已經學習了自助餐盤、矽膠調理盒、非油炸炸物……
還有解決便祕的方法！
現在就請各位以溫柔的眼神，瞧瞧我們家（比起以往）已經有大幅改善的飲食菜單吧。

我的原則

1. 菜色越多越好!!
2. 盡量多吃有益腸道的食物!!
3. 盡我最大的能耐!!（但偶爾還是會發呆就是了）

烤魚套餐

小格通常都是放事先做好的菜或市售的小菜!!
嘿嘿嘿……。

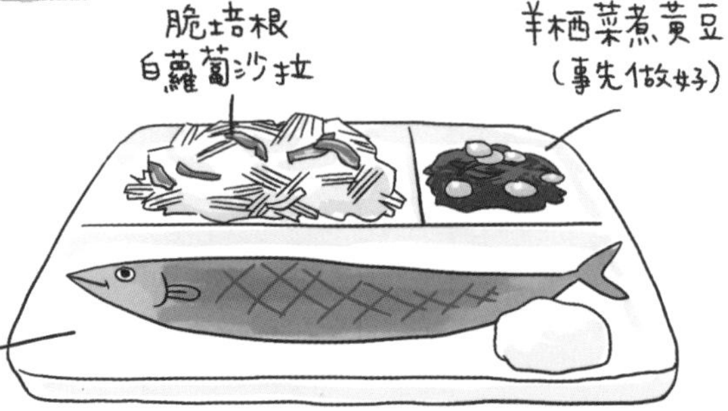
脆培根
白蘿蔔沙拉
羊栖菜煮黃豆
（事先做好）
鹽燒
秋刀魚

照燒雞肉套餐

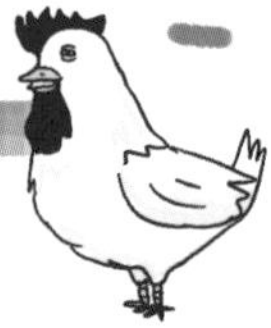

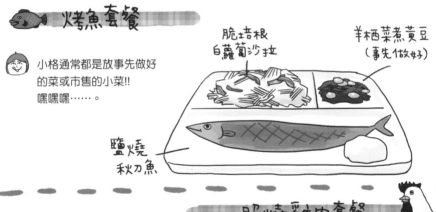

矽膠調理盒經常出動！
少了它我應該做不出
3道菜……。

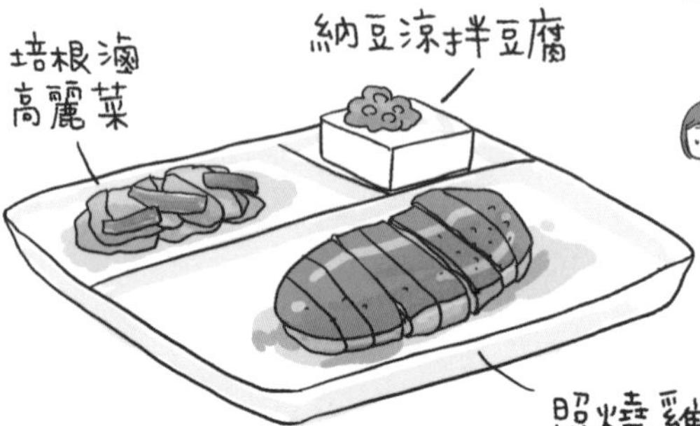
培根滷
高麗菜
納豆涼拌豆腐
照燒雞肉（矽膠調理盒）

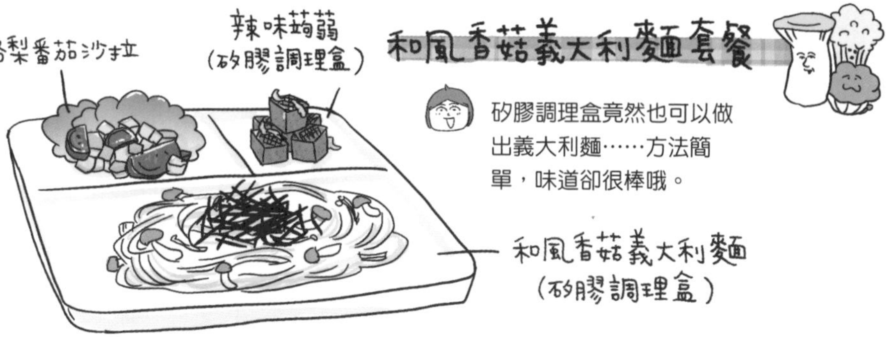
酪梨番茄沙拉
辣味蒟蒻
（矽膠調理盒）
和風香菇義大利麵套餐
和風香菇義大利麵
（矽膠調理盒）

矽膠調理盒竟然也可以做出義大利麵……方法簡單，味道卻很棒哦。

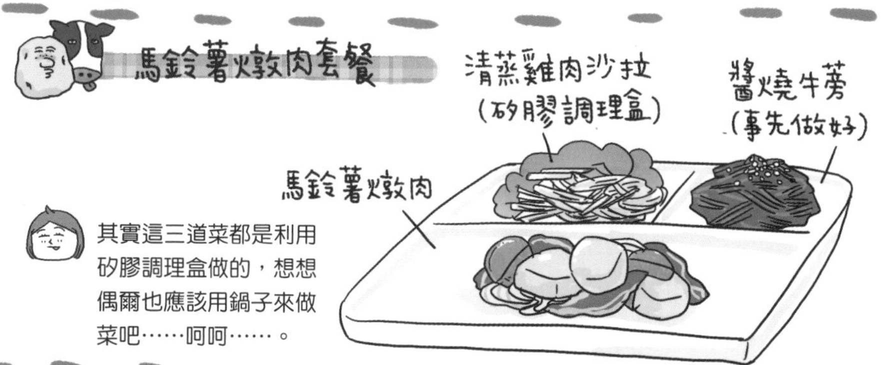
馬鈴薯燉肉套餐
清蒸雞肉沙拉
（矽膠調理盒）
醬燒牛蒡
（事先做好）
馬鈴薯燉肉

其實這三道菜都是利用矽膠調理盒做的，想想偶爾也應該用鍋子來做菜吧……呵呵……。

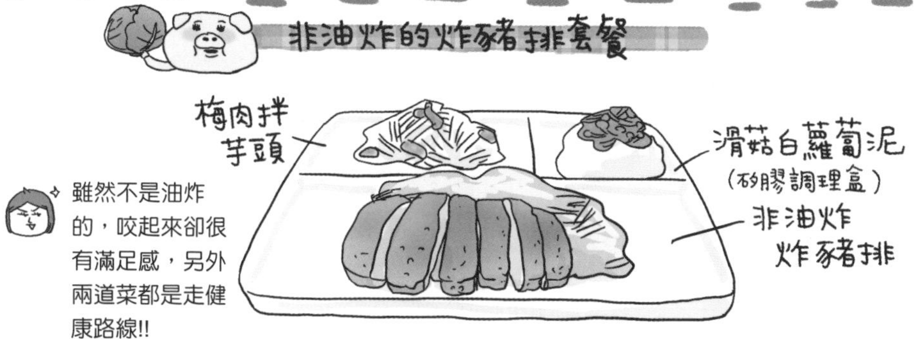
非油炸的炸豬排套餐
梅肉拌芋頭
滑菇白蘿蔔泥
（矽膠調理盒）
非油炸
炸豬排

雖然不是油炸的，咬起來卻很有滿足感，另外兩道菜都是走健康路線!!

避免引起抱怨的方法

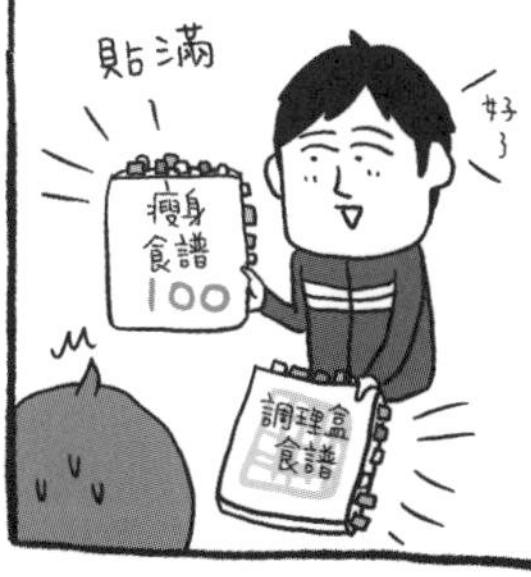
貼滿
好
瘦身
食譜
100
調理盒
食譜

一次要做三道菜真的很辛苦，於是我把食譜遞給阿徹並且說：「想吃哪道菜就貼張便條紙做記號！」沒想到他貼的貼紙比我預想的還要多。

一些我絕對不會主動去做的菜色也被貼上貼紙，看來我會做的料理種類又即將增加囉!!萬一做得不好吃，還可以「是因為你說要吃呀～」這個藉口推卸責任，真是一舉兩得!!做的菜老是被抱怨嗎？試試這一招吧!!

健康檢查①

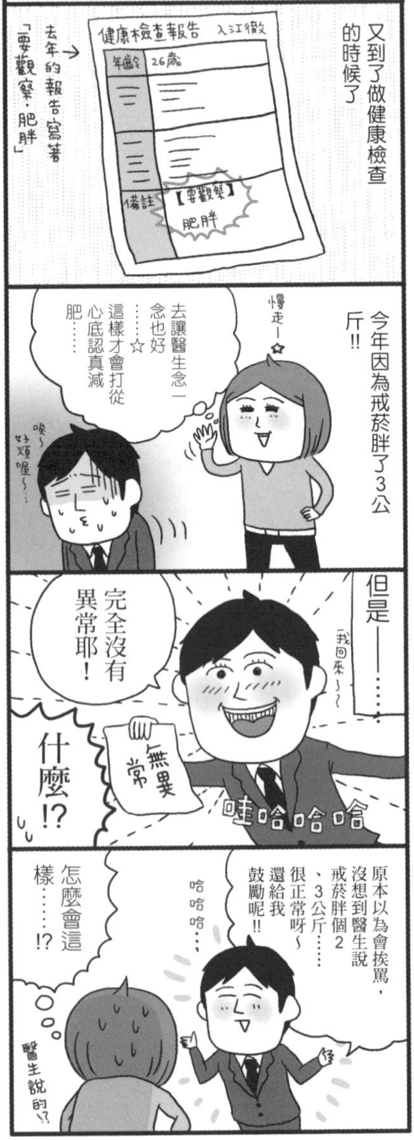
又到了做健康檢查的時候了
去年的報告寫著「要觀察・肥胖」
健康檢查報告 入江徹
年齡 26歲
備註 【要觀察】肥胖
今年因為戒菸胖了3公斤!!
慢走～☆
去讓醫生念一念也好……☆這樣才會打從心底認真減肥……
唉～好煩喔～……
但是——……
(我回來了～)
完全沒有異常耶！
無異常
什麼!?
哇哈哈哈
原本以為會挨罵，沒想到醫生說戒菸胖個2、3公斤……很正常呀～還給我鼓勵呢!!
哈哈哈……
怎麼會這樣……!?
醫生說的!?

健康檢查②

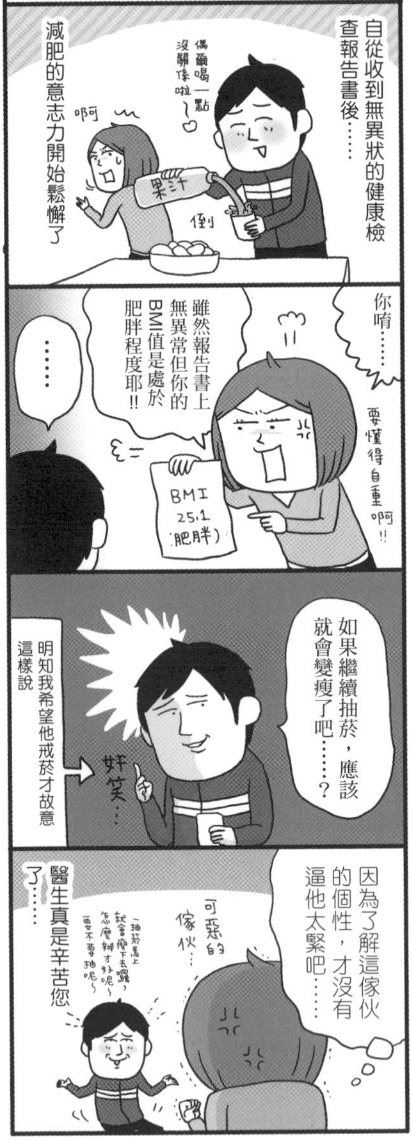
自從收到無異狀的健康檢查報告書後……
偶爾喝一點沒關係啦～♡
啊
果汁
倒
減肥的意志力開始鬆懈了
你唷……
要懂得自重啊!!
雖然報告書上無異常但你的BMI值是處於肥胖程度耶!!
……
BMI 25.1 (肥胖)
如果繼續抽菸，應該就會變瘦了吧……?
奸笑…
明知我希望他戒菸才故意這樣說
因為了解這傢伙的個性，才沒有逼他太緊吧……
可惡的傢伙…
一抽菸馬上就會瘦下去囉～怎麼辦才好呢～要不要抽呢～
醫生真是辛苦您了……

第5章

心理作戰瘦身法

隨著體重逐漸下降，

阿徹的減肥意志力卻也在慢慢消失當中。

我這個軍師

必須好好掌握老公的心理狀態，

試著讓他重燃鬥志！

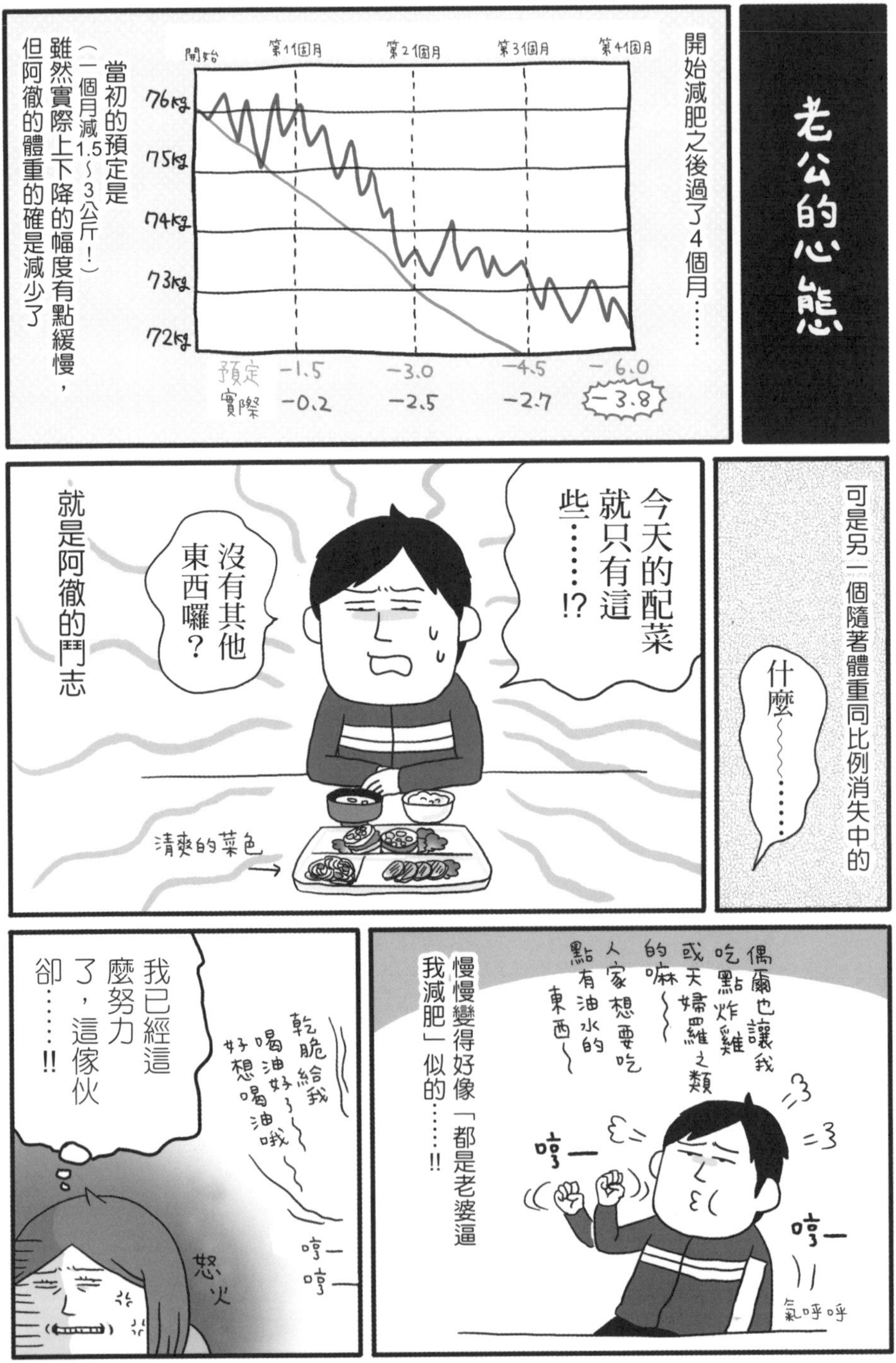
老公的心態
開始減肥之後過了4個月……
開始
第1個月
第2個月
第3個月
第4個月
76kg
75kg
74kg
73kg
72kg
預定 −1.5 −3.0 −4.5 −6.0
實際 −0.2 −2.5 −2.7 −3.8
當初的預定是
（一個月減1.5～3公斤！）
雖然實際上下降的幅度有點緩慢，
但阿徹的體重的確是減少了
可是另一個隨著體重同比例消失中的
什麼～～～……
今天的配菜就只有這些……!?
沒有其他東西囉？
就是阿徹的鬥志
清爽的菜色
偶爾也讓我吃點炸雞或天婦羅之類的嘛～
人家想要吃點有油水的東西～
哼—
哼—
氣呼呼
慢慢變得好像「都是老婆逼我減肥」似的……!!
我已經這麼努力了，這傢伙卻……!!
乾脆給我喝油好了～
好想喝油哦～
哼—
哼—
怒火

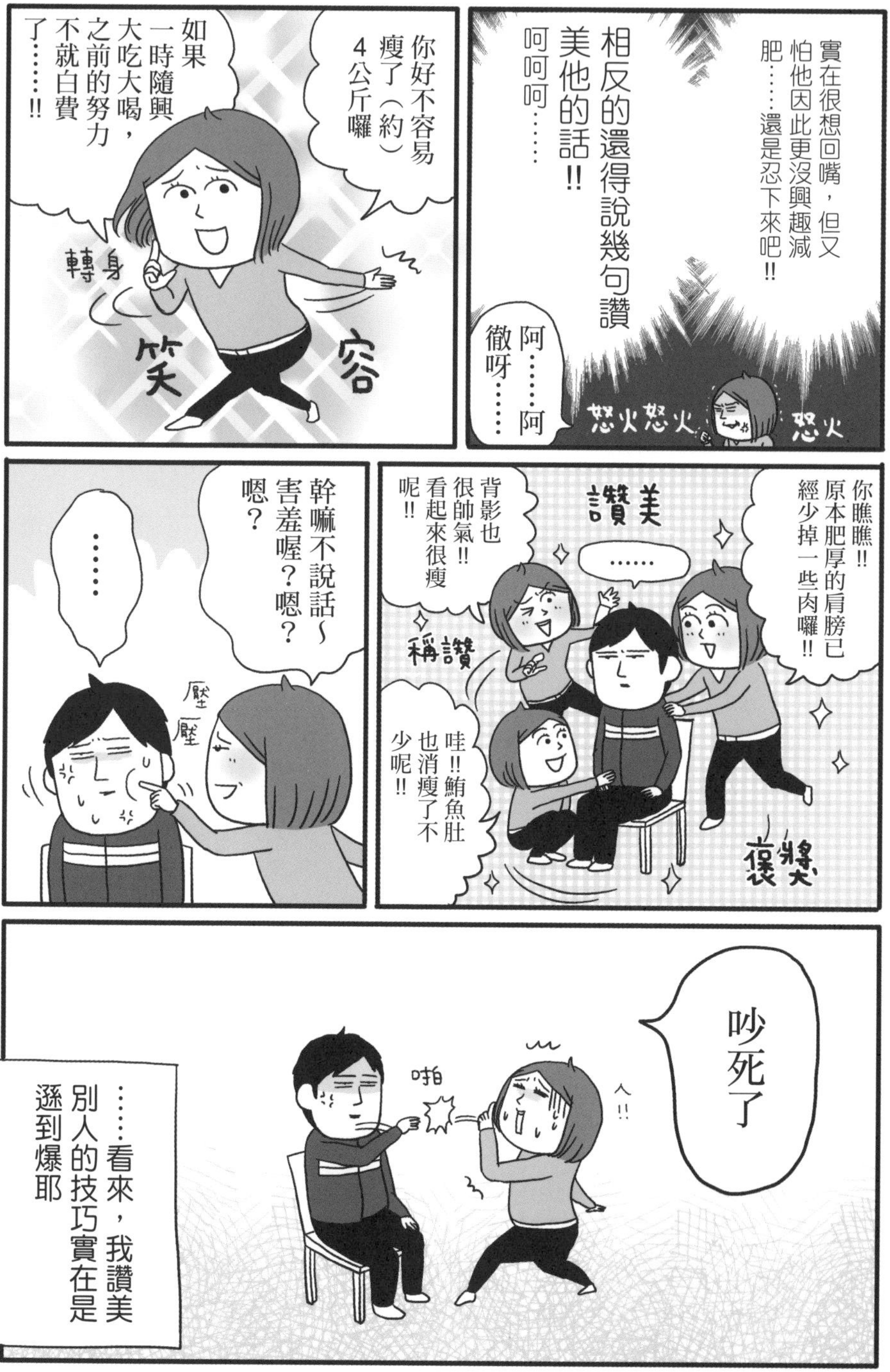
實在很想回嘴，但又怕他因此更沒興趣減肥……還是忍下來吧!!
相反的還得說幾句讚美他的話!!
呵呵呵……
阿……阿徹呀……
怒火怒火
怒火
你好不容易瘦了（約）4公斤囉
如果一時隨興大吃大喝，之前的努力不就白費了……!!
轉身
笑容
你瞧瞧!!原本肥厚的肩膀已經少掉一些肉囉!!
讚美
……
背影也很帥氣!!看起來很瘦呢!!
稱讚
哇!!鮪魚肚也消瘦了不少呢!!
褒獎
幹嘛不說話～害羞喔？嗯？嗯？
……
壓壓
吵死了
啪
人!!
……看來，我讚美別人的技巧實在是遜到爆耶

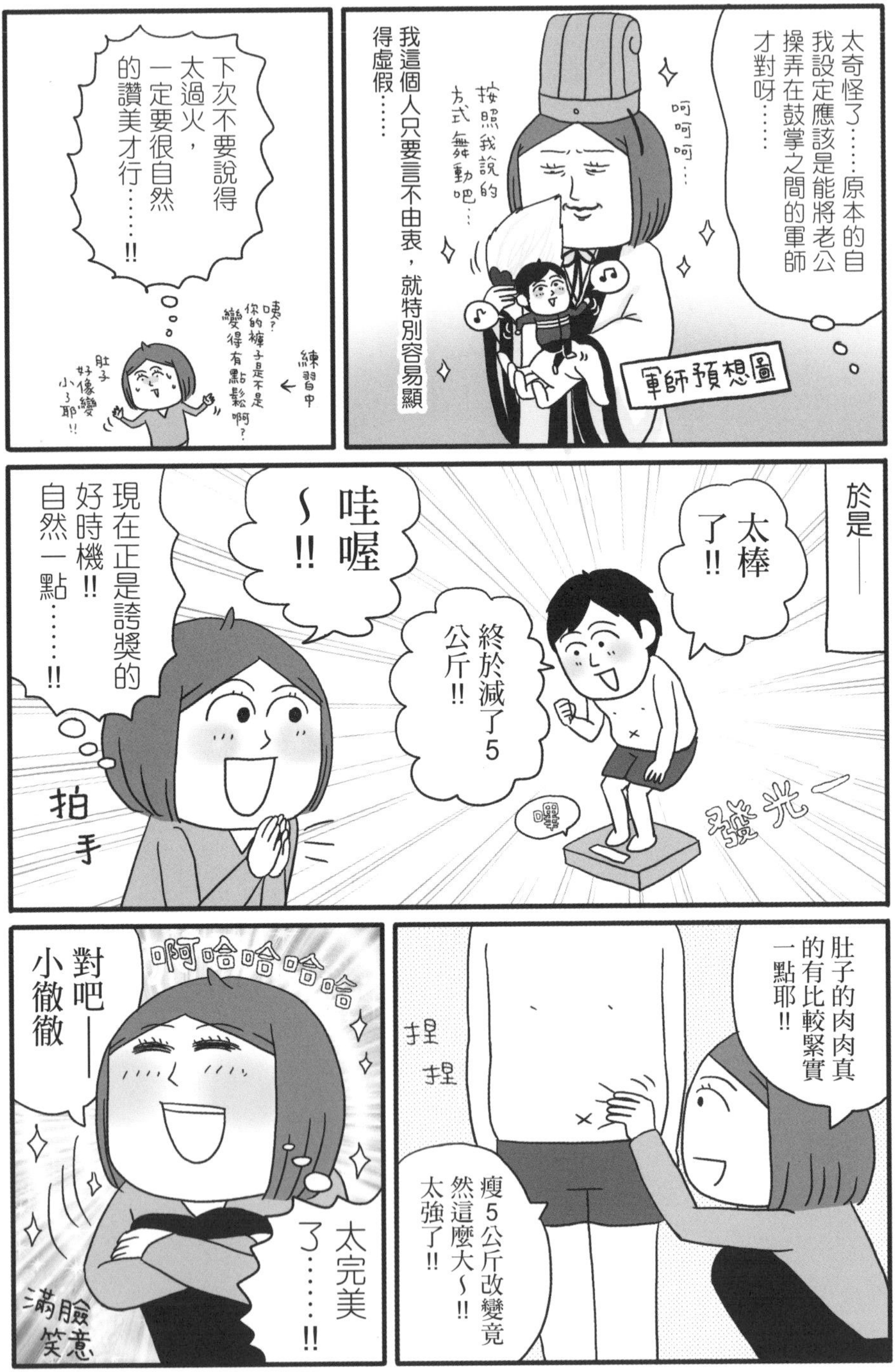
太奇怪了……原本的自我設定應該是能將老公操弄在鼓掌之間的軍師才對呀……
呵呵呵……
按照我說的方式舞動吧……
我這個人只要言不由衷，就特別容易顯得虛假……
軍師預想圖
下次不要說得太過火，一定要很自然的讚美才行……!!
練習中
咦？你的褲子是不是變得有點鬆啊？
肚子好像變小了耶!!
於是——
太棒了!!
終於減了5公斤!!
嗶
發光一
哇喔～!!
現在正是誇獎的好時機!!自然一點……!!
拍手
肚子的肉肉真的有比較緊實一點耶!!
捏捏
瘦5公斤改變竟然這麼大～!!太強了!!
啊哈哈哈哈
對吧——小徹徹
太完美了……!!
滿臉笑意

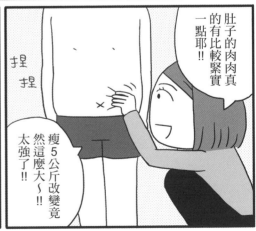

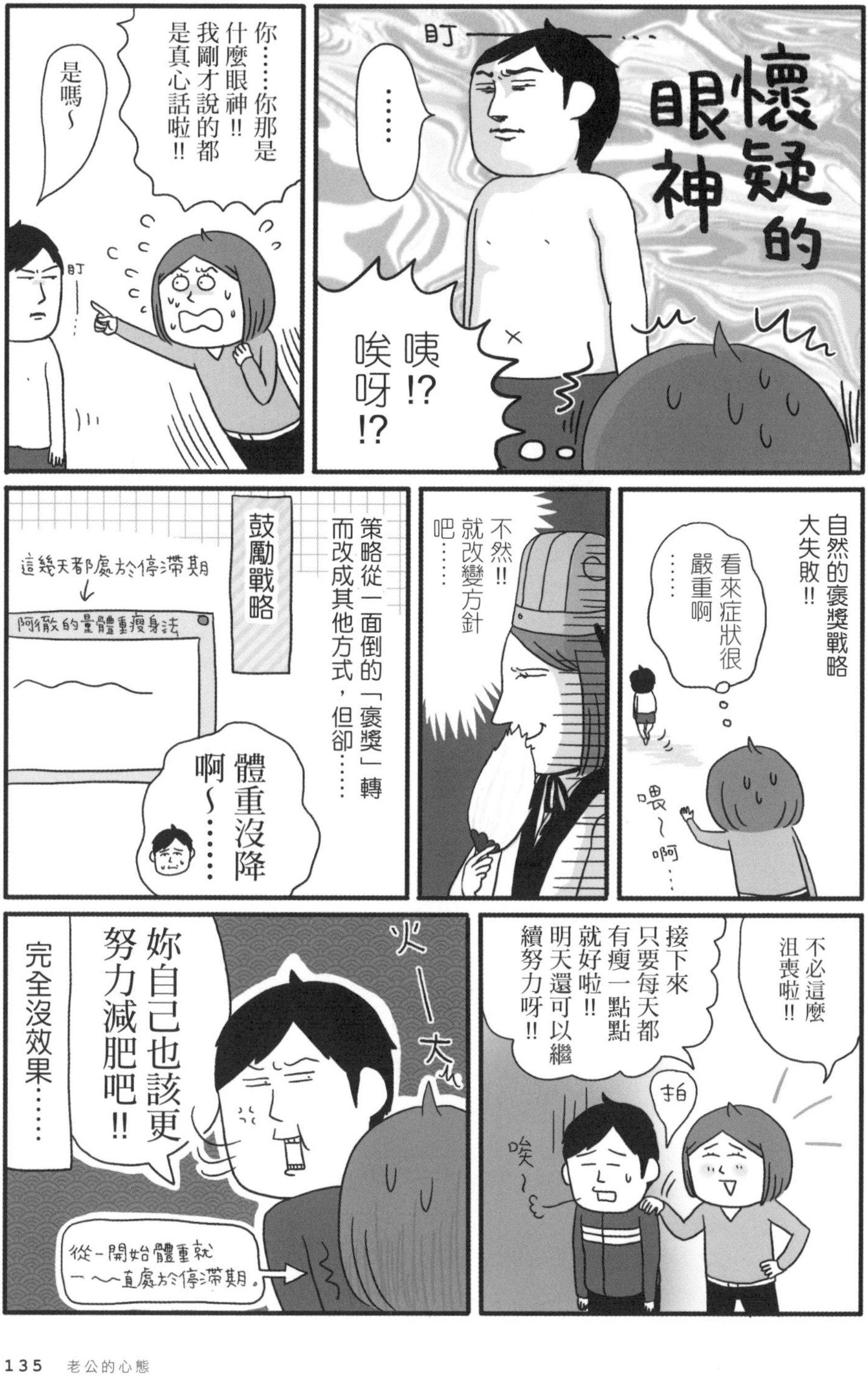
盯————……
……
懷疑的眼神
咦!?
唉呀!?
你……你那是什麼眼神!!我剛才說的都是真心話啦!!
是嗎~
盯……
自然的褒獎戰略大失敗!!
看來症狀很嚴重啊……
喂~啊……
不然!!就改變方針吧……
鼓勵戰略
策略從一面倒的「褒獎」轉而改成其他方式，但卻……
這幾天都處於停滯期
阿徹的量體重瘦身法
體重沒降啊~……
不必這麼沮喪啦!!
接下來只要每天都有瘦一點點就好啦!!明天還可以繼續努力呀!!
拍
唉~
妳自己也該更努力減肥吧!!
火ー大
完全沒效果……
從一開始體重就一~~直處於停滯期。

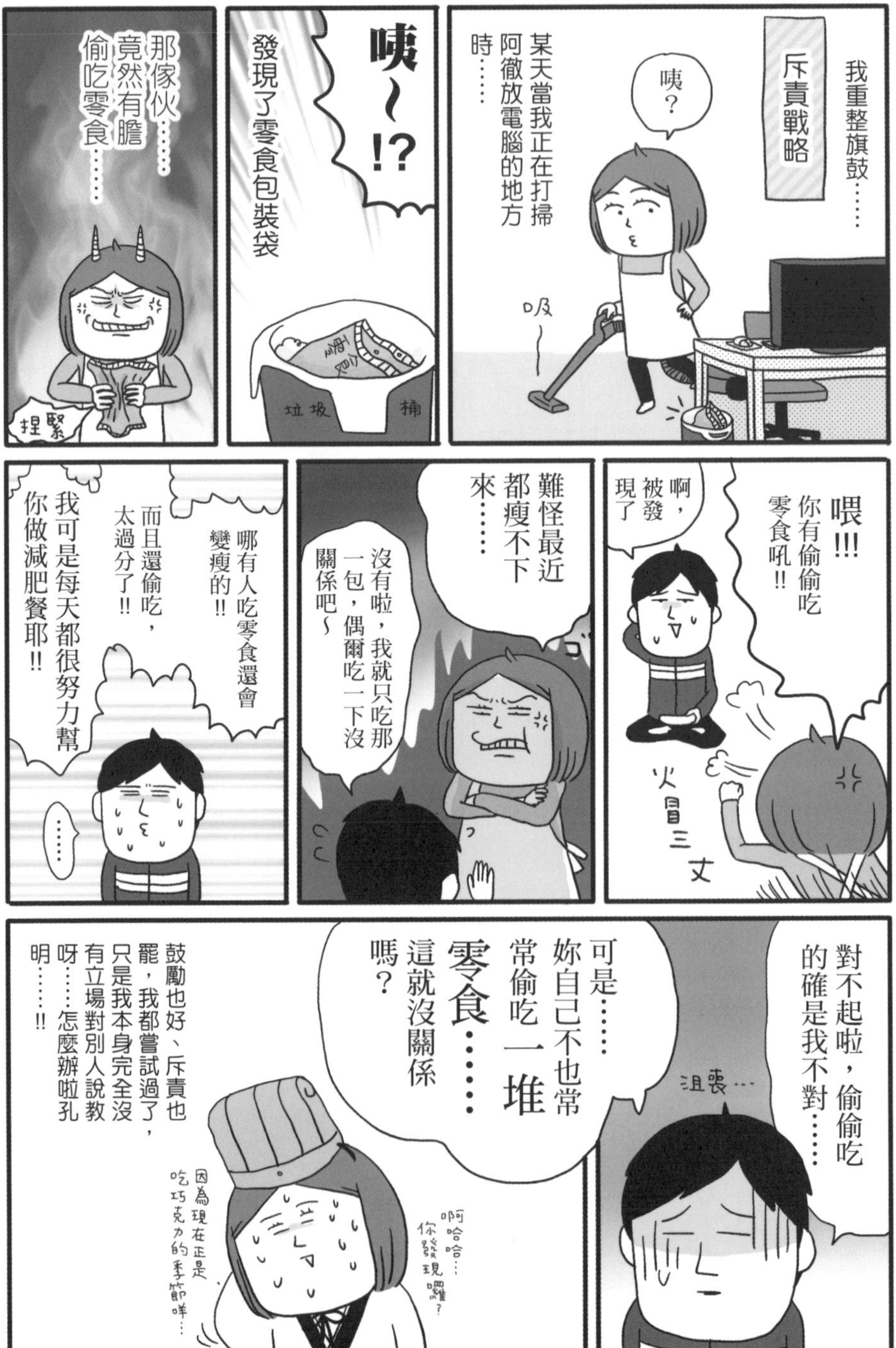
我重整旗鼓……
斥責戰略
咦？
某天當我正在打掃阿徹放電腦的地方時……
吸～
咦～!?
發現了零食包裝袋
垃圾桶
那傢伙……
竟然有膽偷吃零食……
捏緊
喂!!!
你有偷偷吃零食吼!!
啊，被發現了
火冒三丈
難怪最近都瘦不下來……
沒有啦，我就只吃那一包，偶爾吃一下沒關係吧～
哪有人吃零食還會變瘦的!!
而且還偷吃，太過分了!!
我可是每天都很努力幫你做減肥餐耶!!
……
對不起啦，偷偷吃的確是我不對……
沮喪…
可是……妳自己不也常常偷吃一堆零食……這就沒關係嗎？
啊哈哈…你發現囉？
因為現在正是吃巧克力的季節咩…
鼓勵也好、斥責也罷，我都嘗試過了，只是我本身完全沒有立場對別人說教呀……怎麼辦啦孔明……!!

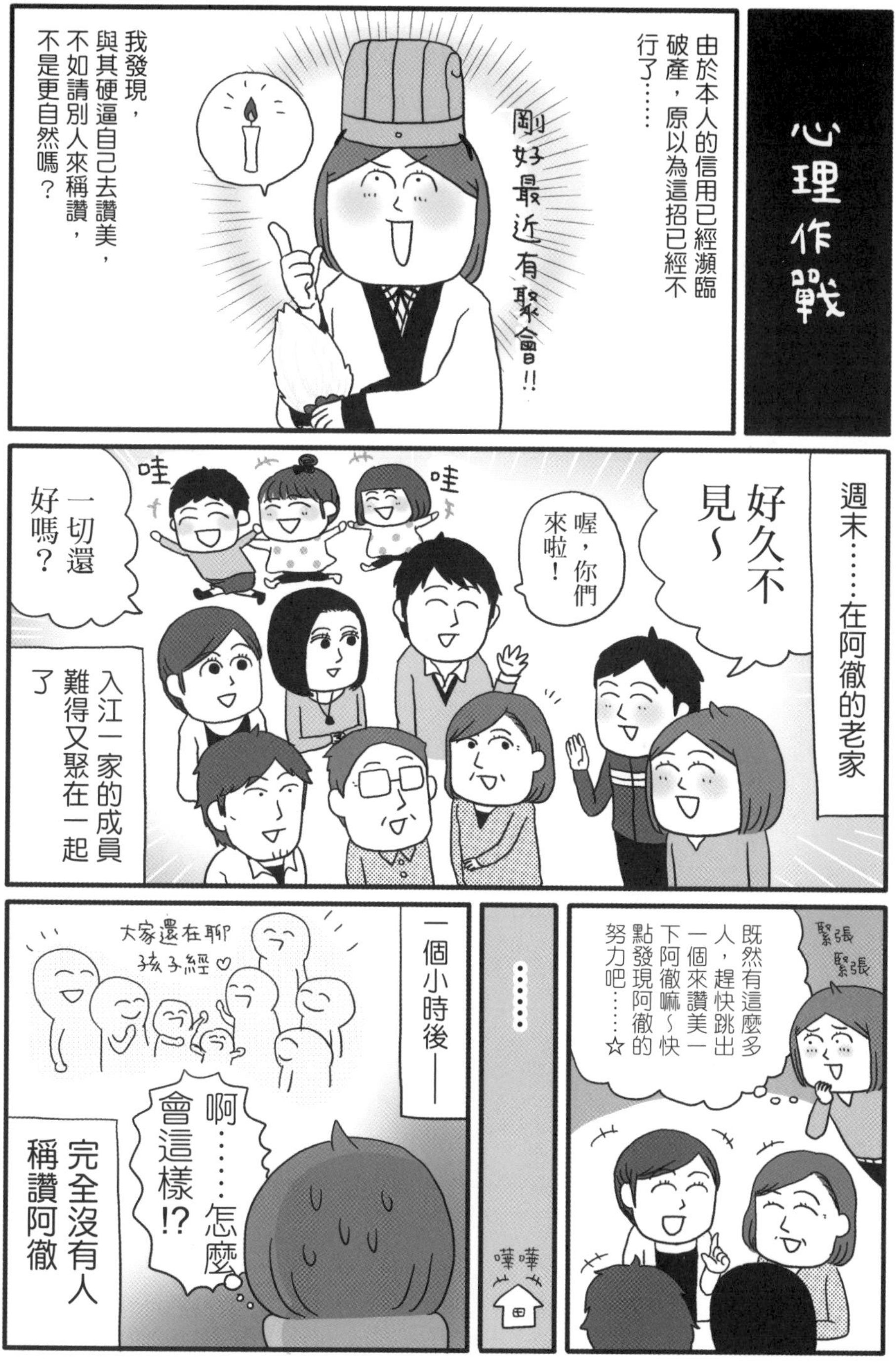
心理作戰
由於本人的信用已經瀕臨破產，原以為這招已經不行了……
剛好最近有聚會!!
我發現，與其硬逼自己去讚美，不如請別人來稱讚，不是更自然嗎？
週末……在阿徹的老家
好久不見~
喔，你們來啦！
哇
哇
一切還好嗎？
入江一家的成員難得又聚在一起了
緊張緊張
既然有這麼多人，趕快跳出一個來讚美一下阿徹嘛~快點發現阿徹的努力吧……☆
……
嘩嘩
一個小時後——
大家還在聊孩子經♡
啊……怎麼會這樣!?
完全沒有人稱讚阿徹

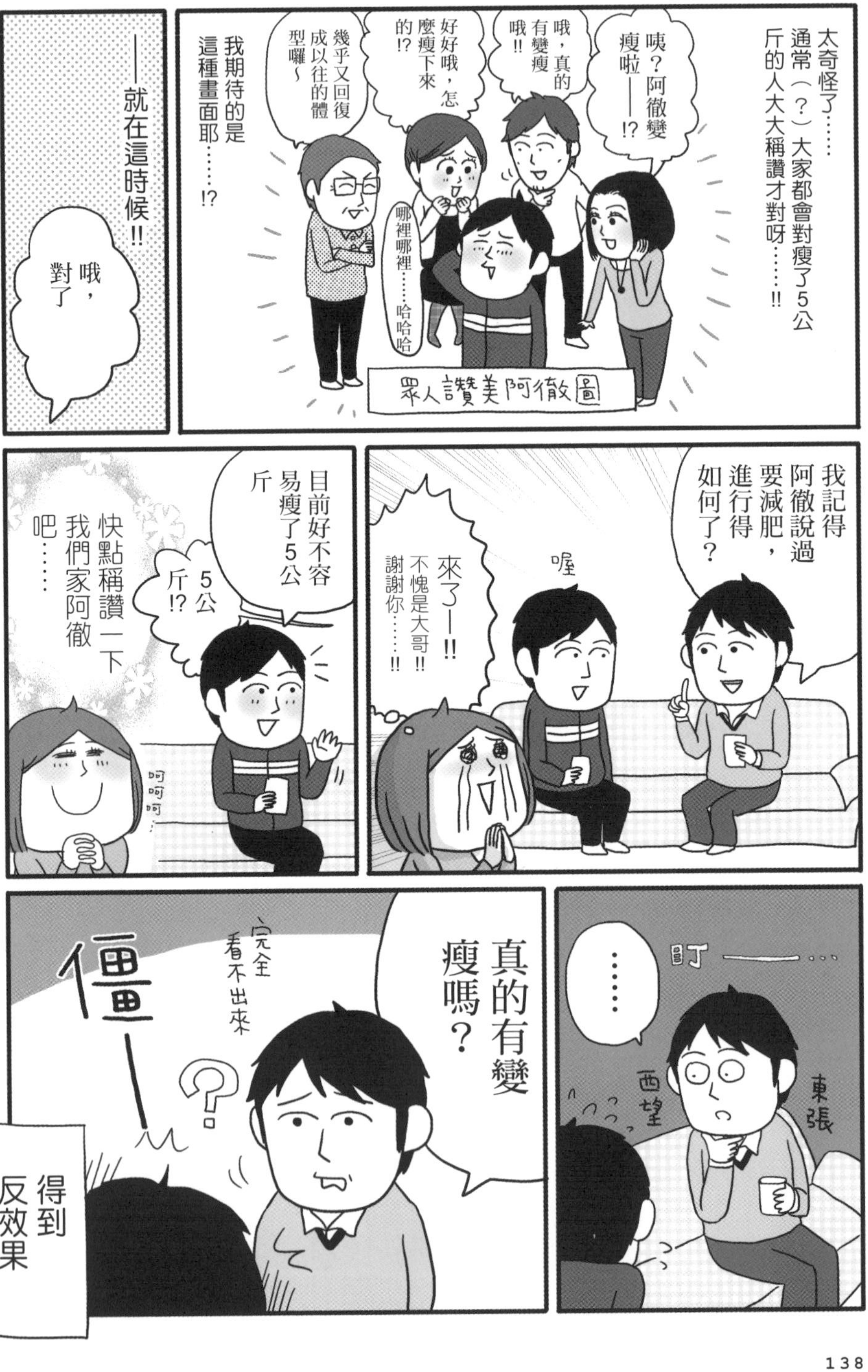
太奇怪了……通常（？）大家都會對瘦了5公斤的人大大稱讚才對呀……!!
咦？阿徹變瘦啦——!?
哦，真的有變瘦哦!!
好好哦，怎麼瘦下來的!?
幾乎又回復成以往的體型囉～
哪裡哪裡……哈哈哈
我期待的是這種畫面耶……!?
眾人讚美阿徹圖
——就在這時候!!
哦，對了
我記得阿徹說過要減肥，進行得如何了？
喔
來了——!!
不愧是大哥!!
謝謝你……!!
目前好不容易瘦了5公斤
5公斤!?
快點稱讚一下我們家阿徹吧……
呵呵呵
……
盯——…
東張
西望
真的有變瘦嗎？
完全看不出來
僵——
得到反效果

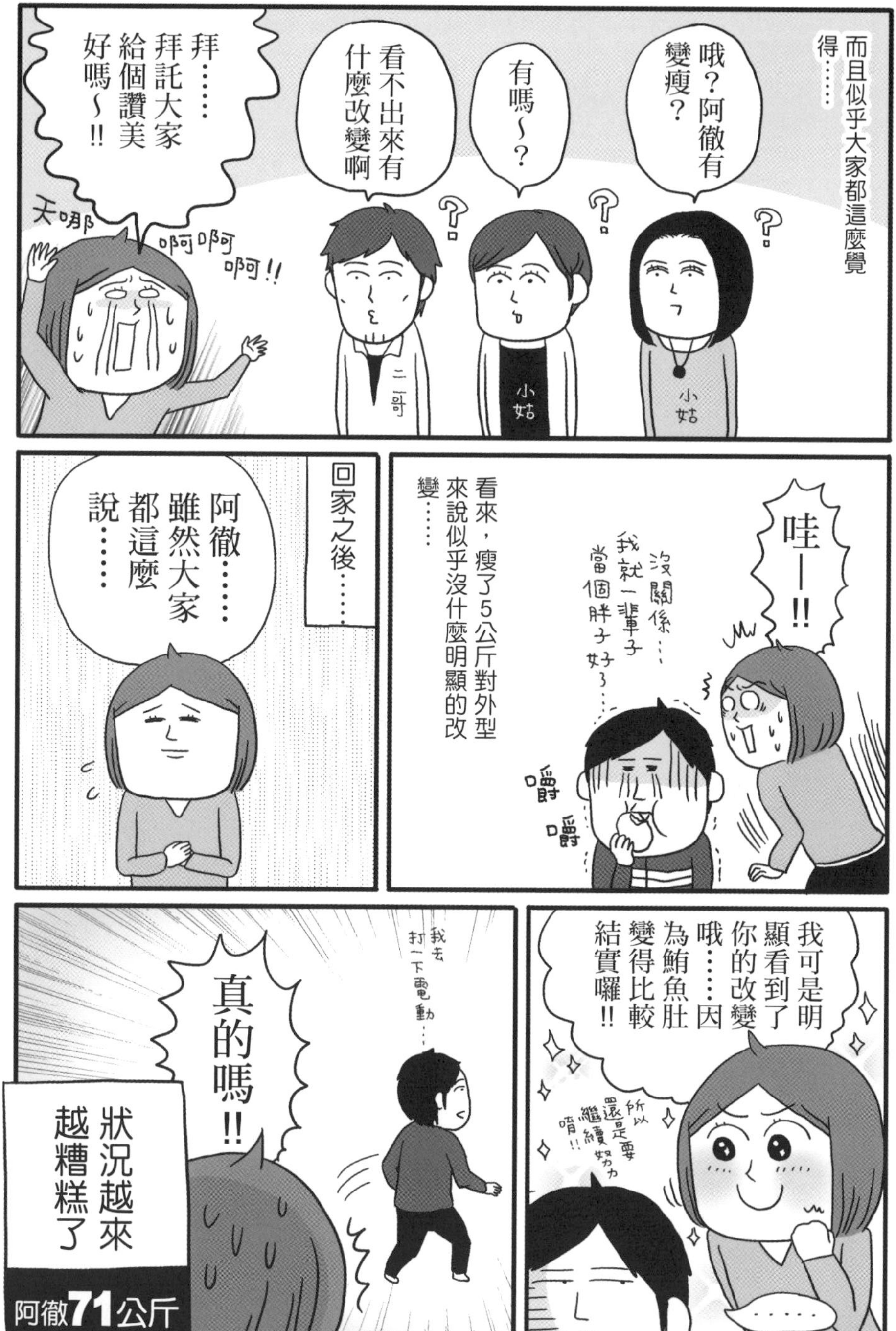
而且似乎大家都這麼覺得……
哦？阿徹有變瘦？
有嗎～？
看不出來有什麼改變啊
拜……拜託大家給個讚美好嗎～!!
天哪
啊啊啊啊!!
小姑
小姑
二哥
哇——!!
沒關係……我就一輩子當個胖子好了……
看來，瘦了5公斤對外型來說似乎沒什麼明顯的改變……
嚼
嚼
回家之後……
阿徹……雖然大家都這麼說……
我可是明顯看到了你的改變哦……因為鮪魚肚變得比較結實囉!!
所以還是要繼續努力唷!!
……
我去打一下電動……
真的嗎!!
狀況越來越糟糕了
阿徹71公斤

專訪精神科醫師 名越康文先生！

要如何激起老公的鬥志？

對於我老公，舉凡讚美、鼓勵……各式各樣的方法我都嘗試過了，但效果似乎並不好。為什麼行不通呢……？快點為我指點迷津吧，名越先生！

我很不懂得如何讚美別人，該怎麼辦？

男人是一種簡單的生物，只要一讚美他，馬上就會開心地飛起來。因為對他們來說，讚美＝「妳有在關心我唷」的訊號。妳也是非常關心老公，才會讚美他吧？真是了不起。

可……可是我老公總是懷疑我的讚美都是違心之論。

答案很簡單！因為妳根本就不是真心的讚美嘛，哈哈哈。

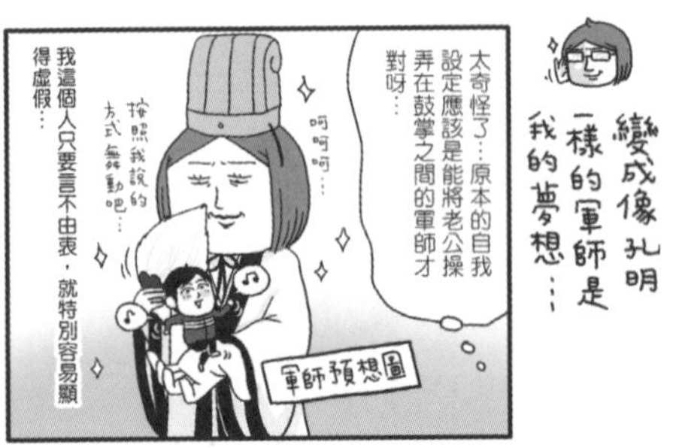
變成像孔明一樣的軍師是我的夢想…
太奇怪了…原本的自我設定應該是能將老公操弄在鼓掌之間的軍師才對呀…
呵呵呵…
按照我說的方式舞動吧…
軍師預想圖
我這個人只要言不由衷，就特別容易顯得虛假…

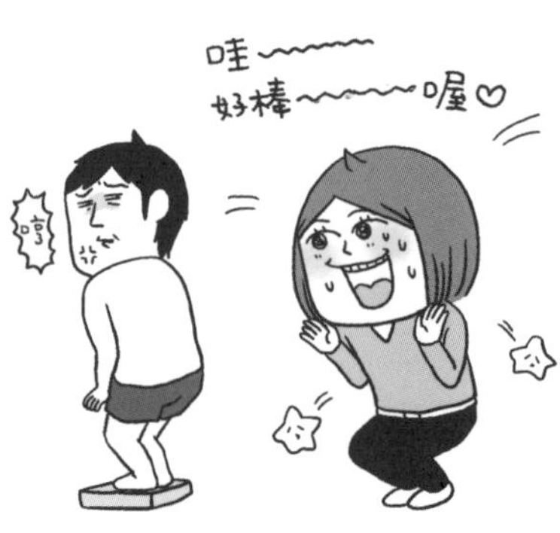
哇~~
好棒~~~喔♡
哼

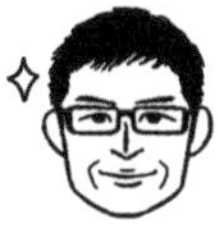

Dr.名越康文

精神科醫師，經常在電視節目或雜誌上拋出一針見血的回答。本人其實是個相當溫和的好醫師。

那些話聽起來就好像是：你看你看，你正在受我的指使唷～你會按照我的指示去做～。

妳會這麼做，是因為「希望對方能夠變瘦才給予讚美」，對吧？

這種心機連三歲小孩都看得出來。昧著良心是行不通的，重點在於「要讚美或鼓勵對方，都必須出自真心」才行。

不過，在這種情況下，**讚美或不讚美並不是重點**。再這樣繼續下去的話，對呀，大概2個星期，阿徹的減肥計畫就徹底失敗了吧。結果太太因為並非出於真心的讚美而產生罪惡感，阿徹也會覺得被逼得壓力好大。

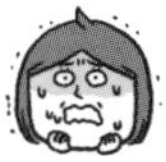

那……那該怎麼辦呢？

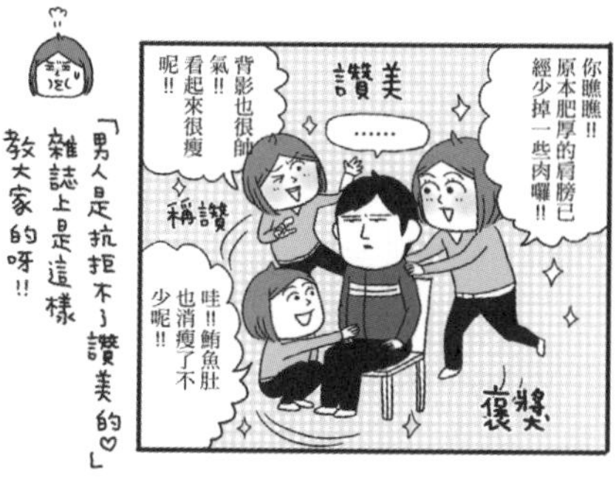
你聽聽!! 原本肥厚的肩膀已經少掉一些肉囉!!
讚美
……
背影也很帥氣!! 看起來很瘦呢!!
稱讚
哇!! 鮪魚肚也消瘦了不少呢!!
褒獎
「男人是抗拒不了讚美的♡」
雜誌上是這樣教大家的呀!!

專訪精神科醫師 名越康文先生！

想要成功瘦身，夫妻一定要注意的重點

比起要不要讚美，還有更重要的事情。看到目前為止的漫畫劇情，我已經抓出一大堆問題了。呵呵呵。接下來就依序告訴大家該怎麼做才好吧。

Step 1

想一想，促使先生減肥的動機是否夠強烈？

這一點要在開始瘦身時就先想清楚。必須讓先生產生強烈的減肥動機，了解減肥是為了自己好。此時若是出現「我沒什麼信心，妳也一起幫幫我吧」的想法，就會削弱動機，變成「我是為了某人才要減肥」。如此一來，頂多進行兩個禮拜就沒辦法繼續下去了。就算順利瘦下去，很快又會復胖。先生必須明白這是自己一個人的問題，太太也必須知道，減肥是先生的個人課題。這是第一階段。

Step 2

想一想，太太為何希望先生減肥？

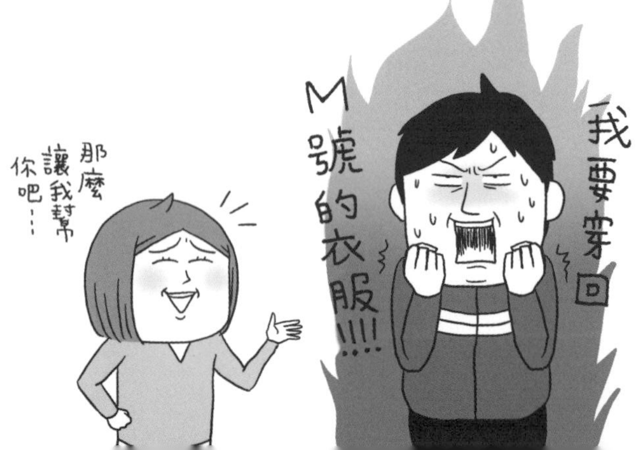

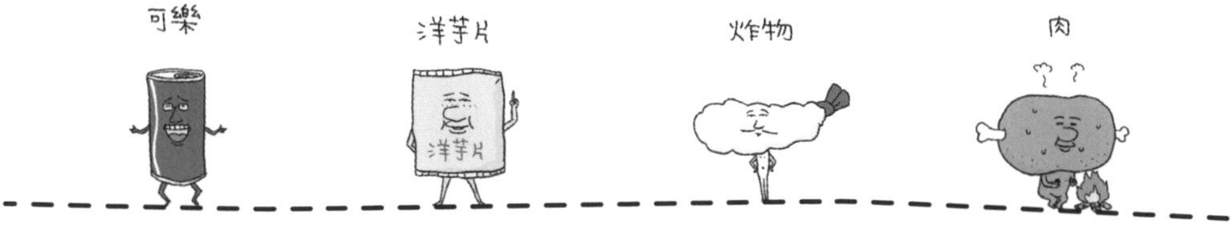

Step 3

妳是為了先生的健康著想，才希望他減肥，對吧。但真的是這樣嗎？不妨問問自己，為什麼要插手這個應該屬於先生自己一個人的問題呢？理由應該不只一個。

兩個人一起針對這件事相互討論

正確來說，應該是「想一想是否需要兩人討論一下」。有討論也好，沒討論也無所謂。太太如果有很多話想跟先生說，也可以請先生聽聽看。這時候要注意一下講話的語氣，可以語帶關懷的方式講述，話中不要帶攻擊性的言詞。以溫柔體貼的方式讓先生知道，為什麼妳要插手這個屬於先生個人的問題。

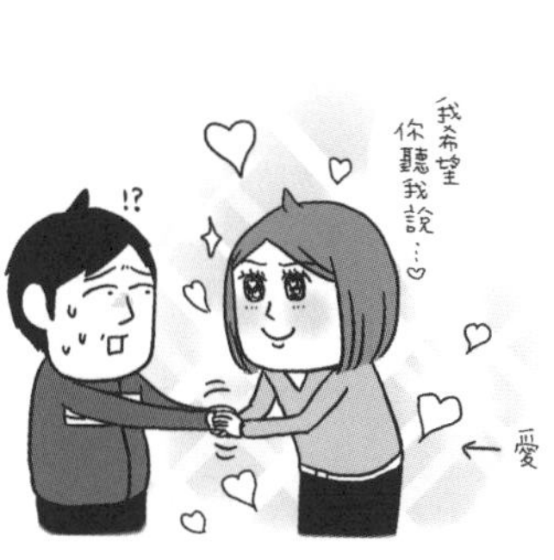

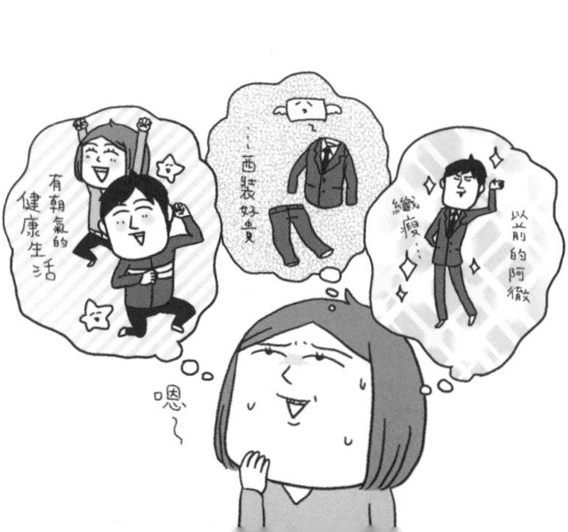

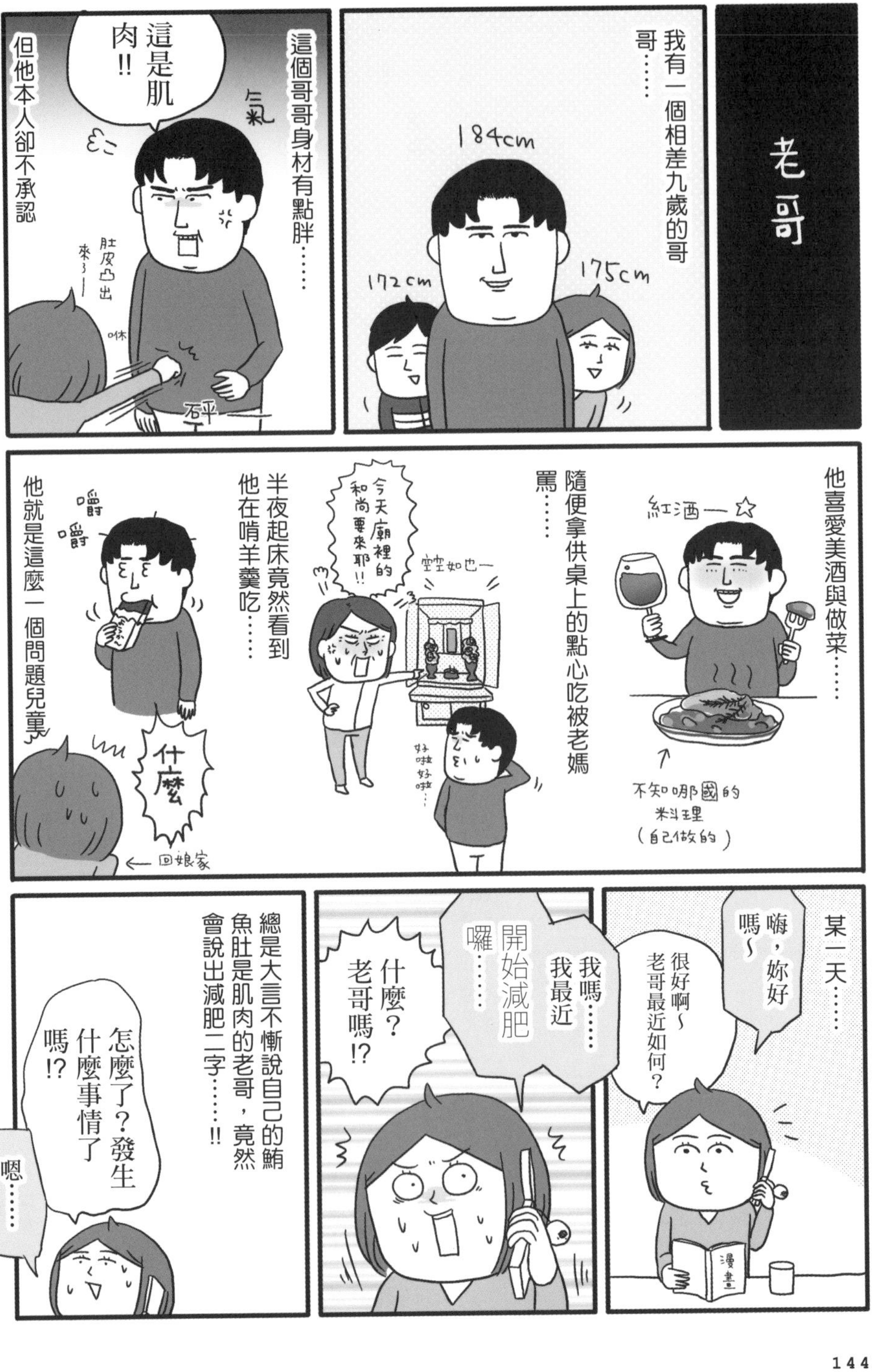
老哥
我有一個相差九歲的哥哥……
184cm
172cm
175cm
這個哥哥身材有點胖……
這是肌肉!!
氣
肚皮凸出來了—
咻
砰
但他本人卻不承認
他喜愛美酒與做菜……
紅酒—☆
不知哪國的料理(自己做的)
隨便拿供桌上的點心吃被老媽罵……
今天廟裡的和尚要來耶!!
空空如也—
好啦好啦…
半夜起床竟然看到他在啃羊羹吃……
嚼嚼
什麼
他就是這麼一個問題兒童
回娘家
某一天……
嗨,妳好嗎~
很好啊~老哥最近如何?
漫畫
我嗎……我最近開始減肥囉……
什麼?老哥嗎!?
總是大言不慚說自己的鮪魚肚是肌肉的老哥,竟然會說出減肥二字……!!
怎麼了?發生什麼事情了嗎!?
嗯……

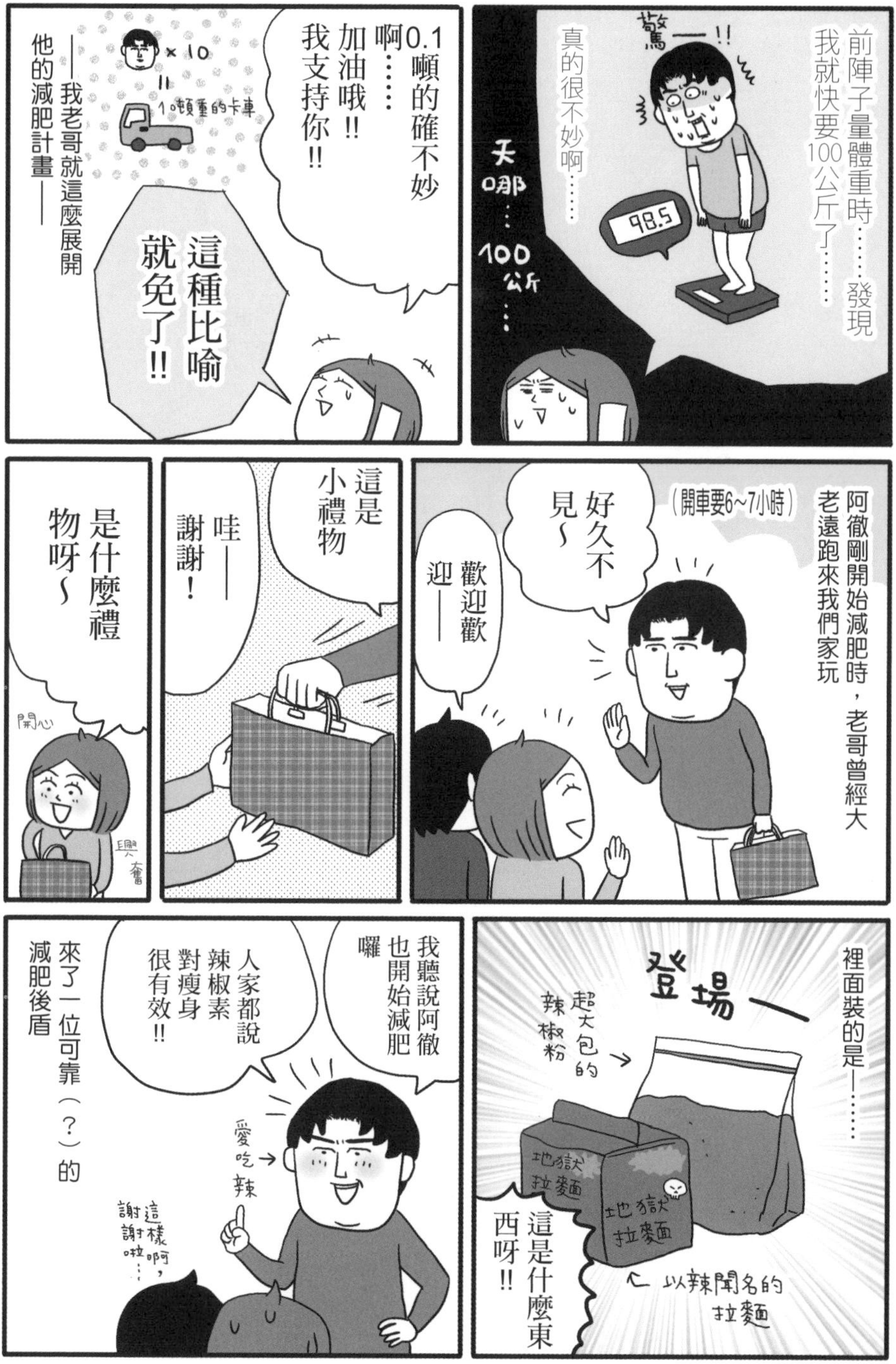
前陣子量體重時……發現我就快要100公斤了……
驚——!!
98.5
真的很不妙啊……
天哪……100公斤……
0.1噸的確不妙啊……加油哦!!我支持你!!
×10
=
10噸重的卡車
這種比喻就免了!!
——我老哥就這麼展開他的減肥計畫——
阿徹剛開始減肥時，老哥曾經大老遠跑來我們家玩
(開車要6~7小時)
好久不見~
歡迎歡迎——
這是小禮物
哇——謝謝!
是什麼禮物呀~
開心
興奮
裡面裝的是——……
登場——
超大包的辣椒粉
地獄拉麵
地獄拉麵
以辣聞名的拉麵
這是什麼東西呀!!
我聽說阿徹也開始減肥囉
人家都說辣椒素對瘦身很有效!!
愛吃辣
這樣啊，謝謝啦……
來了一位可靠(?)的減肥後盾

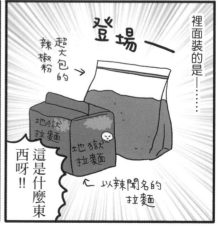

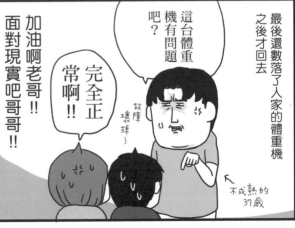

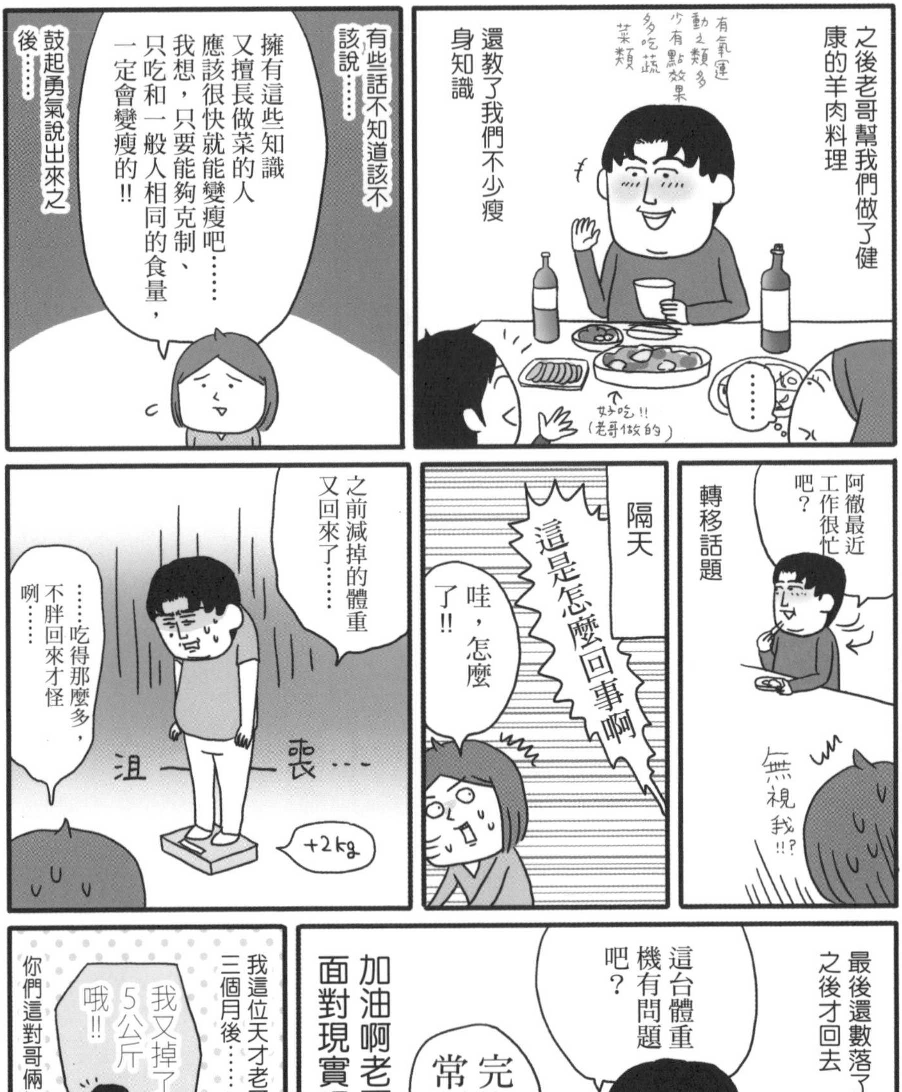
之後老哥幫我們做了健康的羊肉料理
還教了我們不少瘦身知識
有氧運動之類多少有點效果
多吃蔬菜類
好吃!!（老哥做的）
……
有些話不知道該不該說……
擁有這些知識又擅長做菜的人應該很快就能變瘦吧……我想，只要能夠克制、只吃和一般人相同的食量，一定會變瘦的!!
鼓起勇氣說出來之後……
阿徹最近工作很忙吧？
轉移話題
無視我!!?
隔天
這是怎麼回事啊
哇，怎麼了!!
之前減掉的體重又回來了……
……吃得那麼多，不胖回來才怪咧……
沮——喪…
+2kg
最後還數落了人家的體重機之後才回去
這台體重機有問題吧？
完全正常啊!!
加油啊老哥!!面對現實吧哥哥!!
故障 壞掉~
不成熟的37歲
我這位天才老哥2~三個月後……
我又掉了5公斤哦!!
哇——!!
你們這對哥倆好，請快點一起變瘦吧!!

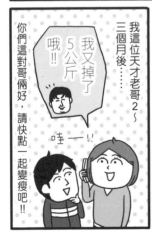

第6章

之後的體重

阿徹對減肥意興闌珊，

而且體重一直處在停滯期，完全沒有下降的跡象!!

我的信心

也開始慢慢瓦解了!!

難道就只能以這種小胖子的體型

度過一生嗎……！

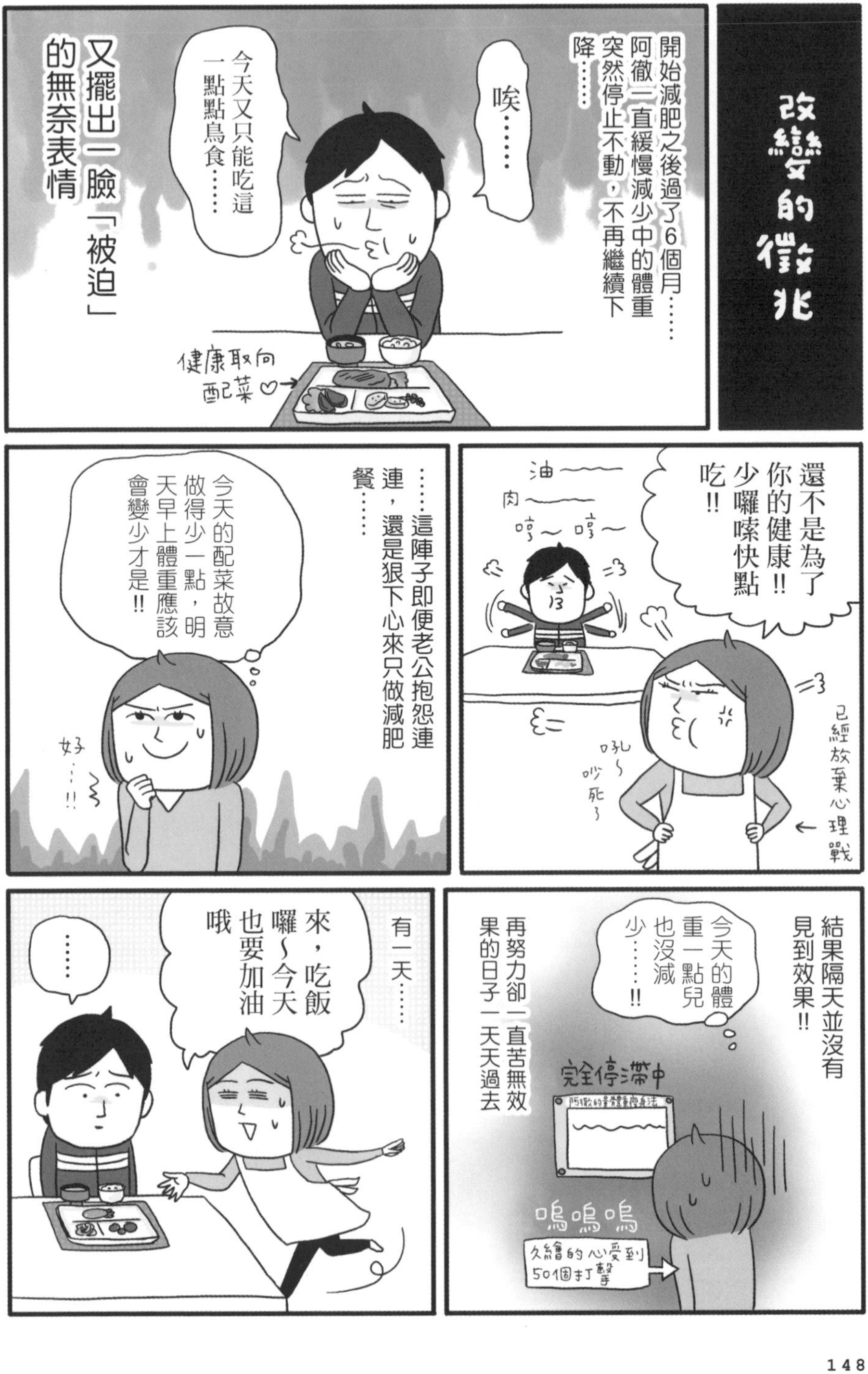

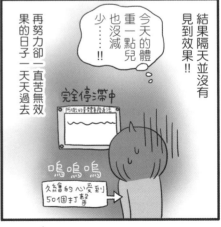

改變的徵兆
開始減肥之後過了6個月……阿徹一直緩慢減少中的體重突然停止不動，不再繼續下降……
唉……
今天又只能吃這一點點鳥食……
又擺出一臉「被迫」的無奈表情
健康取向配菜♡
還不是為了你的健康!!少囉嗦快點吃!!
油～～～
肉～～～
哼～哼～
吼～
吵死～
已經放棄心理戰
……這陣子即便老公抱怨連連，還是狠下心來只做減肥餐……
今天的配菜故意做得少一點，明天早上體重應該會變少才是!!
好……!!
結果隔天並沒有見到效果!!
今天的體重一點兒也沒減少……!!
再努力卻一直苦無效果的日子一天天過去
完全停滯中
嗚嗚嗚
久違的心受到50個打擊
有一天……
來，吃飯囉～今天也要加油哦
……

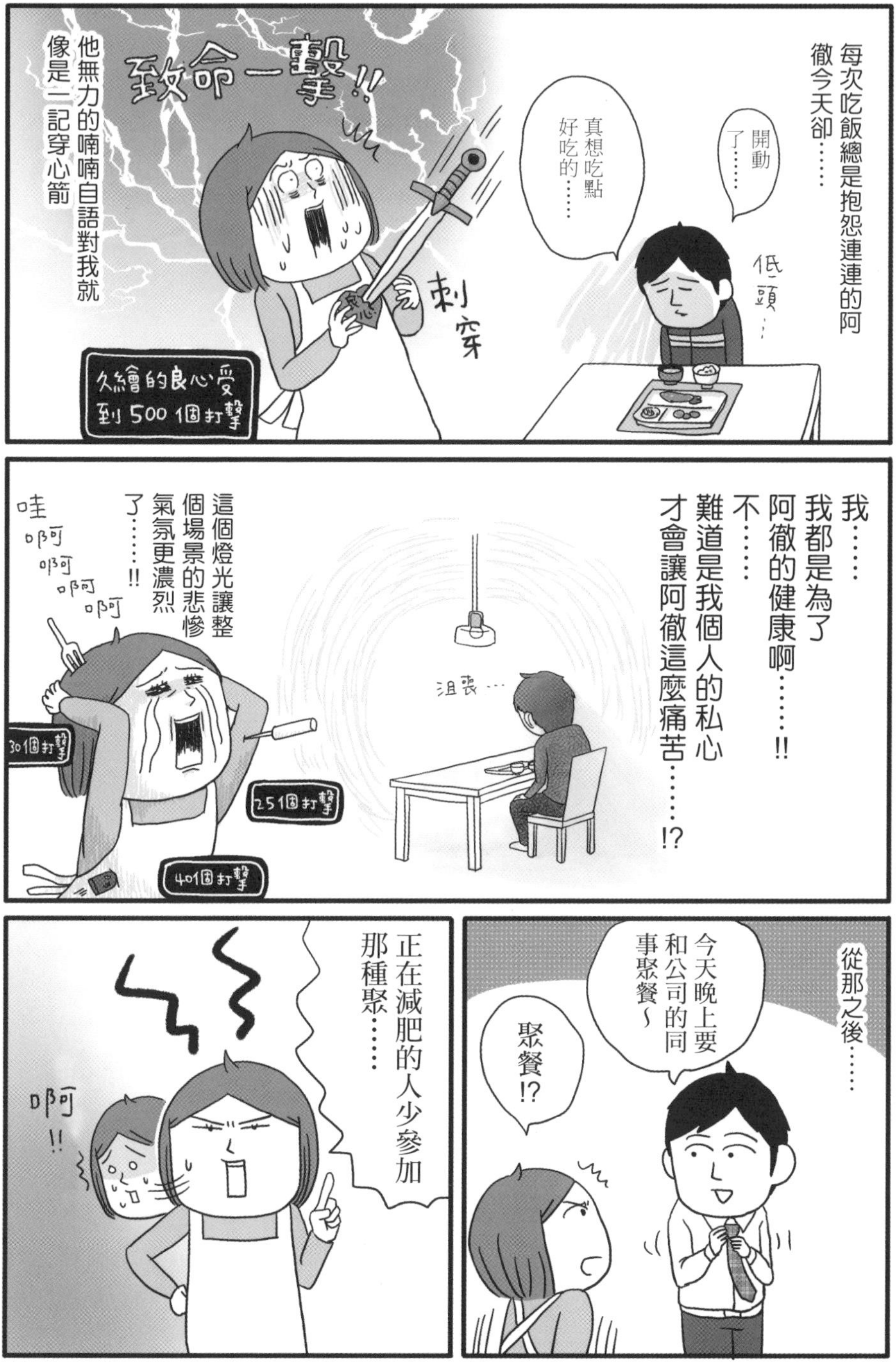
每次吃飯總是抱怨連連的阿徹今天卻……
開動了……
低頭…
真想吃點好吃的……
致命一擊!!
刺穿
他無力的喃喃自語對我就像是一記穿心箭
久違的良心受到500個打擊
我……
我都是為了阿徹的健康啊……!!
不……
難道是我個人的私心才會讓阿徹這麼痛苦……!?
沮喪…
這個燈光讓整個場景的悲慘氣氛更濃烈了……!!
哇啊啊啊啊
30個打擊
251個打擊
401個打擊
從那之後……
今天晚上要和公司的同事聚餐~
聚餐!?
正在減肥的人少參加那種聚……
啊!!

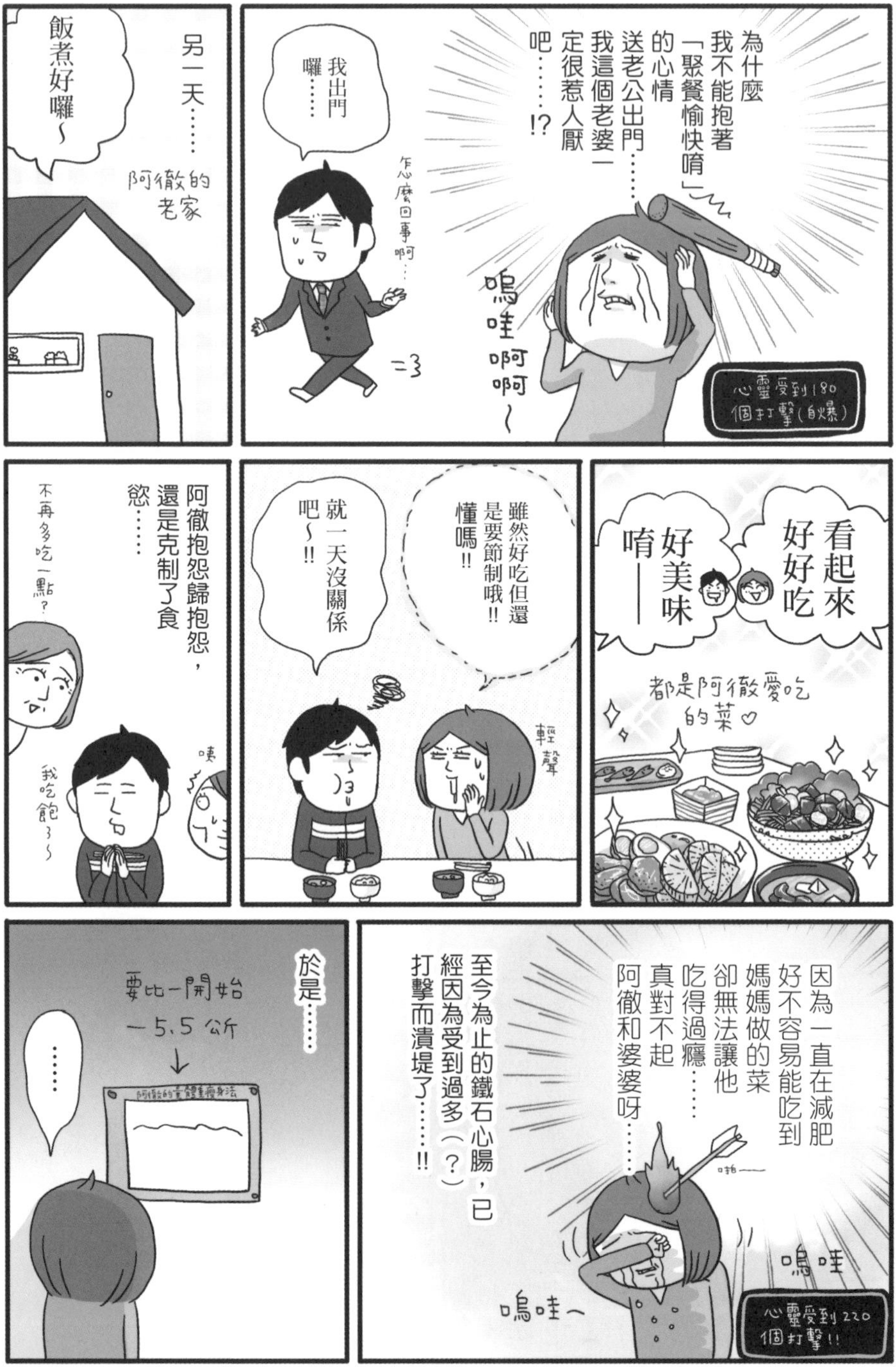

為什麼我不能抱著「聚餐愉快唷」的心情送老公出門……我這個老婆一定很惹人厭吧……!?
嗚哇啊啊~
心靈受到180個打擊(自爆)
我出門囉……
怎麼回事啊……
另一天……
阿徹的老家
飯煮好囉~
看起來好好吃
好美味唷——
都是阿徹愛吃的菜♡
雖然好吃但還是要節制哦!!懂嗎!!
輕聲
就一天沒關係吧~!!
阿徹抱怨歸抱怨，還是克制了食慾……
不再多吃一點?
我吃飽了~
因為一直在減肥好不容易能吃到媽媽做的菜卻無法讓他吃得過癮……真對不起阿徹和婆婆呀……
至今為止的鐵石心腸，已經因為受到過多(?)打擊而潰堤了……!!
啪——
嗚哇
嗚哇~
心靈受到220個打擊!!
於是……
要比一開始－5.5公斤
阿徹的量體重瘦身法
……

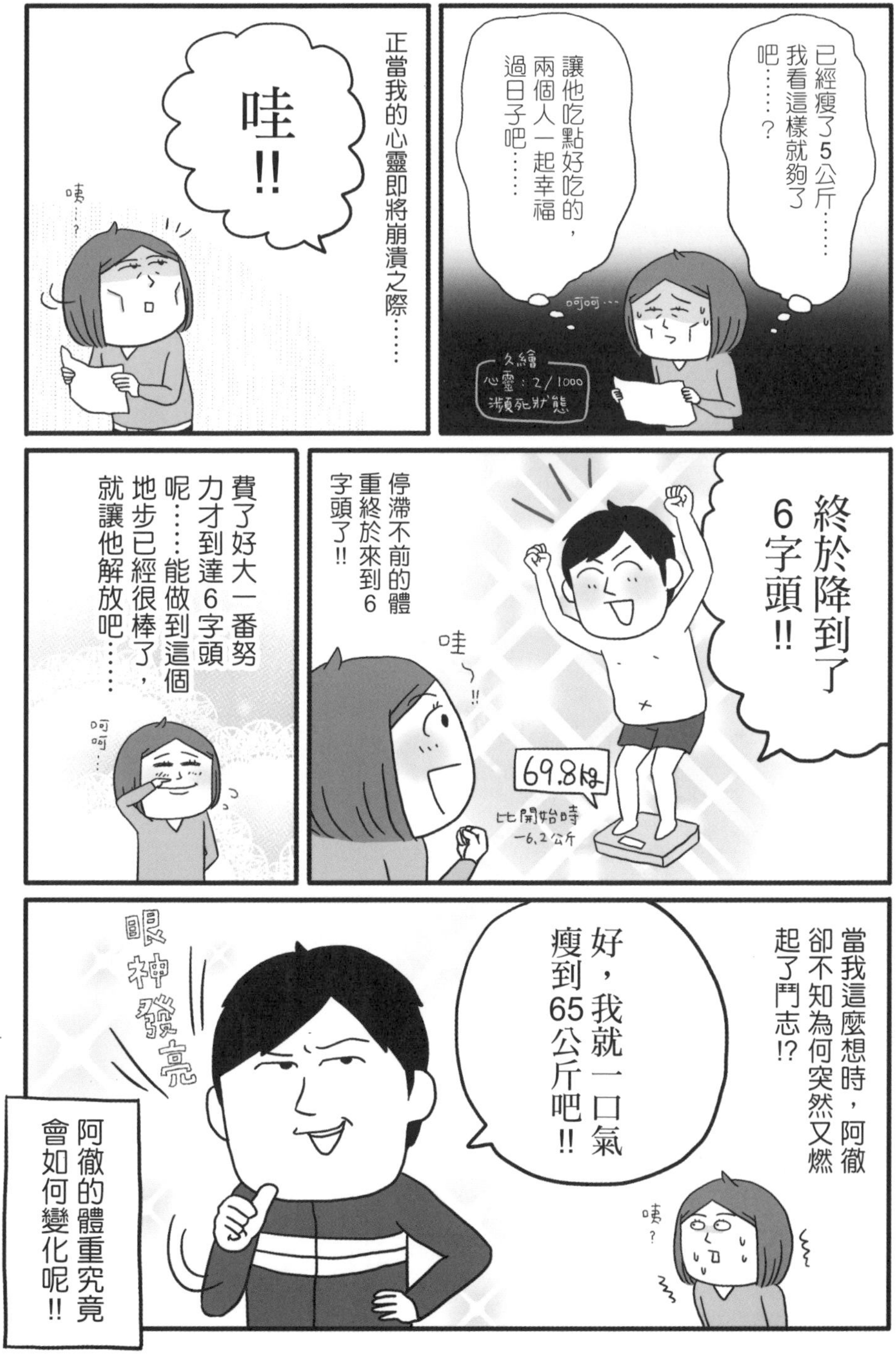
已經瘦了5公斤……我看這樣就夠了吧……？
讓他吃點好吃的，兩個人一起幸福過日子吧……
呵呵…
久繪
心靈：2/1000
瀕死狀態
正當我的心靈即將崩潰之際……
哇!!
咦…？
終於降到了6字頭!!
停滯不前的體重終於來到6字頭了!!
哇～!!
69.8kg
比開始時
-6.2公斤
費了好大一番努力才到達6字頭呢……能做到這個地步已經很棒了，就讓他解放吧……
呵呵…
當我這麼想時，阿徹卻不知為何突然又燃起了鬥志!?
好，我就一口氣瘦到65公斤吧!!
眼神發亮
咦？
阿徹的體重究竟會如何變化呢!!

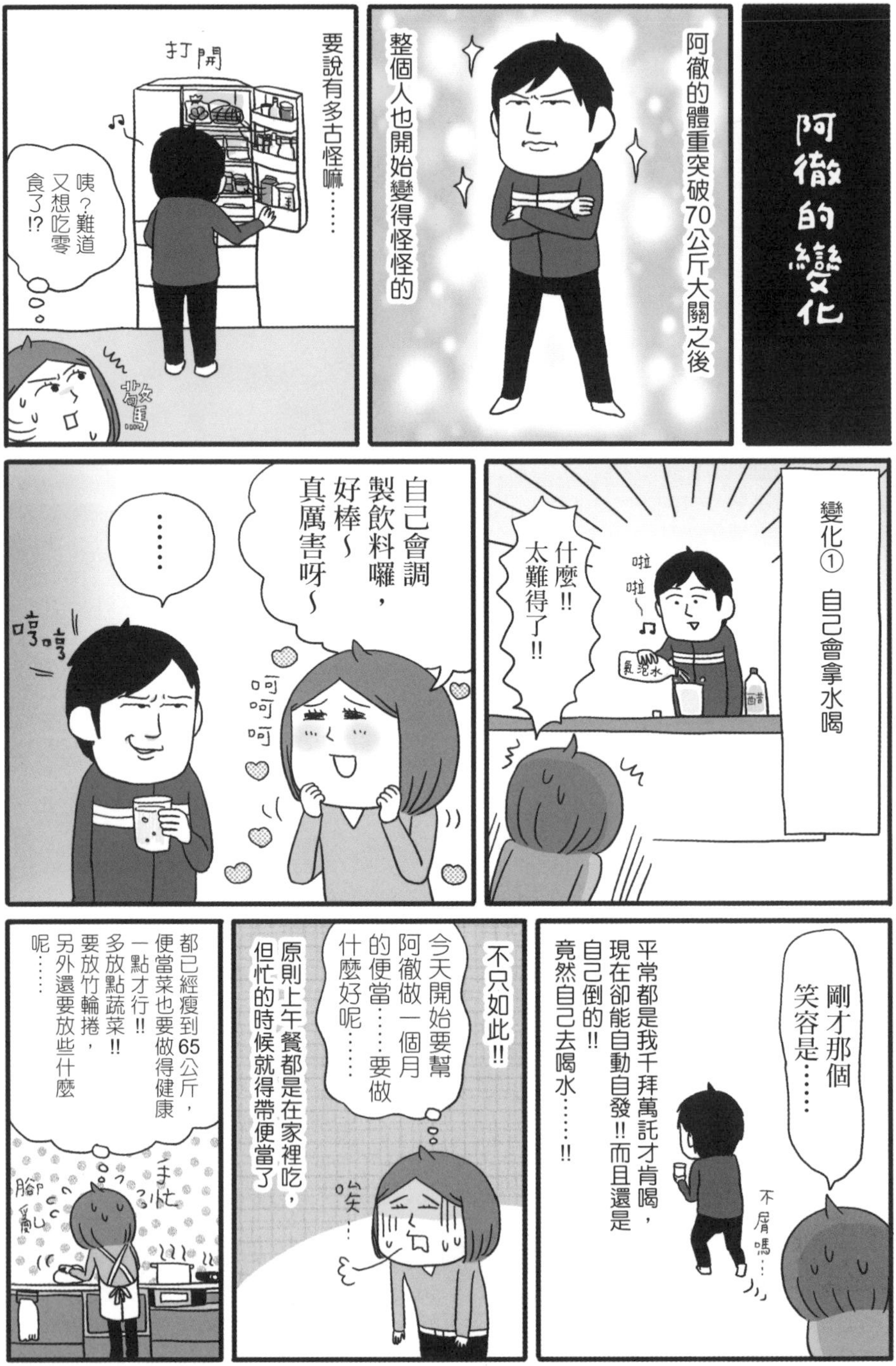
阿徹的變化
阿徹的體重突破70公斤大關之後
整個人也開始變得怪怪的
要說有多古怪嘛……
打開
咦？難道又想吃零食了!?
驚嚇
變化① 自己會拿水喝
啦啦～
氣泡水
什麼!! 太難得了!!
自己會調製飲料囉，好棒～真厲害呀～
……
哼哼
呵呵呵
剛才那個笑容是……
平常都是我千拜萬託才肯喝，現在卻能自動自發!!而且還是自己倒的!!竟然自己去喝水……!!
不屑嗎…
不只如此!!
今天開始要幫阿徹做一個月的便當……要做什麼好呢……
原則上午餐都是在家裡吃，但忙的時候就得帶便當了
唉…
都已經瘦到65公斤，便當菜也要做得健康一點才行!! 多放點蔬菜!! 要放竹輪捲，另外還要放些什麼呢……
手忙
腳亂

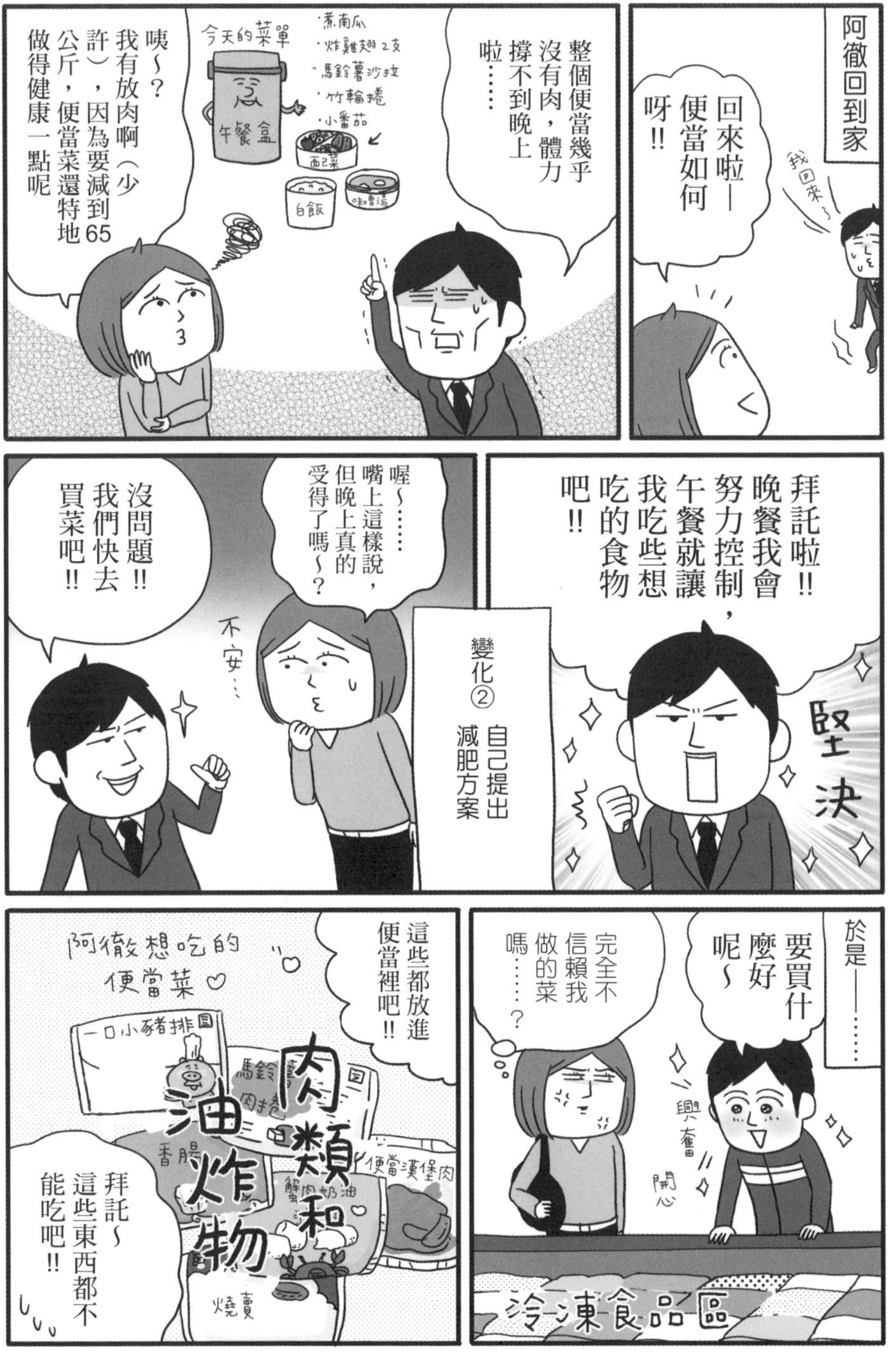
阿徹回到家
我回來了
回來啦—便當如何呀!!
整個便當幾乎沒有肉，體力撐不到晚上啦……
今天的菜單
煮南瓜
炸雞翅2支
馬鈴薯沙拉
竹輪捲
小番茄
午餐盒
配菜
白飯
味噌湯
咦～？我有放肉啊（少許），因為要減到65公斤，便當菜還特地做得健康一點呢
拜託啦!!晚餐我會努力控制，午餐就讓我吃些想吃的食物吧!!
堅決
變化②　自己提出減肥方案
喔～……嘴上這樣說，但晚上真的受得了嗎～？
不安…
沒問題!!我們快去買菜吧!!
於是——……
要買什麼好呢～
完全不信賴我做的菜嗎……？
興奮
開心
冷凍食品區
這些都放進便當裡吧!!
阿徹想吃的便當菜♡
一口小豬排
馬鈴薯
肉捲
香腸
便當漢堡肉
蟹肉奶油
燒賣
肉類和油炸物
拜託～這些東西都不能吃吧!!

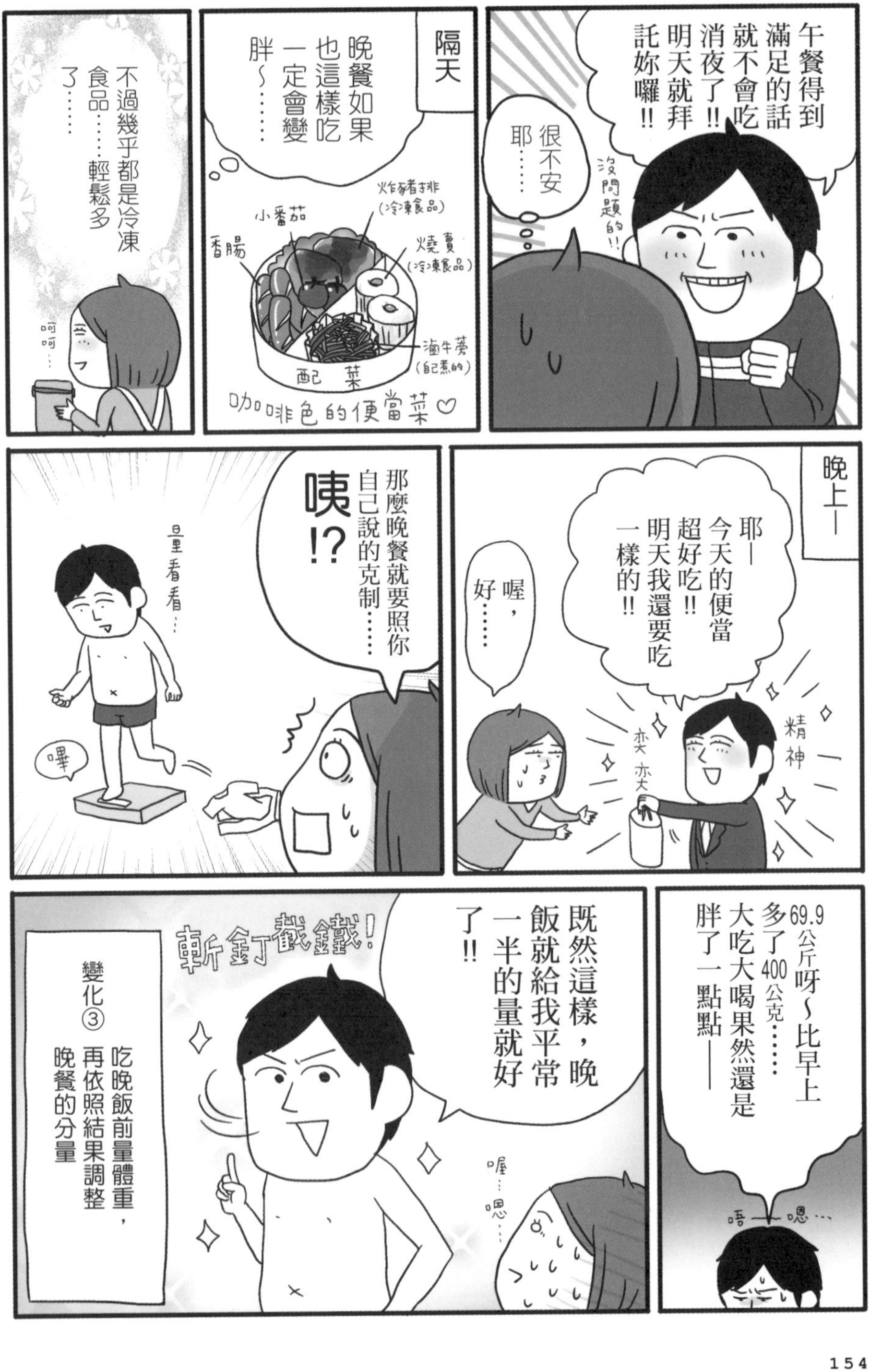
午餐得到滿足的話就不會吃消夜了!!明天就拜託妳囉!!
沒問題的!!
很不安耶……
隔天
晚餐如果也這樣吃一定會變胖～……
炸豬排(冷凍食品)
小番茄
香腸
燒賣(冷凍食品)
滷牛蒡(自煮的)
配菜
咖啡色的便當菜♡
不過幾乎都是冷凍食品……輕鬆多了……
呵呵…
晚上—
耶—今天的便當超好吃!!明天我還要吃一樣的!!
喔，好……
精神奕奕
咦!?
那麼晚餐就要照你自己說的克制……
量看看…
嗶
69.9公斤呀～比早上多了400公克……大吃大喝果然還是胖了一點點——
唔—嗯…
既然這樣，晚飯就給我平常一半的量就好了!!
斬釘截鐵!
喔…嗯…
變化③ 吃晚飯前量體重，再依照結果調整晚餐的分量

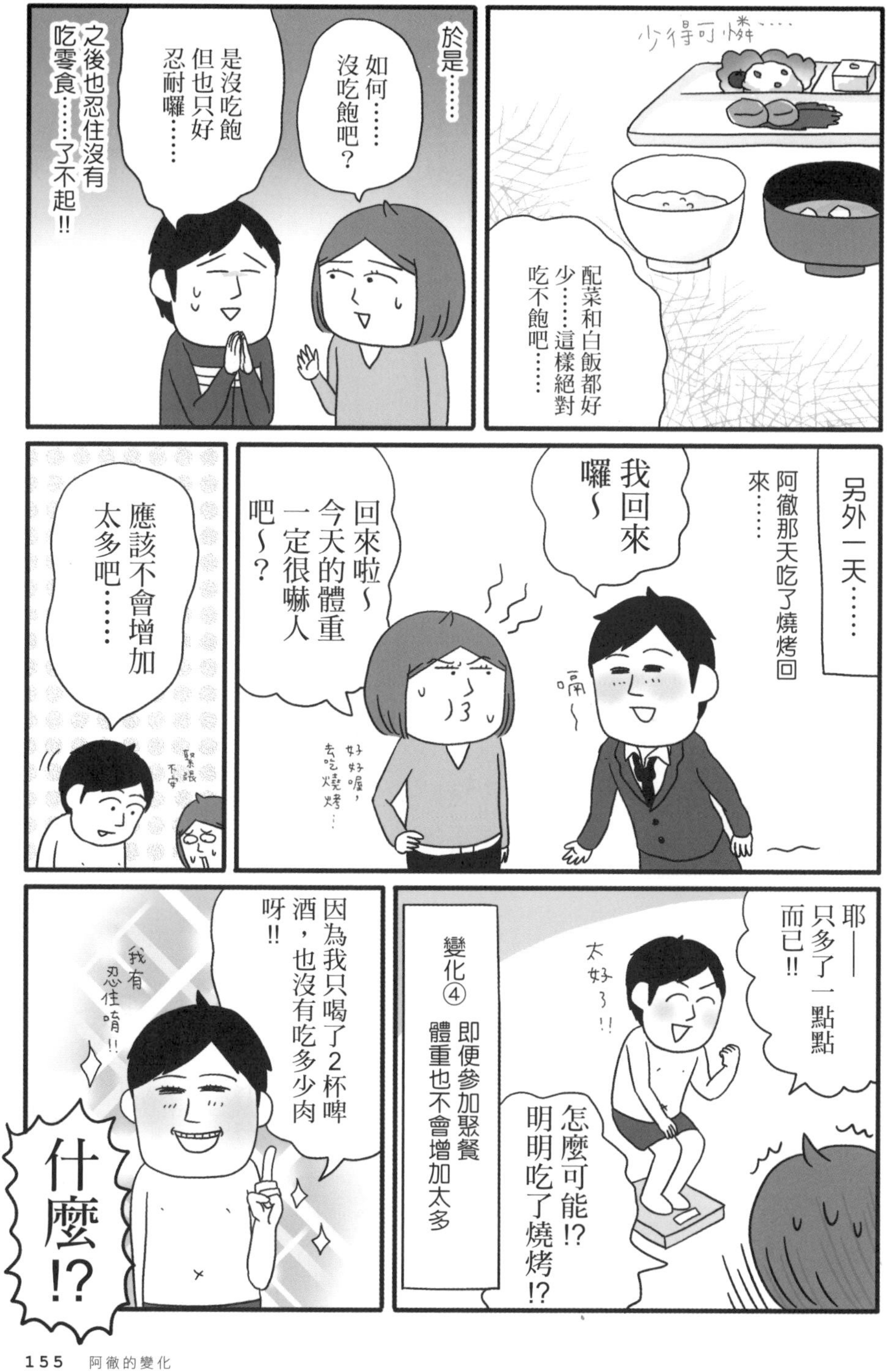
少得可憐……
配菜和白飯都好少……這樣絕對吃不飽吧……
於是……
如何……沒吃飽吧？
是沒吃飽但也只好忍耐囉……
之後也忍住沒有吃零食……了不起!!
另外一天……
阿徹那天吃了燒烤回來……
我回來囉～
嗝～
回來啦～今天的體重一定很嚇人吧～？
好好喔，去吃燒烤……
應該不會增加太多吧……
緊張不安
耶——只多了一點點而已!!
太好了!!
變化④ 即便參加聚餐體重也不會增加太多
怎麼可能!? 明明吃了燒烤!?
因為我只喝了2杯啤酒，也沒有吃多少肉呀!!
我有忍住唷!!
什麼!?

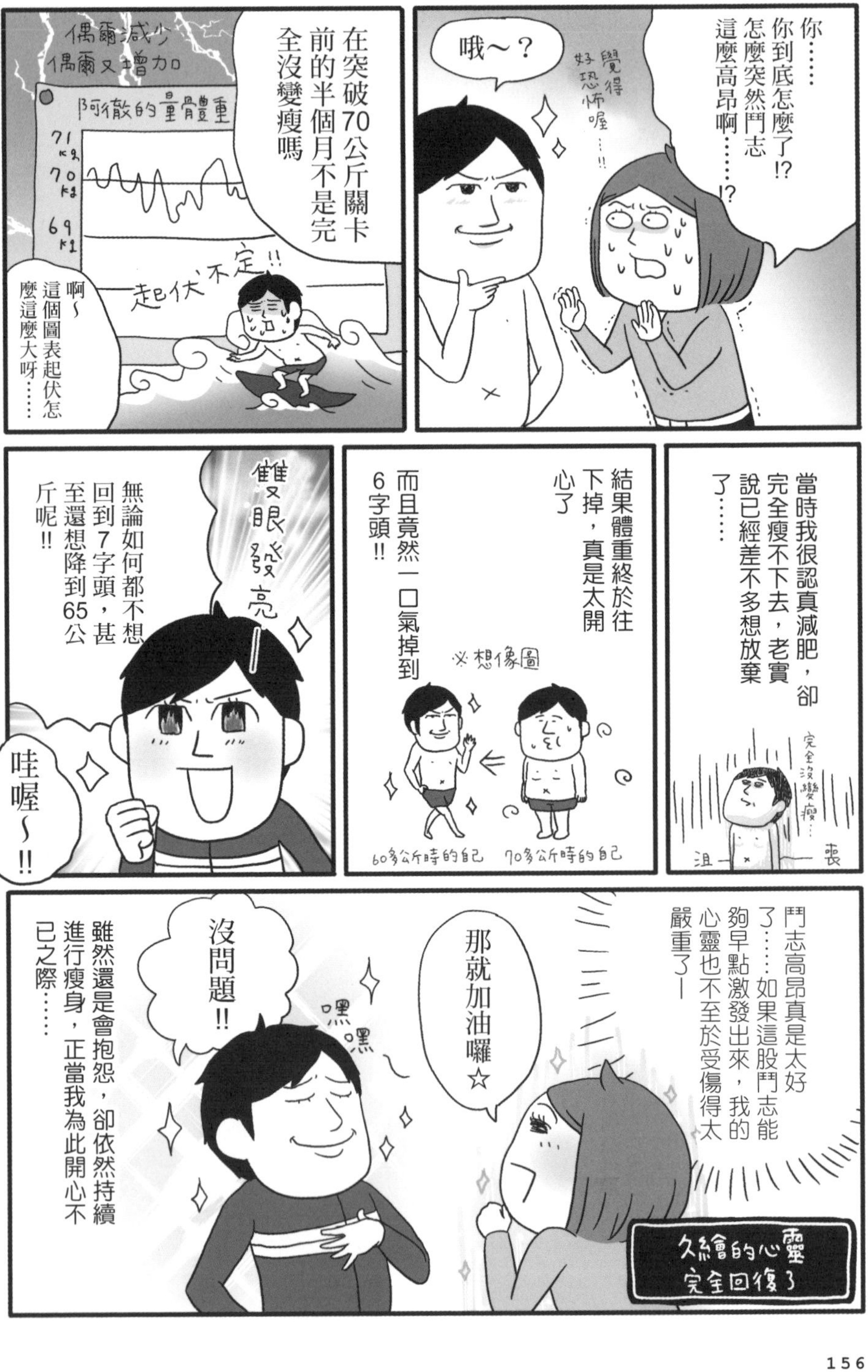
你……
你到底怎麼了!?
怎麼突然鬥志這麼高昂啊……!?
哦～？
覺得好恐怖喔……!!
在突破70公斤關卡前的半個月不是完全沒變瘦嗎
偶爾減少
偶爾又增加
阿徹的體重
71kg
70kg
69kg
起伏不定!!
啊～這個圖表起伏怎麼這麼大呀……
當時我很認真減肥，卻完全瘦不下去，老實說已經差不多想放棄了……
完全沒變瘦……
沮
喪
結果體重終於往下掉，真是太開心了
而且竟然一口氣掉到6字頭!!
※想像圖
60多公斤時的自己
70多公斤時的自己
無論如何都不想回到7字頭，甚至還想降到65公斤呢!!
雙眼發亮
哇喔～!!
鬥志高昂真是太好了……如果這股鬥志能夠早點激發出來，我的心靈也不至於受傷得太嚴重了ー
那就加油囉☆
沒問題!!
嘿嘿～
雖然還是會抱怨，卻依然持續進行瘦身，正當我為此開心不已之際……
久繪的心靈完全回復了

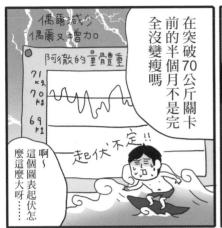

太太的小筆記

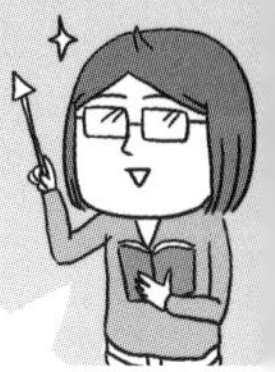

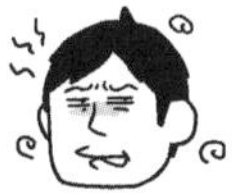

阿徹的變化

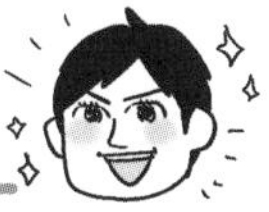

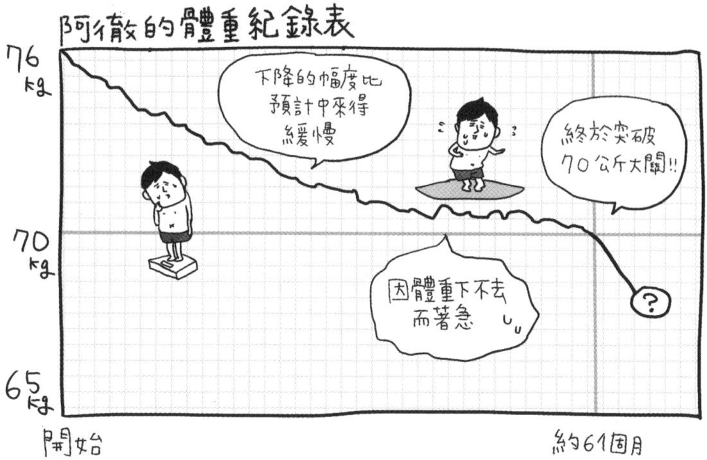
阿徹的體重紀錄表
76kg
70kg
65kg
開始
約6個月
下降的幅度比預計中來得緩慢
終於突破70公斤大關!!
因體重下不去而著急
?

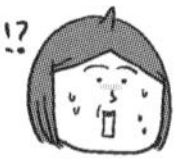

當我正打算要放棄的時候……因為體重突然衝破70公斤關卡，阿徹竟然開始對瘦身產生了極大的興趣與動力。（簡直就像變了一個人！）

體重要從70幾公斤（胖子）降到60多公斤（標準），的確不是那麼容易呀。

- 世上沒有「短時間內一口氣減肥成功☆」這回事！
- 體重偶爾會停滯或反而增加，但終究會慢慢降下去的!!
- 太過期待反而容易造成精神壓力!!
- 減肥時最需要的就是忍耐!!

我想告訴大家的就是這一些。

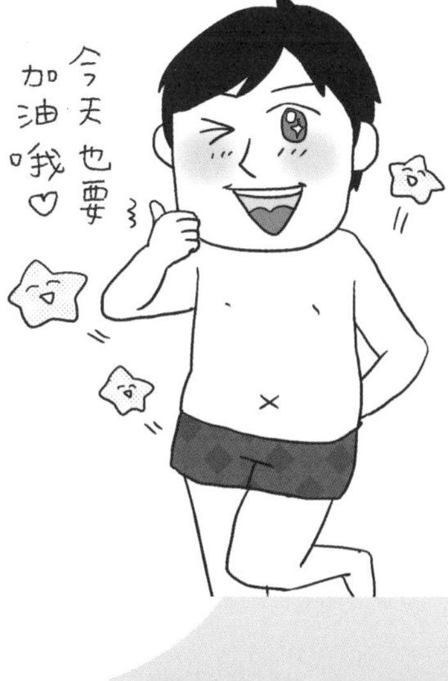
今天也要加油哦♡

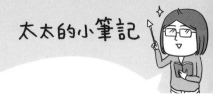

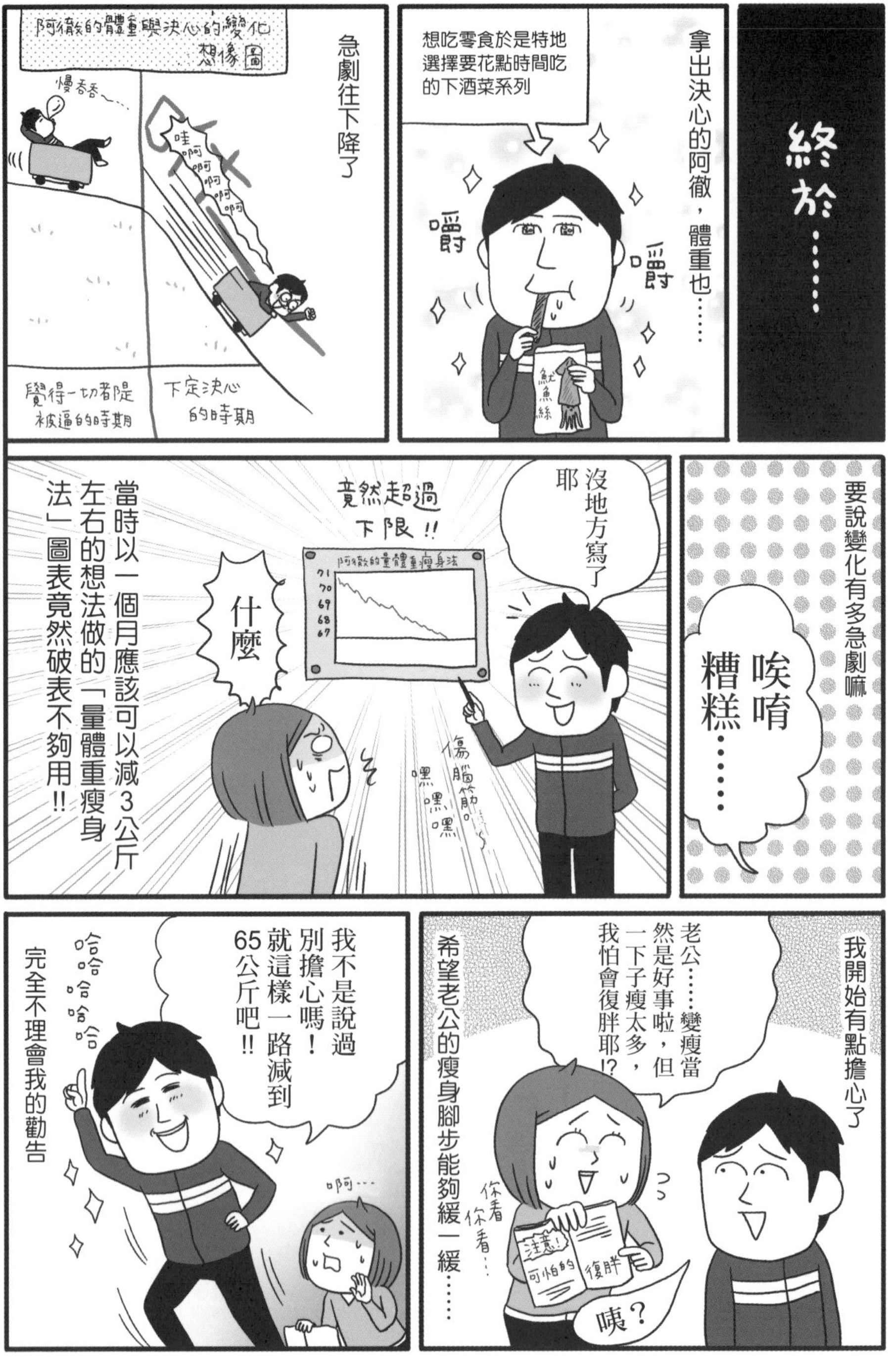
終於……
拿出決心的阿徹，體重也……
想吃零食於是特地選擇要花點時間吃的下酒菜系列
嚼
嚼
魷魚絲
急劇往下降了
阿徹的體重與決心的變化想像圖
慢吞吞～……
哇啊啊啊啊啊
覺得一切都是被逼的時期
下定決心的時期
要說變化有多急劇嘛
唉唷糟糕……
沒地方寫了耶
竟然超過下限!!
阿徹的量體重瘦身法
71
70
69
68
67
什麼
傷腦筋
嘿嘿嘿
當時以一個月應該可以減3公斤左右的想法做的「量體重瘦身法」圖表竟然破表不夠用!!
我開始有點擔心了
老公……變瘦當然是好事啦，但一下子瘦太多，我怕會復胖耶!?
你看你看……
注意！可怕的復胖
咦？
希望老公的瘦身腳步能夠緩一緩……
我不是說過別擔心嗎！就這樣一路減到65公斤吧!!
哈哈哈哈哈
啊…
完全不理會我的勸告

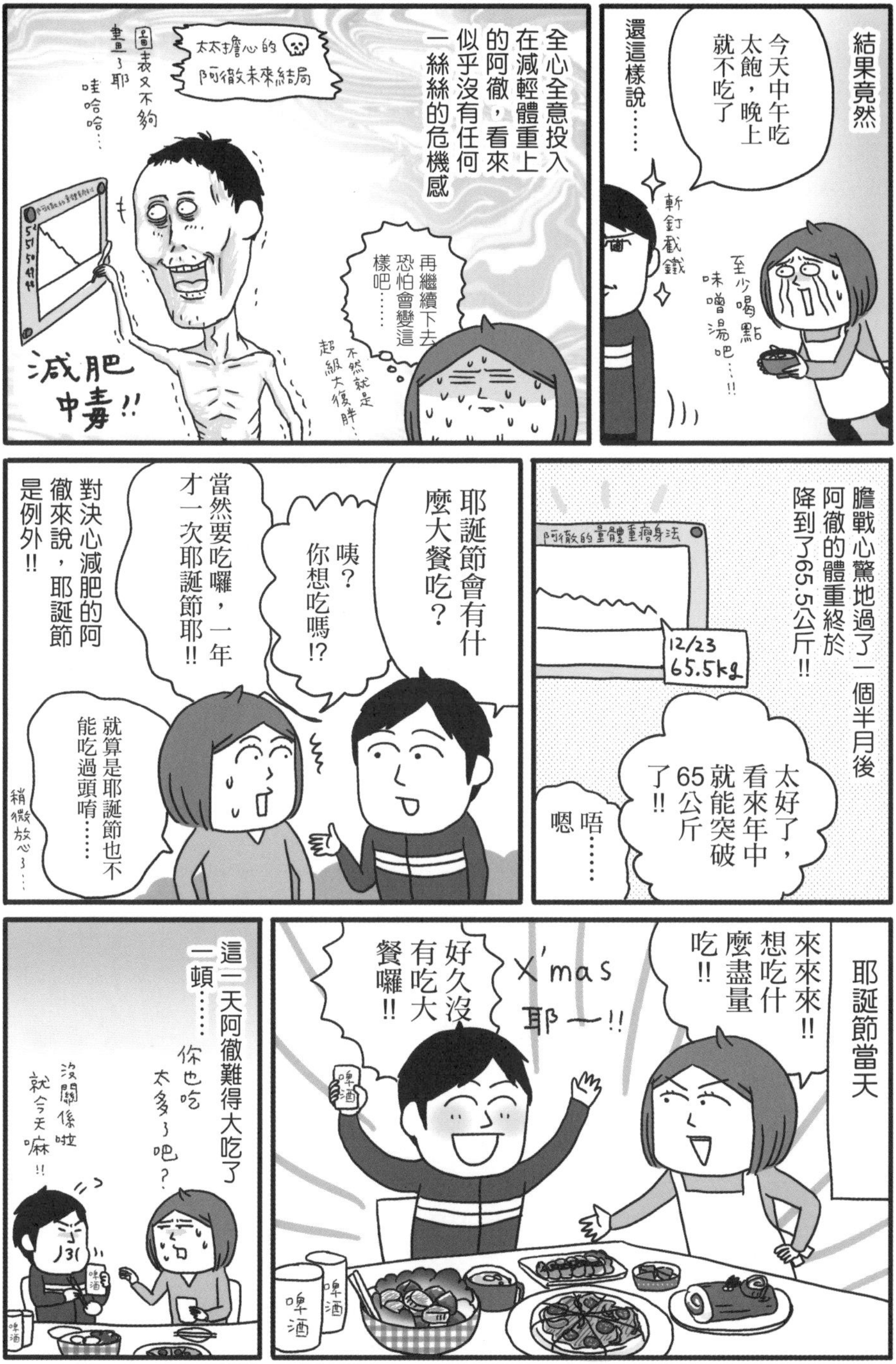

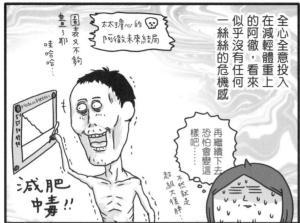

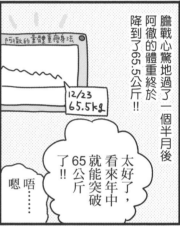

結果竟然
今天中午吃太飽，晚上就不吃了
還這樣說……
斬釘截鐵
至少喝點味噌湯吧……!!
全心全意投入在減輕體重上的阿徹，看來似乎沒有任何一絲絲的危機感
太太擔心的阿徹未來結局
圖表又不夠畫了耶
哇哈哈…
減肥中毒!!
再繼續下去恐怕會變這樣吧……
不然就是超級大復胖…
膽戰心驚地過了一個半月後阿徹的體重終於降到了65.5公斤!!
阿徹的量體重瘦身法
12/23
65.5kg
太好了，看來年中就能突破65公斤了!!
嗯唔……
耶誕節會有什麼大餐吃？
咦？你想吃嗎!?
當然要吃囉，一年才一次耶誕節耶!!
對決心減肥的阿徹來說，耶誕節是例外!!
就算是耶誕節也不能吃過頭唷……
稍微放心了…
耶誕節當天
來來來!!想吃什麼盡量吃!!
X'mas耶—!!
好久沒有吃大餐囉!!
啤酒
這一天阿徹難得大吃了一頓……
你也吃太多了吧?
沒關係啦就今天嘛!!

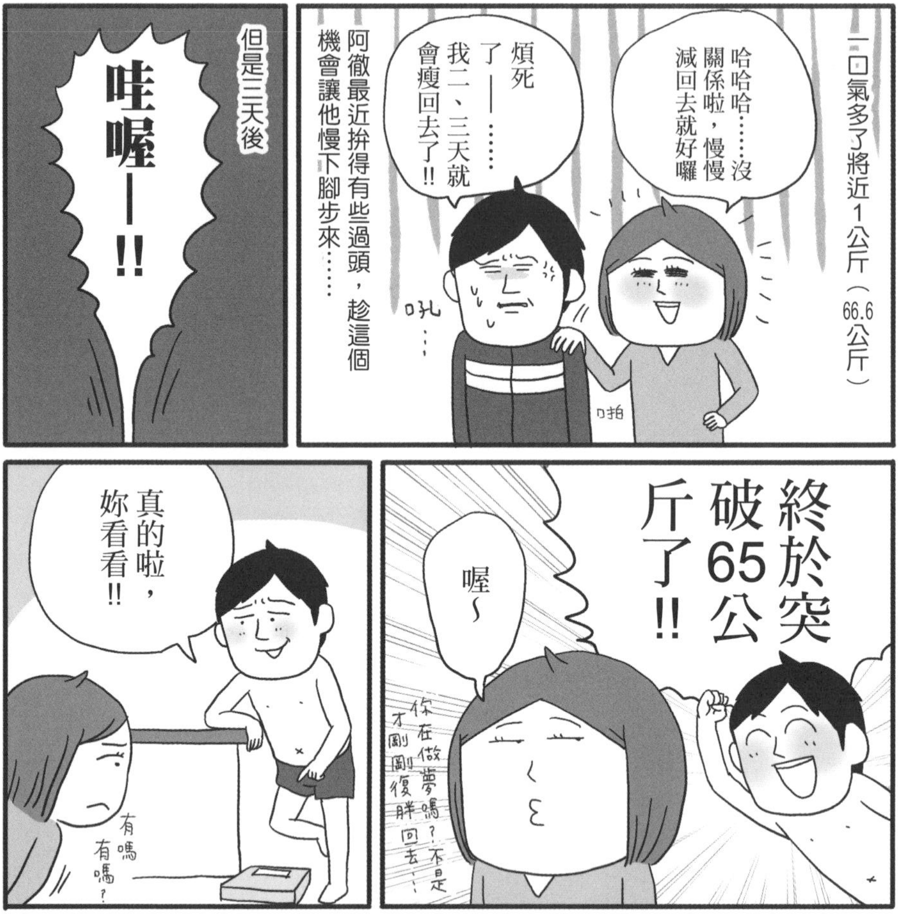
一口氣多了將近1公斤（66.6公斤）
哈哈哈……沒關係啦，慢慢減回去就好囉
煩死了——……我二、三天就會瘦回去了!!
吼…
啪
阿徹最近拚得有些過頭，趁這個機會讓他慢下腳步來……
但是三天後
哇喔——!!
終於突破65公斤了!!
喔~
你在做夢嗎？不是才剛剛復胖回去……
真的啦，妳看看!!
有嗎有嗎？
什麼!!
真的耶!!
64.9kg
……這是你故意縮起一隻腳量出來的體重吧
像這樣…
嗶
真拿你沒辦法
妳的疑心病也太強了吧
我才沒有!!

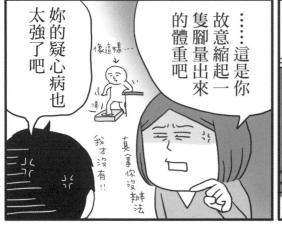

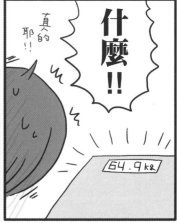

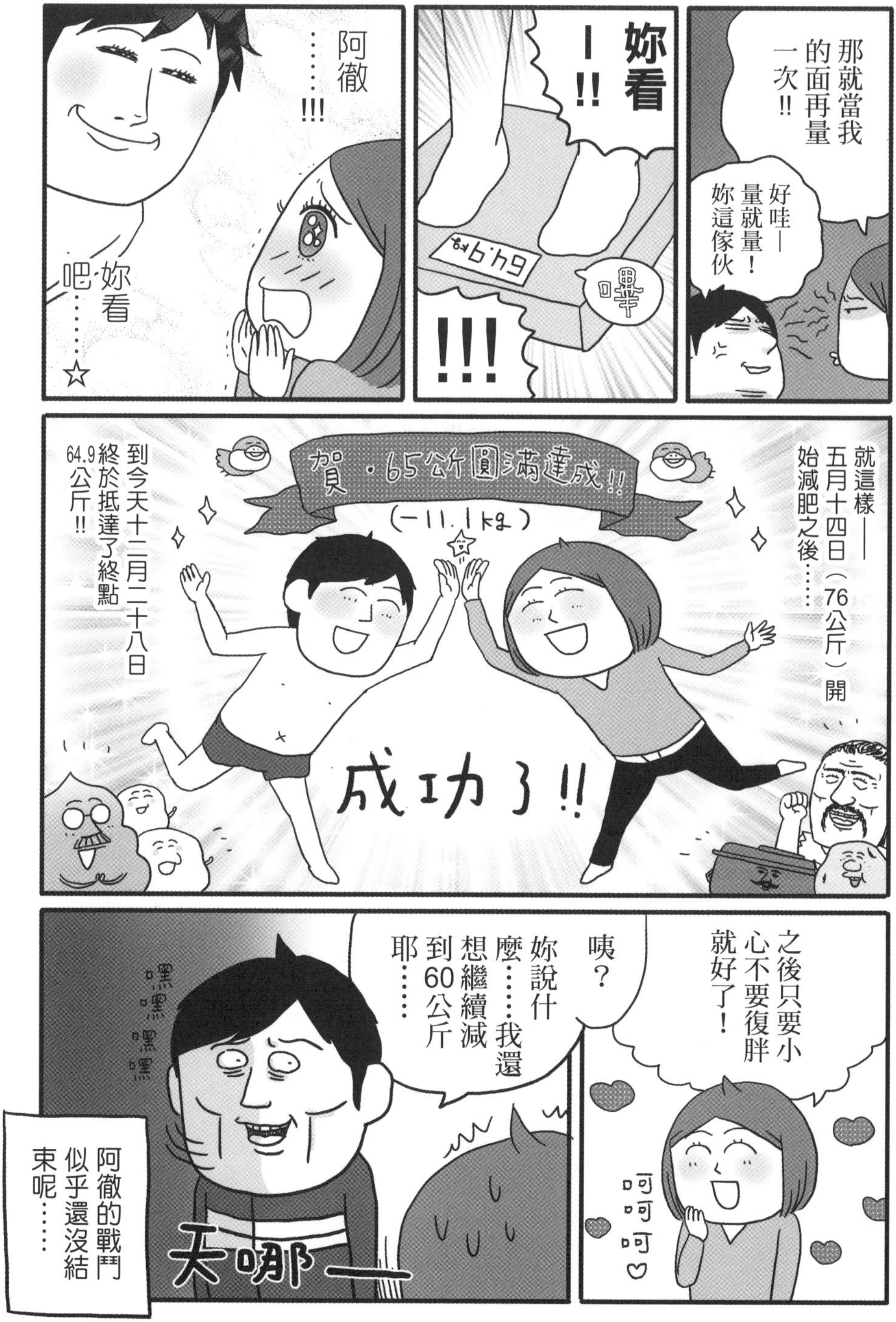
那就當我的面再量一次!!
好哇—量就量！妳這傢伙
妳看—!!
嗶
!!!
64.9kg
阿徹……!!!
妳看吧……☆
就這樣——五月十四日（76公斤）開始減肥之後……
到今天十二月二十八日終於抵達了終點64.9公斤!!
賀・65公斤圓滿達成!!
(−11.1kg)
成功了!!
之後只要小心不要復胖就好了！
呵呵呵♡
咦？妳說什麼……我還想繼續減到60公斤耶……
嘿嘿嘿嘿
天哪—
阿徹的戰鬥似乎還沒結束呢……

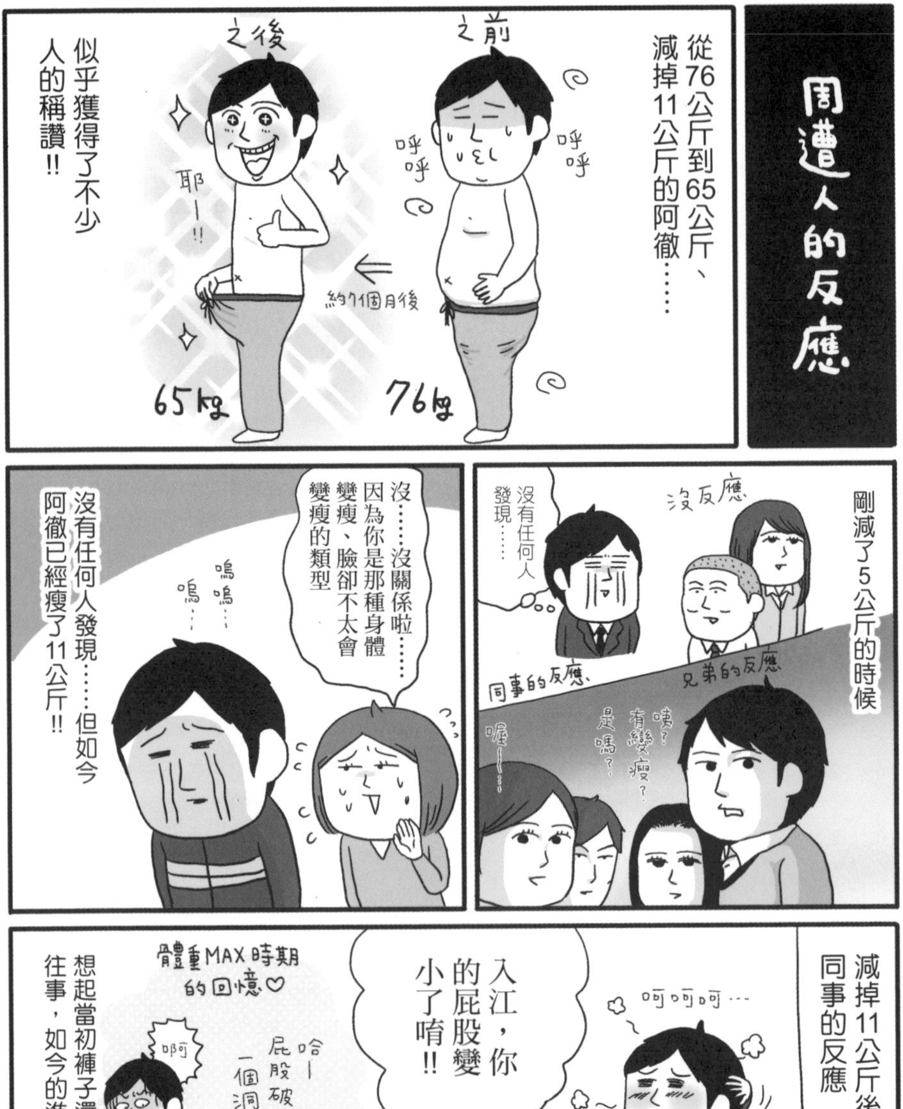
周遭人的反應
從76公斤到65公斤、減掉11公斤的阿徹……
之前
呼呼
呼呼
76kg
約7個月後
之後
耶~!!
65kg
似乎獲得了不少人的稱讚!!
剛減了5公斤的時候
沒反應
沒有任何人發現……
同事的反應
兄弟的反應
咦?有變瘦?
是嗎?
喔~~…
沒……沒關係啦……因為你是那種身體變瘦、臉卻不太會變瘦的類型
嗚嗚……
沒有任何人發現……但如今阿徹已經瘦了11公斤!!
減掉11公斤後同事的反應
呵呵呵…
入江，你的屁股變小了唷!!
喔~真的耶
體重MAX時期的回憶♡
哈—屁股破了一個洞
噗哈哈哈
從縫線處裂開了
想起當初褲子還因為胖到裂開的往事，如今的進步真是大呀!!

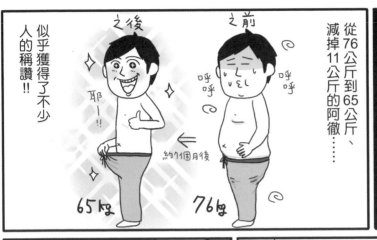

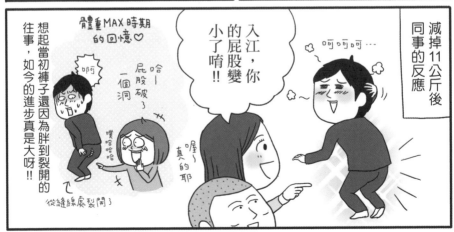

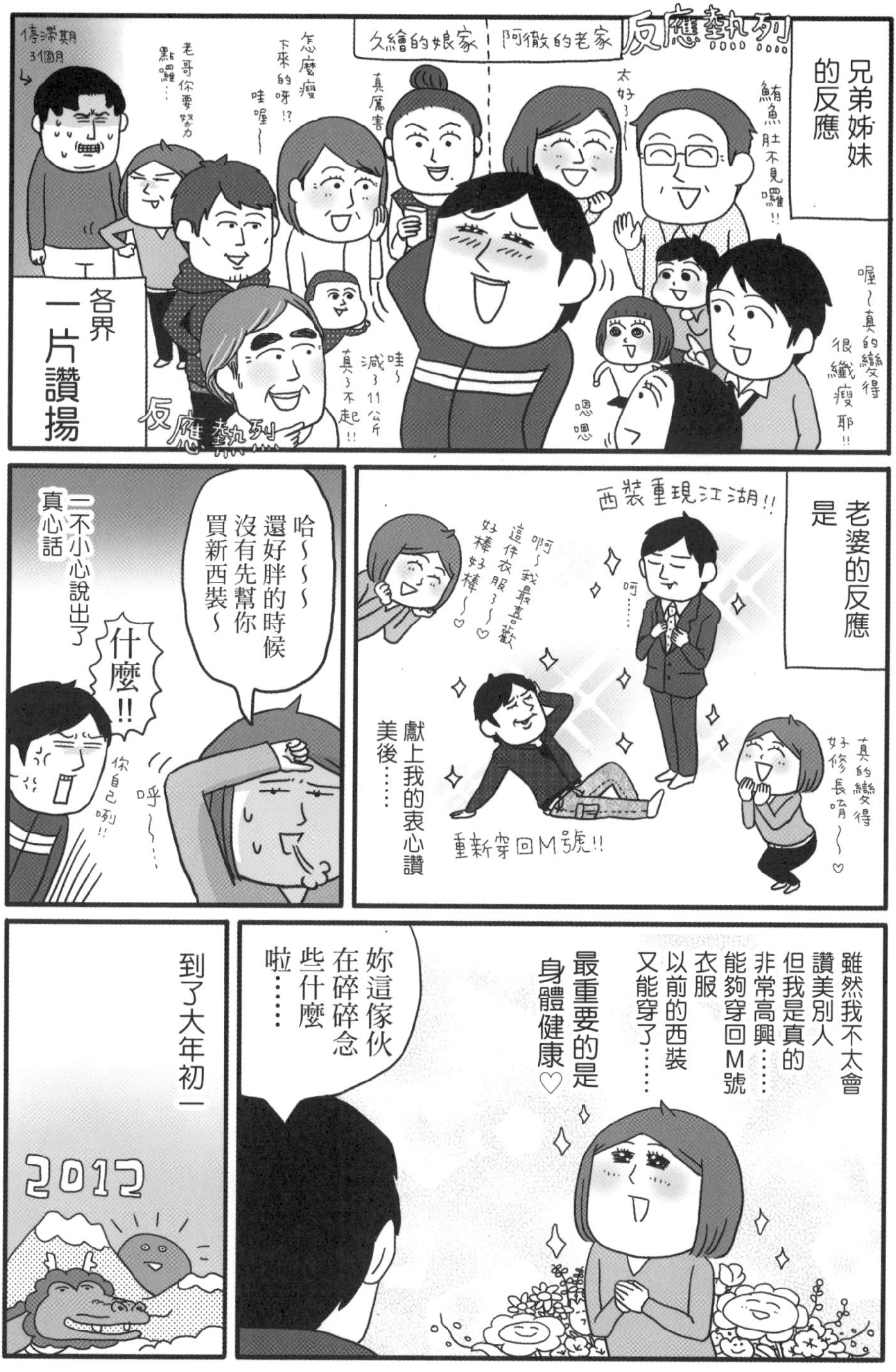

兄弟姊妹的反應
反應熱烈
久違的娘家
阿徹的老家
停滯期3個月
老哥你要努力點囉……
怎麼瘦下來的呀!?
哇喔～
真厲害
太好了～
鮪魚肚不見囉!!
喔～真的變得很纖瘦耶!!
嗯嗯
哇～減了11公斤真了不起!!
各界一片讚揚
反應熱烈
老婆的反應是
西裝重現江湖!!
啊～我最喜歡這件衣服了～好棒好棒～♡
呵……
真的變得好修長唷～♡
獻上我的衷心讚美後……
重新穿回M號!!
一不小心說出了真心話
哈～～～還好胖的時候沒有先幫你買新西裝～
什麼!!
你自己咧!!
呼～……
雖然我不太會讚美別人但我是真的非常高興……能夠穿回M號衣服以前的西裝又能穿了……
最重要的是身體健康♡
妳這傢伙在碎碎念些什麼啦……
到了大年初一
2012

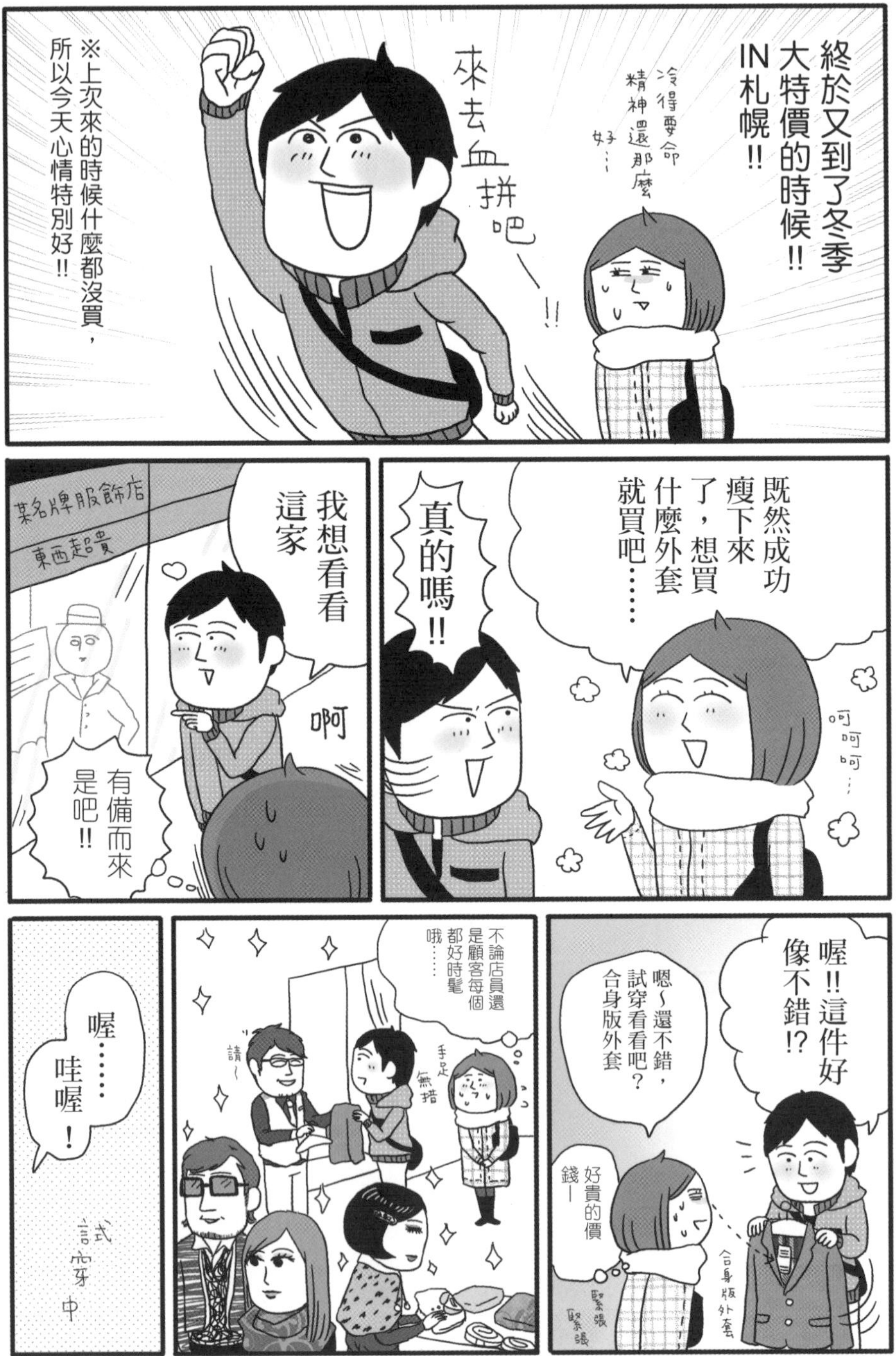
終於又到了冬季大特價的時候!!
IN札幌!!
冷得要命精神還那麼好……
來去血拚吧—!!
※上次來的時候什麼都沒買，所以今天心情特別好!!
既然成功瘦下來了，想買什麼外套就買吧……
呵呵呵……
真的嗎!!
某名牌服飾店
東西超貴
我想看看這家
啊
有備而來是吧!!
喔!!這件好像不錯!?
嗯~還不錯，試穿看看吧？合身版外套
好貴的價錢—
合身版外套
緊張緊張
不論店員還是顧客每個都好時髦哦……
請~
手足無措
喔……哇喔!
試穿中
※時髦的人們。

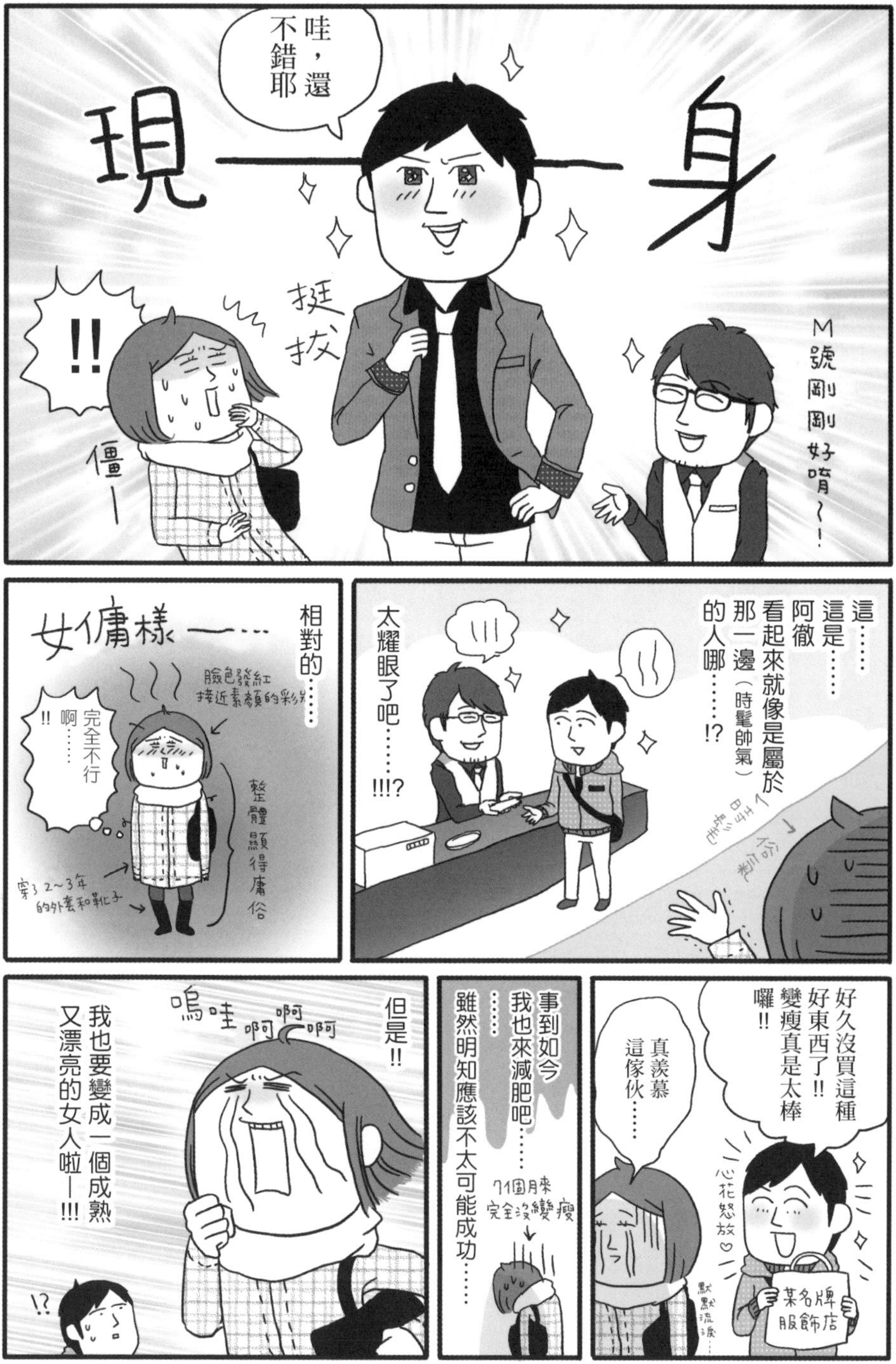
哇，還不錯耶
現——身
挺拔
M號剛剛好唷～！
!!
僵ー
這……這是……
阿徹看起來就像是屬於那一邊（時髦帥氣）的人哪……!?
太耀眼了吧……!!!?
女傭樣——…
相對的……
臉色發紅 接近素顏的彩妝
完全不行啊……!!
整體顯得庸俗
穿了2～3年的外套和靴子
好久沒買這種好東西了!! 變瘦真是太棒囉!!
真羨慕這傢伙……
心花怒放♡
某名牌服飾店
默默流淚……
事到如今我也來減肥吧……
雖然明知應該不太可能成功……
7個月來完全沒變瘦
但是!!
嗚哇啊啊啊
我也要變成一個成熟又漂亮的女人啦ー!!!
!?

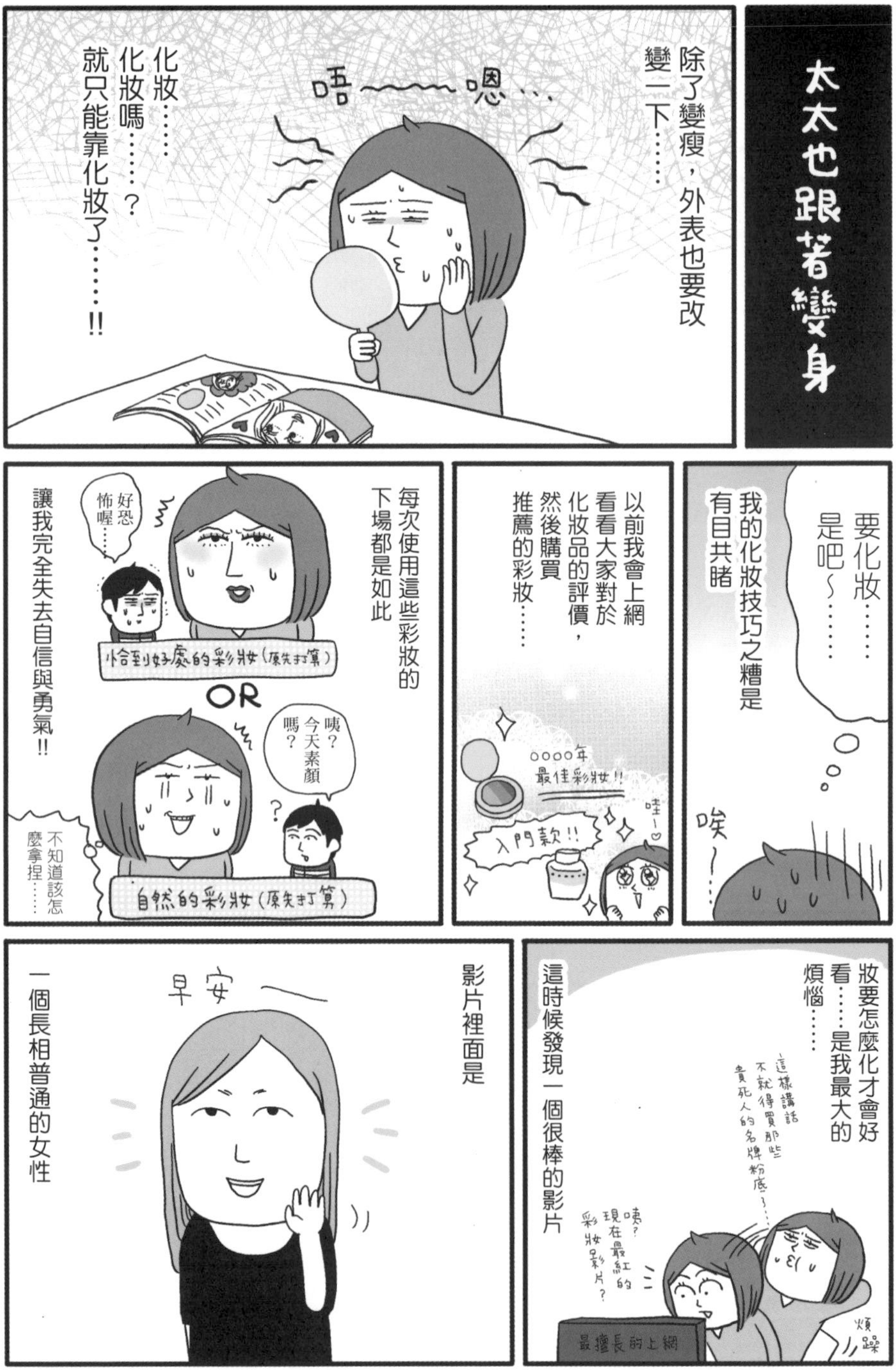
太太也跟著變身
除了變瘦，外表也要改變一下……
唔～～～嗯……
化妝……
化妝嗎……？
就只能靠化妝了……!!
要化妝……是吧～……
我的化妝技巧之糟是有目共睹
唉～……
以前我會上網看看大家對於化妝品的評價，然後購買推薦的彩妝……
○○○○年最佳彩妝!!
入門款!!
哇～♡
每次使用這些彩妝的下場都是如此
好恐怖喔……
恰到好處的彩妝（原先打算）
OR
咦？今天素顏嗎？
不知道該怎麼拿捏……
自然的彩妝（原先打算）
讓我完全失去自信與勇氣!!
妝要怎麼化才會好看……是我最大的煩惱……
這樣講話不就得買那些貴死人的名牌粉底了……
咦？現在最紅的彩妝影片？
最擅長的上網
煩躁
這時候發現一個很棒的影片
影片裡面是
早安～
一個長相普通的女性

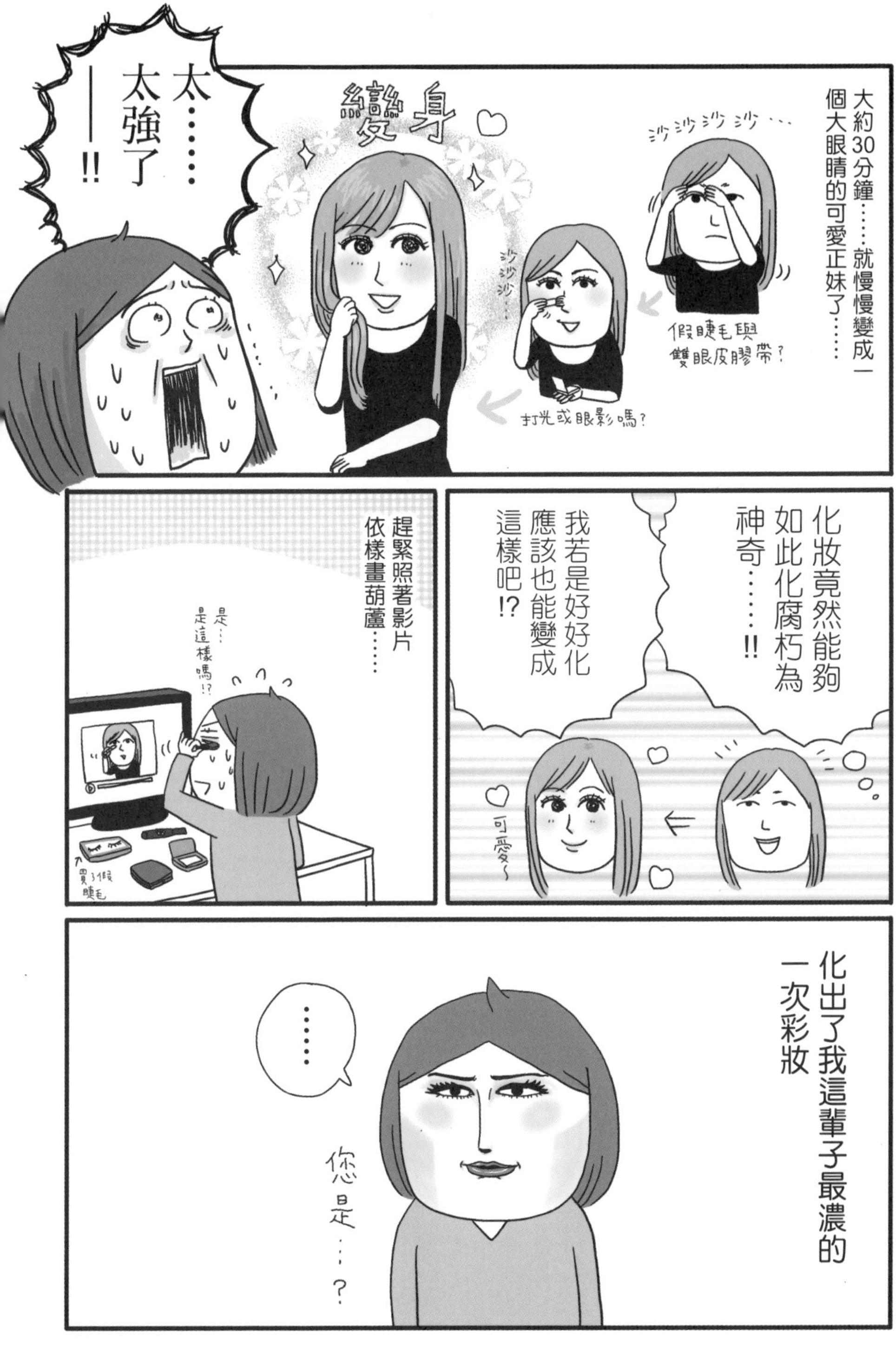

大約30分鐘……就慢慢變成一個大眼睛的可愛正妹了……
沙沙沙沙…
假睫毛與雙眼皮膠帶？
沙沙沙…
打光或眼影嗎？
變身
太……太強了——!!
化妝竟然能夠如此化腐朽為神奇……!!
我若是好好化應該也能變成這樣吧!?
可愛～
趕緊照著影片依樣畫葫蘆……
是…是這樣嗎!?
買了假睫毛
化出了我這輩子最濃的一次彩妝
……
您是…？

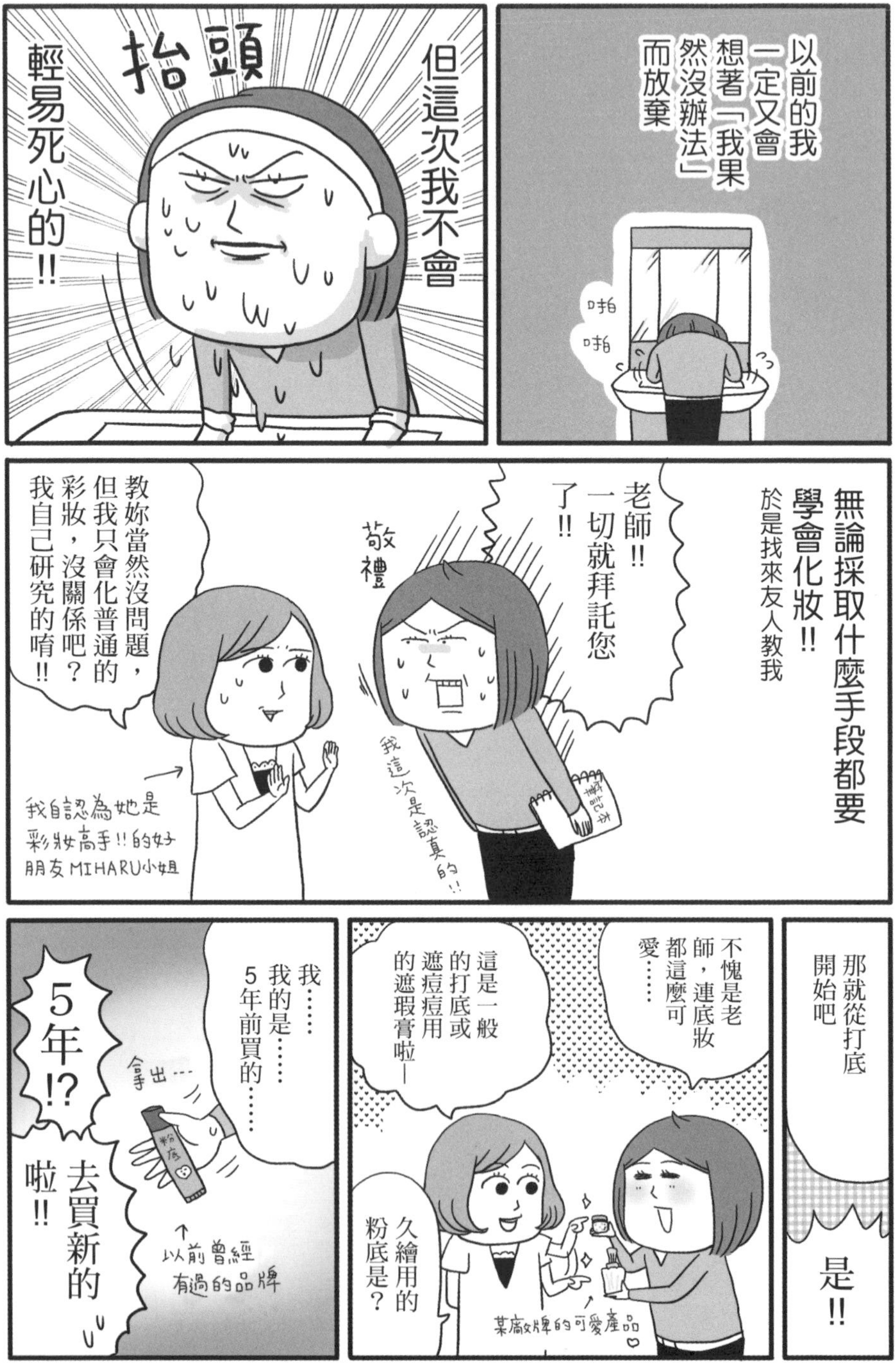

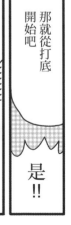

以前的我一定又會想著「我果然沒辦法」而放棄
啪啪
但這次我不會輕易死心的!!
抬頭
無論採取什麼手段都要學會化妝!!
於是找來友人教我
老師!!一切就拜託您了!!
敬禮
我這次是認真的!!
教妳當然沒問題，但我只會化普通的彩妝，沒關係吧？我自己研究的唷!!
我自認為她是彩妝高手!!的好朋友MIHARU小姐
那就從打底開始吧
是!!
不愧是老師，連底妝都這麼可愛……
這是一般的打底或遮痘痘用的遮瑕膏啦—
某廠牌的可愛產品
久繪用的粉底是？
我……我的是……5年前買的……
拿出…
粉底
以前曾經有過的品牌
5年!?
去買新的啦!!

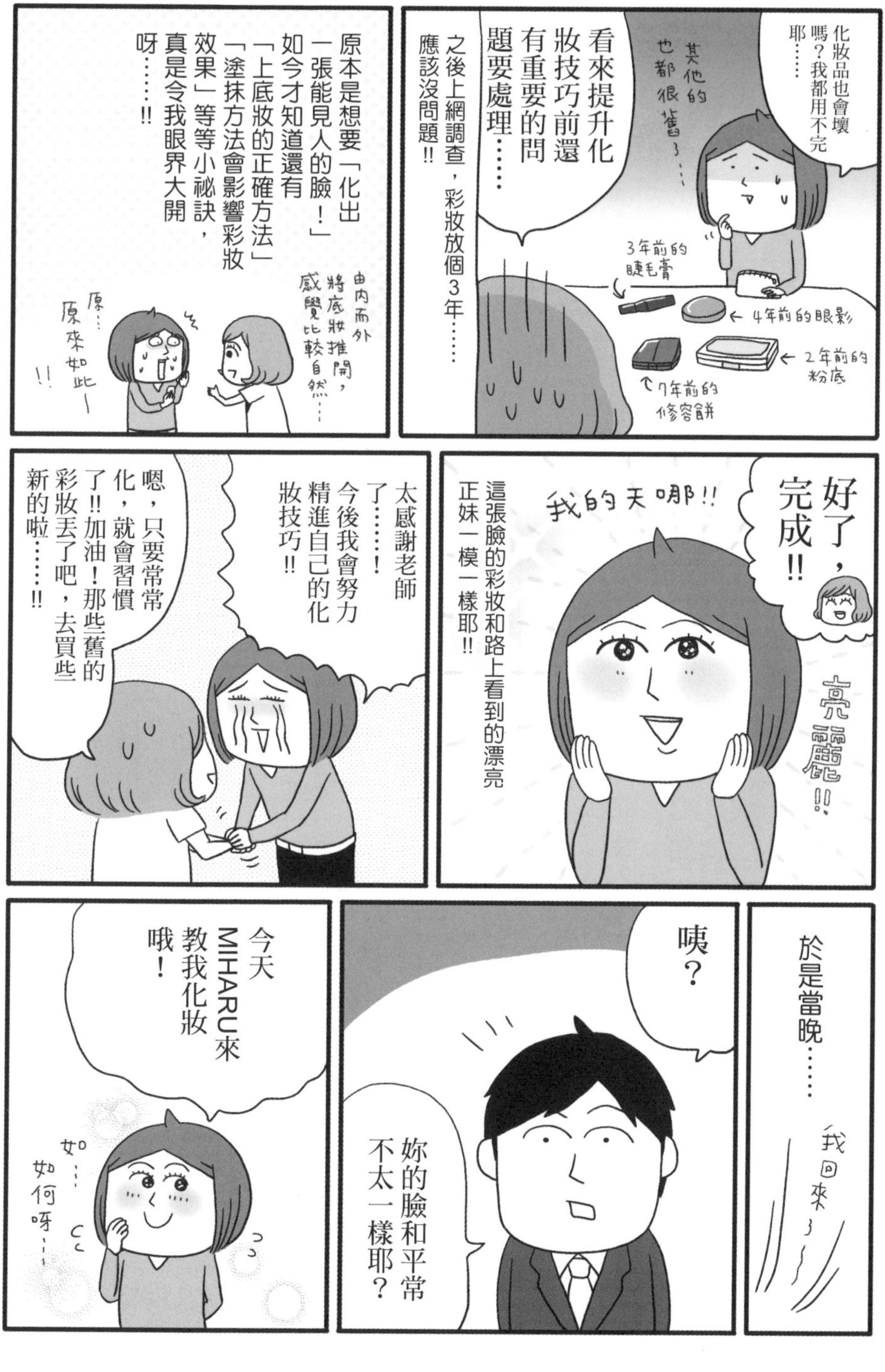
化妝品也會壞嗎？我都用不完耶……
其他的也都很舊う…
看來提升化妝技巧前還有重要的問題要處理……
3年前的睫毛膏
4年前的眼影
2年前的粉底
7年前的修容餅
之後上網調查，彩妝放個3年……
應該沒問題!!
原本是想要「化出一張能見人的臉！」
如今才知道還有「上底妝的正確方法」「塗抹方法會影響彩妝效果」等等小祕訣，
真是令我眼界大開呀……!!
由內而外將底妝推開，感覺比較自然……
原…原來如此!!
好了，完成!!
我的天哪!!
這張臉的彩妝和路上看到的漂亮正妹一模一樣耶!!
亮麗!!
太感謝老師了……！今後我會努力精進自己的化妝技巧!!
嗯，只要常常化，就會習慣了!! 加油！那些舊的彩妝丟了吧，去買些新的啦……!!
於是當晚……
我回來う~
咦？
妳的臉和平常不太一樣耶？
今天MIHARU來教我化妝哦！
如…如何呀…

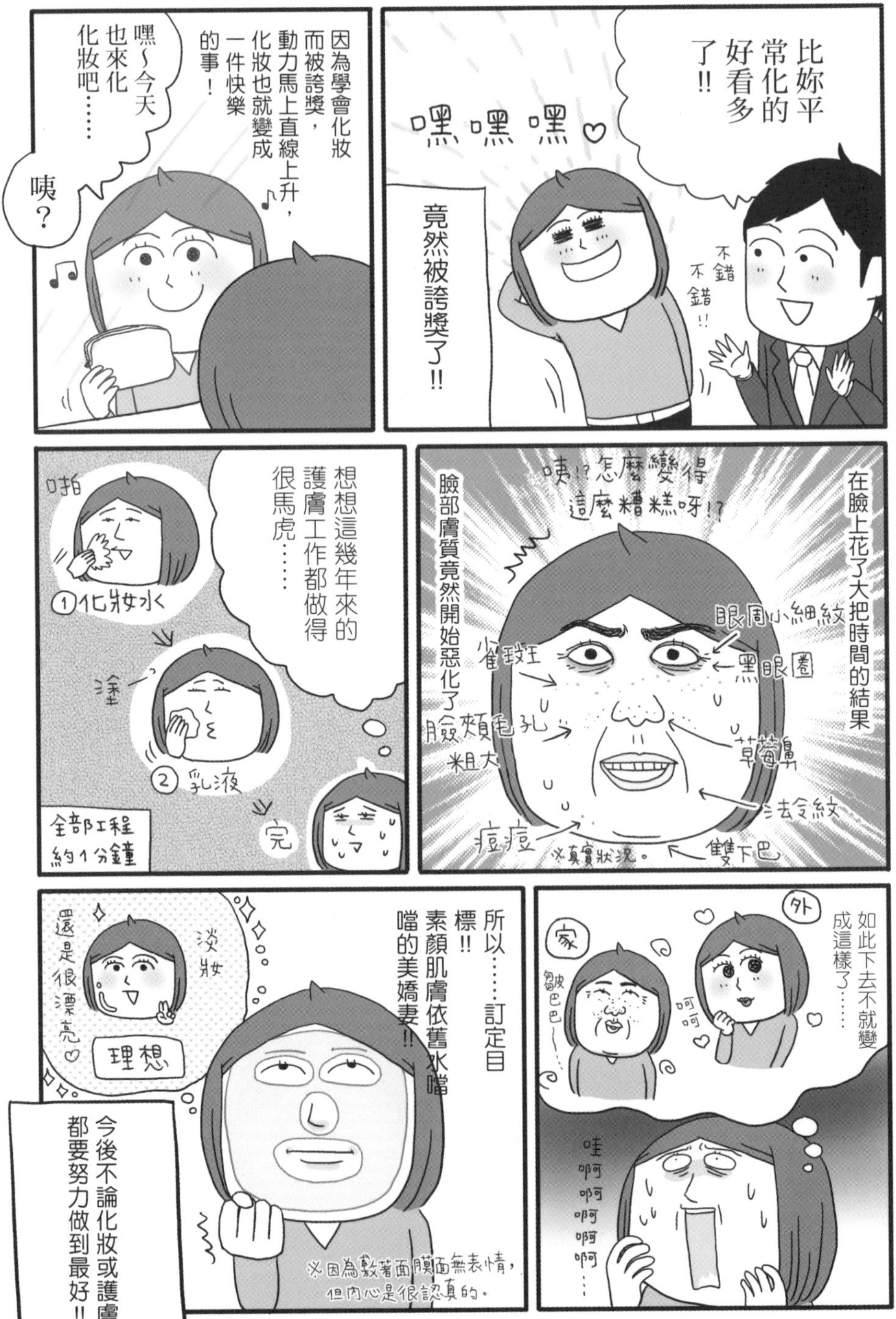

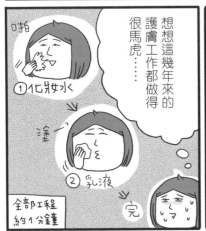

比妳平常化的好看多了!!
嘿嘿嘿♡
不錯不錯!!
竟然被誇獎了!!
因為學會化妝而被誇獎，動力馬上直線上升，化妝也就變成一件快樂的事！
嘿～今天也來化化妝吧……
咦？
在臉上花了大把時間的結果
臉部膚質竟然開始惡化了
咦!?怎麼變得這麼糟糕呀!?
眼周小細紋
黑眼圈
雀斑
臉頰毛孔粗大
草莓鼻
法令紋
痘痘
雙下巴
※真實狀況。
想想這幾年來的護膚工作都做得很馬虎……
啪
①化妝水
塗
②乳液
完
全部工程約1分鐘
如此下去不就變成這樣了……
外
家
呵呵
皺巴巴～
哇啊啊啊啊啊……
所以……訂定目標!!
素顏肌膚依舊水嚐嚐的美嬌妻!!
淡妝
還是很漂亮♡
理想
※因為敷著面膜而無表情，但內心是很認真的。
今後不論化妝或護膚都要努力做到最好!!

激動的瘦身史

（文字・入江徹）

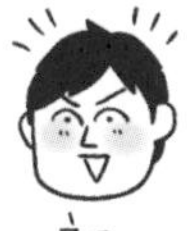

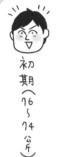

初期（76～74公斤）

- 輕輕鬆鬆就瘦下去真是愉快。
- 體重只要有下降，就能忍住少吃點飯（反正也不好吃）
- 這時候還覺得減肥並不是多難的一件事。
- 排便不順暢。
- 經常大吃大喝（麵類等等）。

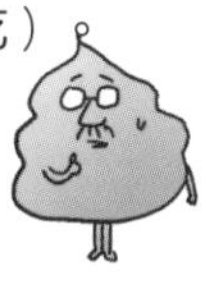

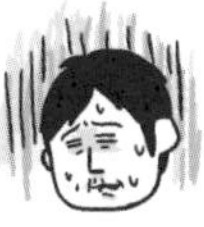

中期（73～70公斤）

- 體重降不下去……。
- 體重越是降下不去，對家裡的飯菜也就越發不滿。
- 雖然如此還是不想做運動。
- 不想繼續記錄圖表了。
- 整個人無精打采。
- 一方面工作忙，生活有點不規律。
- 食量從這時候開始變小。（可能是胃變小了？）

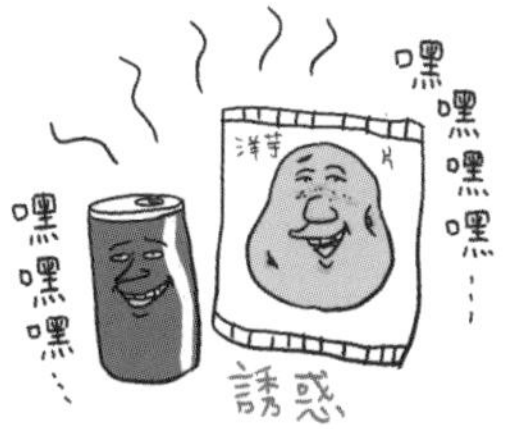

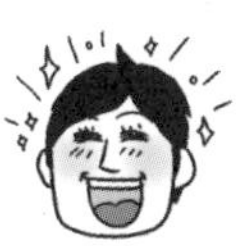

後期（69公斤～）

- 突破70公斤時，又開始熱中減肥了。
- 會下意識減少攝取碳水化合物和油脂（聚餐時更是小心）。
- 習慣家裡的飯菜口味了（只有稍稍的不滿）。
- 會注意食物的熱量表。
- 非油炸的洋芋片滿好吃的。
- 喝了大量的水，排便也跟著順暢了。
- 能夠穿得下的衣服種類變多是刺激減肥的最大動力。

要自制♡

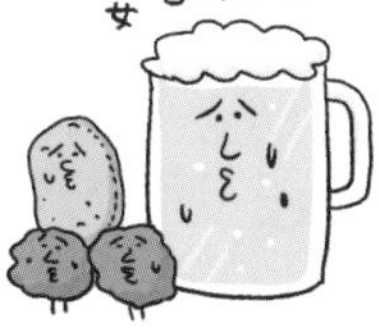

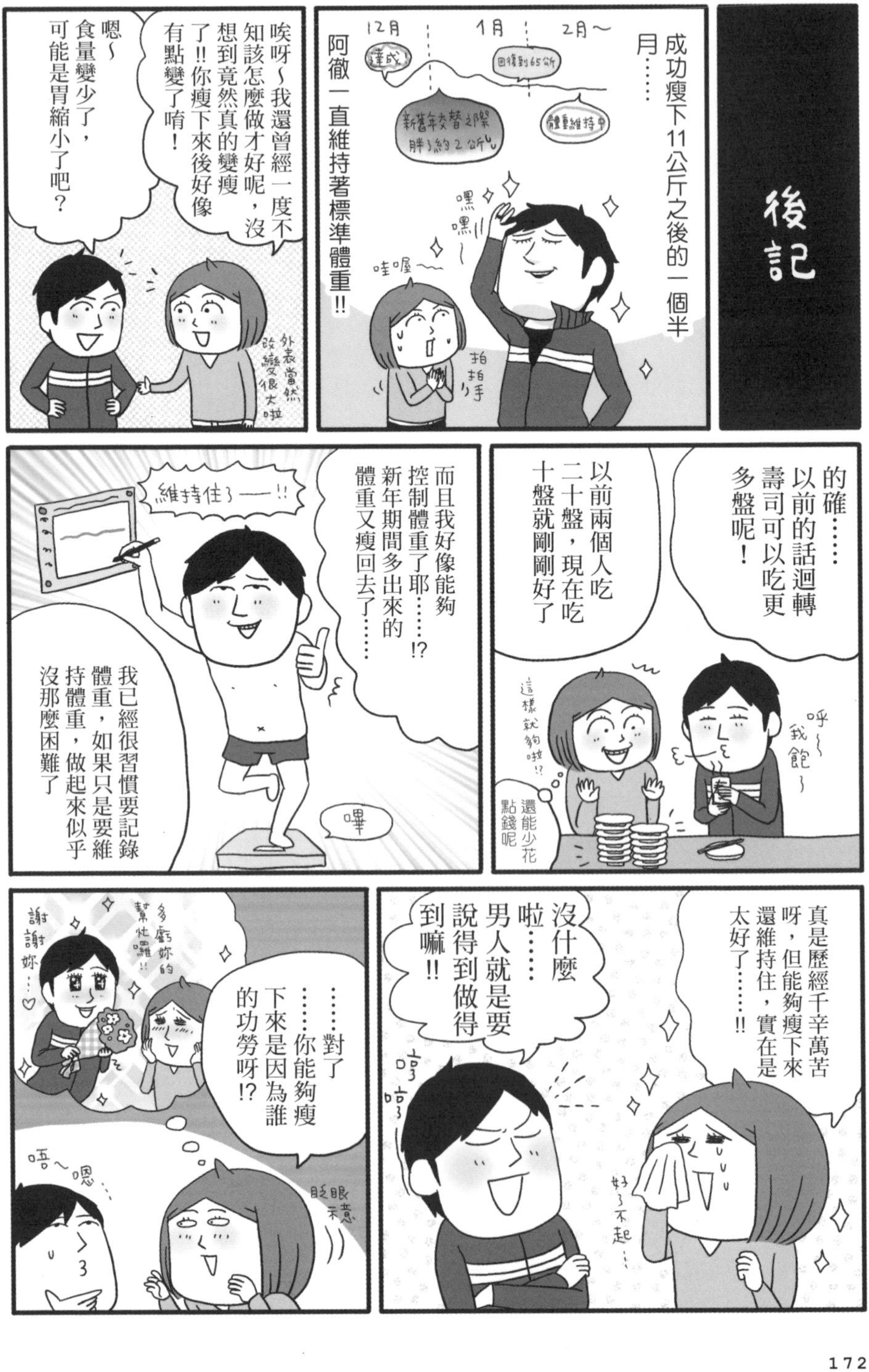
後記
成功瘦下11公斤之後的一個半月……
12月
1月
2月～
達成
回復到65公斤
新舊年交替之際胖了約2公斤
體重維持中
嘿嘿～
哇喔～
拍拍手
阿徹一直維持著標準體重!!
唉呀～我還曾經一度不知該怎麼做才好呢，沒想到竟然真的變瘦了!!你瘦下來後好像有點變了唷！
外表當然改變很大啦
嗯～食量變少了，可能是胃縮小了吧？
的確……以前的話迴轉壽司可以吃更多盤呢！
以前兩個人吃二十盤，現在吃十盤就剛剛好了
這樣就夠啦!?
呼～我飽～
還能少花點錢呢
而且我好像能夠控制體重了耶……!?新年期間多出來的體重又瘦回去了……
維持住了——!!
嗶
我已經很習慣要記錄體重，如果只是要維持體重，做起來似乎沒那麼困難了
真是歷經千辛萬苦呀，但能夠瘦下來還維持住，實在是太好了……!!
沒什麼啦……男人就是要說得到做得到嘛!!
哼哼
好了不起…
……對了……你能夠瘦下來是因為誰的功勞呀!?
謝謝妳…
多虧妳的幫忙囉!!
唔～嗯…
眨眼示意

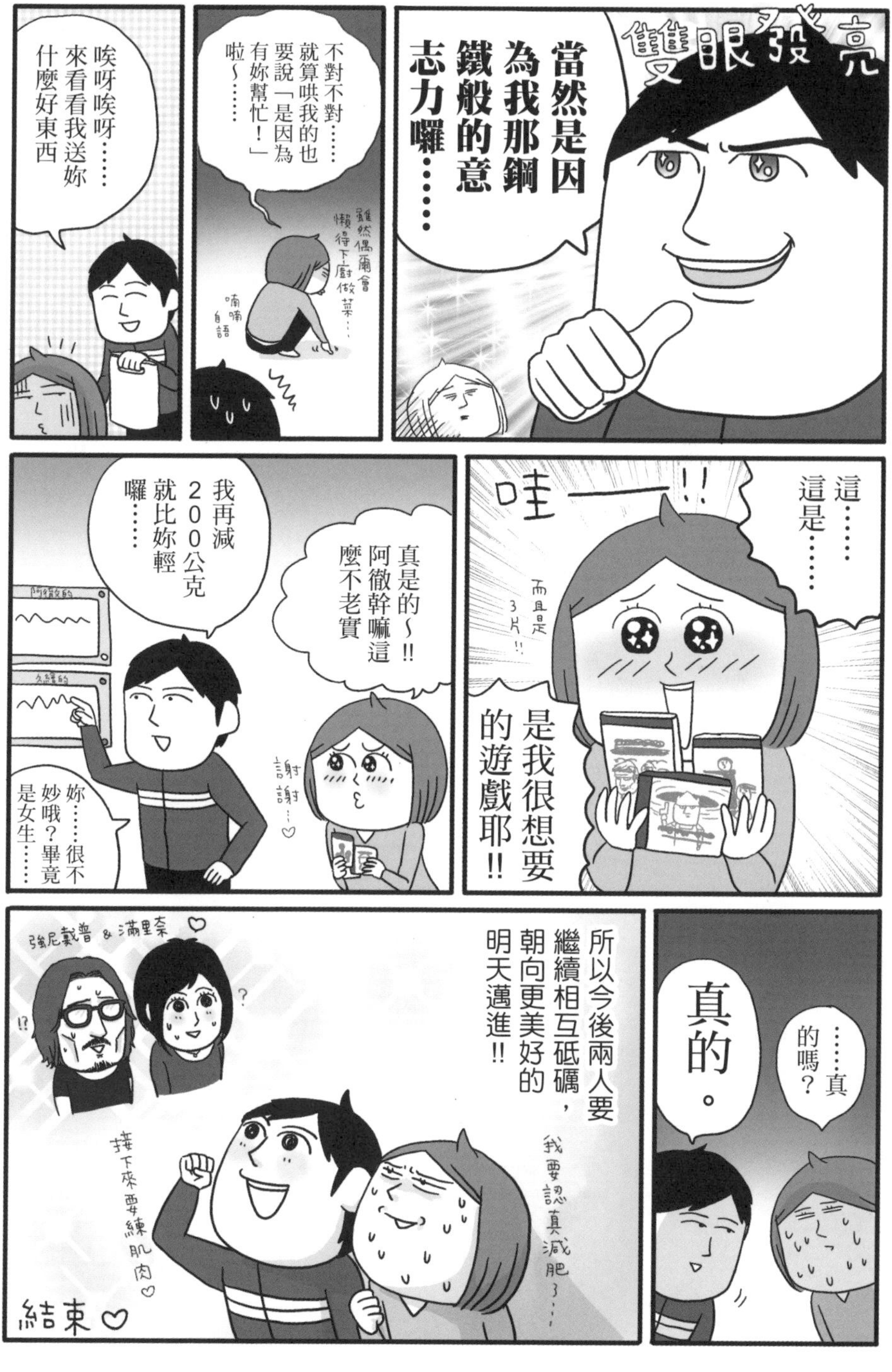
雙眼發亮
當然是因為我那鋼鐵般的意志力囉……
不對不對……就算哄我的也要說「是因為有妳幫忙！」啦～……
雖然偶爾會懶得下廚做菜…
喃喃自語
唉呀唉呀……來看看我送妳什麼好東西
這……這是……
哇——!!
而且是3片!!
是我很想要的遊戲耶!!
真是的～!! 阿徹幹嘛這麼不老實
我再減200公克就比妳輕囉……
妳……很不妙哦？畢竟是女生……
謝謝…♡
……真的嗎？
真的。
所以今後兩人要繼續相互砥礪，朝向更美好的明天邁進!!
我要認真減肥了…
接下來要練肌肉♡
強尼戴普 & 滿里奈 ♡
結束♡

228天來的記錄

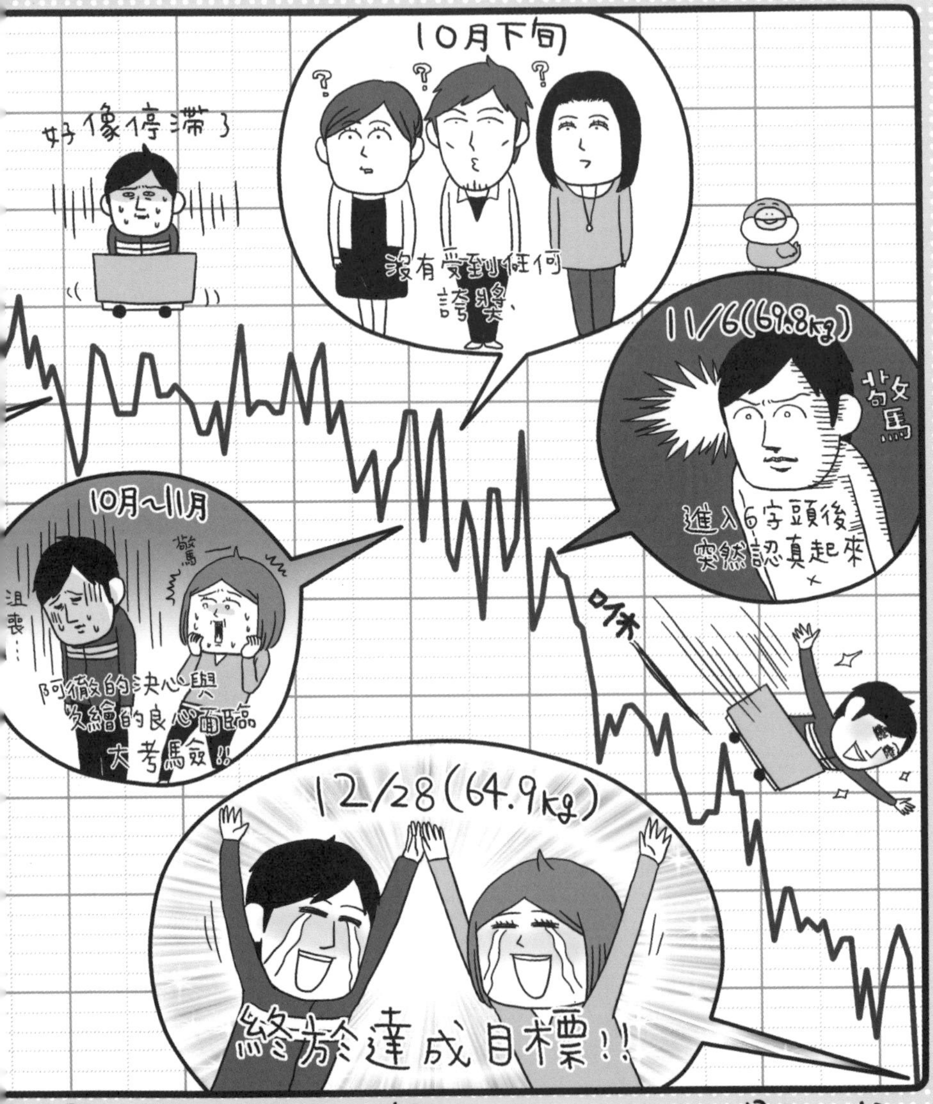

好像停滯了
10月下旬
沒有受到任何誇獎、
11/6(69.8kg)
驚
進入6字頭後突然認真起來
10月~11月
驚
沮喪…
阿徹的決心與冬繪的良心面臨大考驗!!
咻
12/28(64.9kg)
終於達成目標!!
9/17
10/1
10/15
10/29
11/12
11/26
12/10
12/24

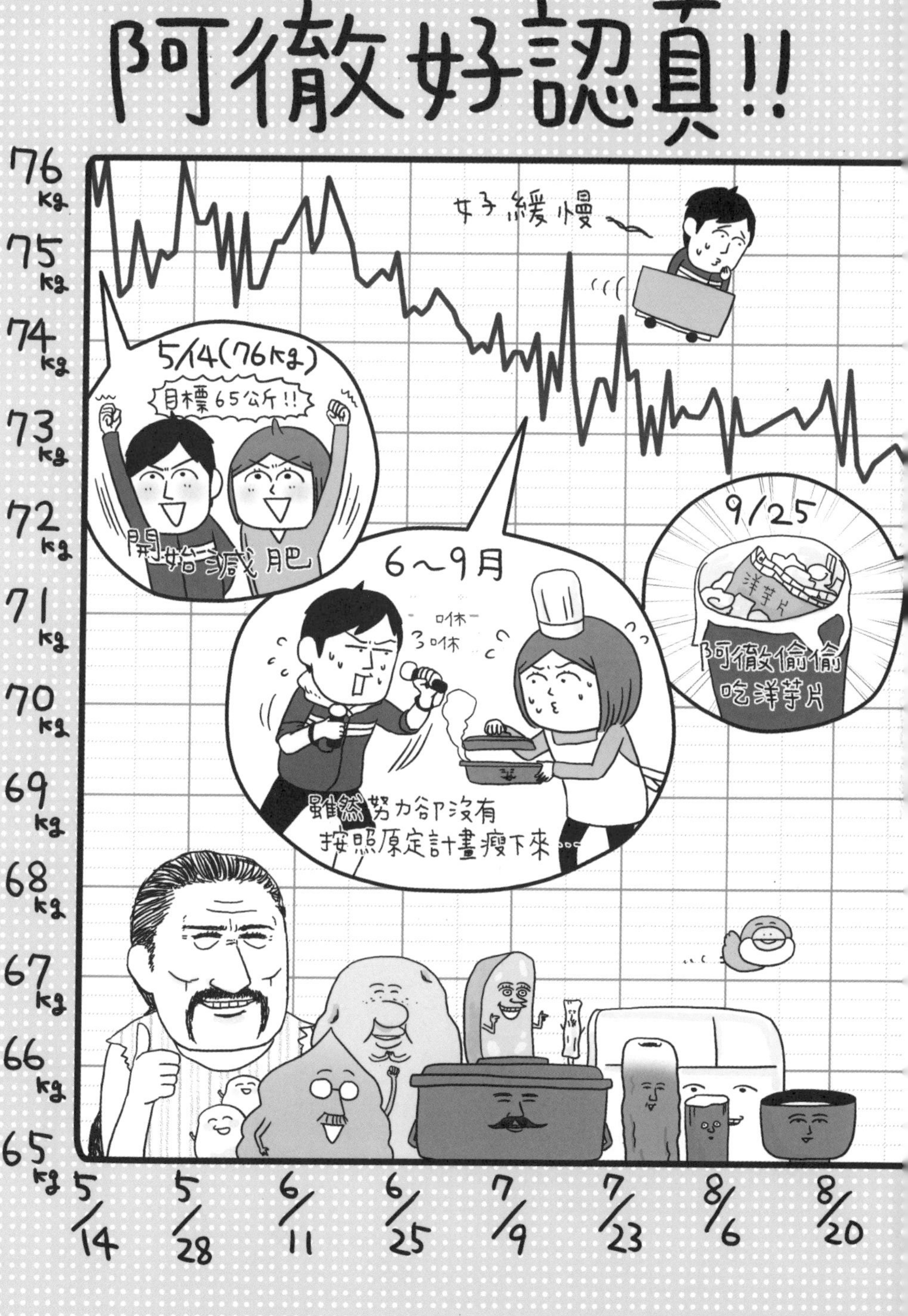
阿徹好認真!!
76kg
75kg
74kg
73kg
72kg
71kg
70kg
69kg
68kg
67kg
66kg
65kg
好緩慢～
5/14(76kg)
目標65公斤!!
開始減肥
6～9月
雖然努力卻沒有
按照原定計畫瘦下來……
9/25
洋芋片
阿徹偷偷
吃洋芋片
5/14
5/28
6/11
6/25
7/9
7/23
8/6
8/20

TITAN 109

搖滾吧！脂肪：老公的體重我負責，跟幸福肥說再見。

入江久繪◎著 陳怡君◎譯 謝佩鈞◎手寫字

出版者：大田出版有限公司
臺北市10445中山北路二段26巷2號2樓
E-mail：titan3@ms22.hinet.net
http：//www.titan3.com.tw
編輯部專線（02）25621383
傳真（02）25818761
【如果您對本書或本出版公司有任何意見，歡迎來電】
法律顧問：陳思成

總編輯：莊培園
副總編輯：蔡鳳儀
執行編輯：陳顗如
行銷企劃：張家綺
美術編輯：曾麗香
校對：鄭秋燕/陳怡君
初版：二〇一五年（民104）四月二十日
定價：新台幣 280 元

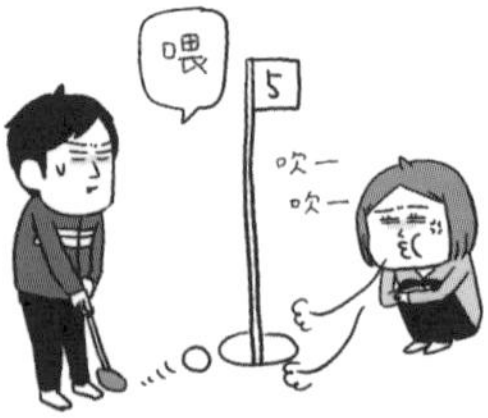

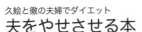

國際書碼：ISBN：978-986-179-392 / CIP：411.94/104004313

久絵と徹の夫婦でダイエット
夫をやせさせる本
Edited by MEDIA FACTORY
First published in Japan in 2012 by KADOKAWA CORPORATION, TOKYO.